LA SANTÉ POUR TOUS

ou

LA MÉDECINE NATURELLE

ET NORMALE

PAR LES PLANTES (*les simples*), L'HYDROTHÉRAPIE,
L'ÉLECTRICITÉ, L'HYGIÈNE, LE MASSAGE, ETC.
RECETTES UTILES (PHARMACIE ET DROGUERIE DÉVOILÉES),
MALADIES DES OREILLES, DE LA GORGE ET DU NEZ,
TRAITÉ DES MALADIES INTIMES POUR LES DEUX SEXES.

Deux tableaux représentant les herbes avec leur couleur naturelle.

OUVRAGE PUBLIÉ SOUS LA DIRECTION

DU

Docteur MADEUF

Président de la Société des Docteurs-Pharmaciens,
Ancien Professeur de l'Association philotechnique de Paris,
Rédacteur spécialiste du *Journal la Santé*,
LICENCIÉ ÈS SCIENCES PHYSIQUES ET LICENCIÉ ÈS SCIENCES NATURELLES,
Professeur libre pour les maladies des Oreilles (surdité), de la Gorge, du Larynx et du Nez
à l'École pratique de la Faculté de Médecine de Paris,

ET DE LA

Doctoresse PIERRE

Rédacteur en chef du *Journal la Santé*.

6ᵉ ÉDITION

I0040231

Prix : 2 francs.

MARSEILLE

L. PEYRONNET FILS, ÉDITEUR

2, RUE TRAVERSE DU CHAPITRE

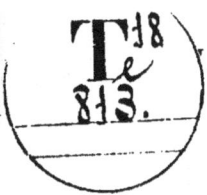

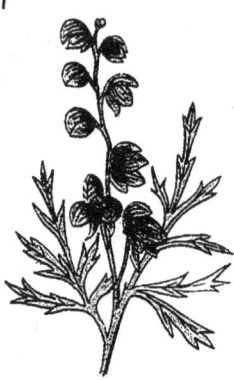

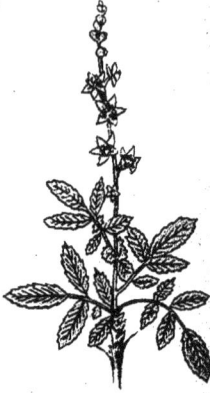

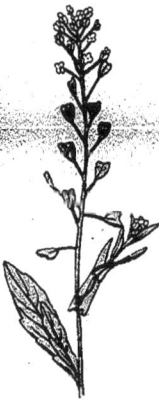

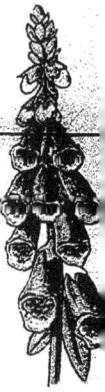

1 ACONIT	2 AIGREMOINE EUPATOIRE	3 ANTHÉMIS DES CHAMPS	4 ARMOISE
9 BOURSE A PASTEUR	10 CHICORÉE SAUVAGE	11 COQUELICOT	12 DIGITALE POURPRE
17 FUMETERRE OFFICINALE	18 GENÉVRIER COMMUN	19 GENTIANE JAUNE	20 GRAND PLANTAI

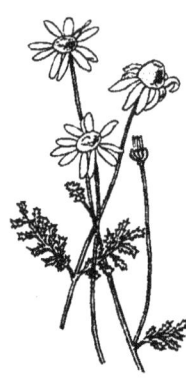

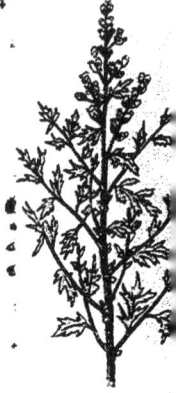

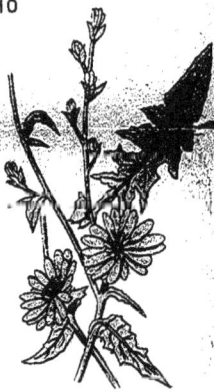

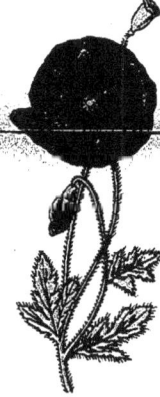

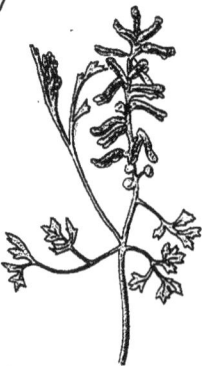

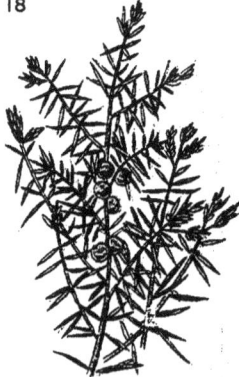

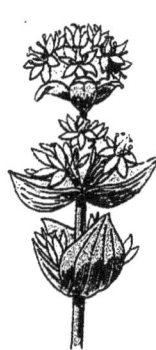

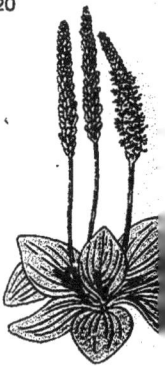

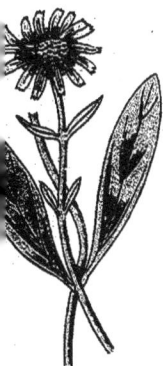 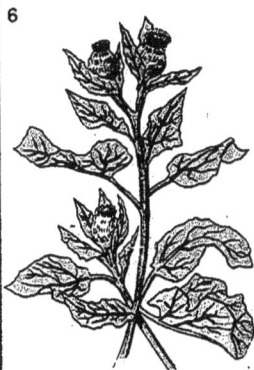 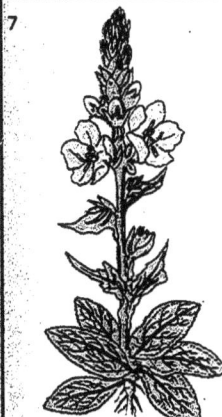 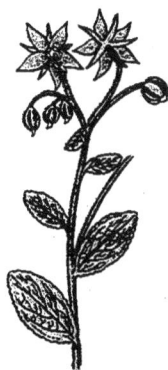

| | 6 | 7 | 8 |

RNICA DES MONTAGNES   BARDANE COMMUNE   BOUILLON BLANC   BOURRACHE

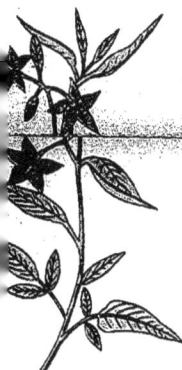 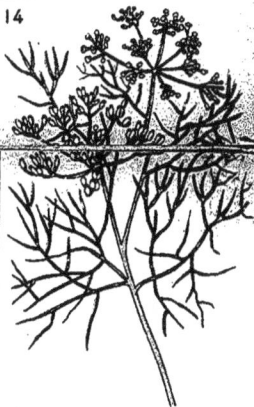 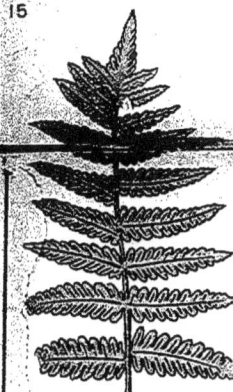 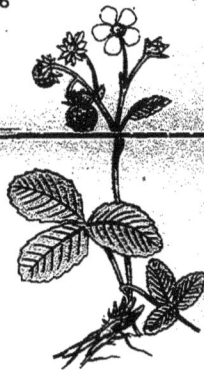

| | 14 | 15 | 16 |

DOUCE-AMÈRE   FENOUIL OFFICINAL   FOUGÉRE MALE   FRAISIER DES BOIS

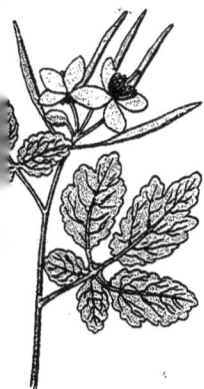 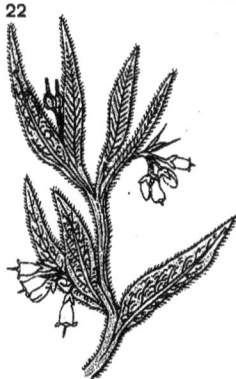 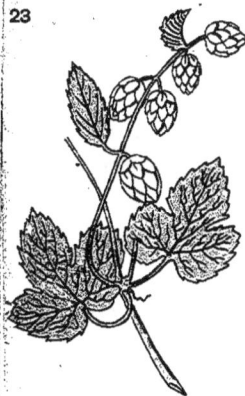 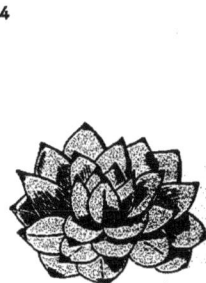

| | 22 | 23 | 24 |

RANDE CHÉLIDOINE   GRANDE CONSOUDE   HOUBLON   JOUBARDE DES TOITS

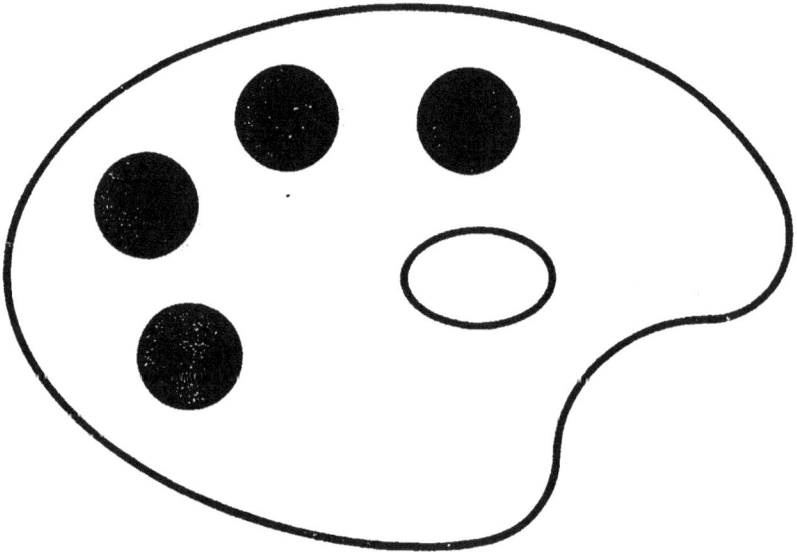

Original en couleur
NF Z 43-120-8

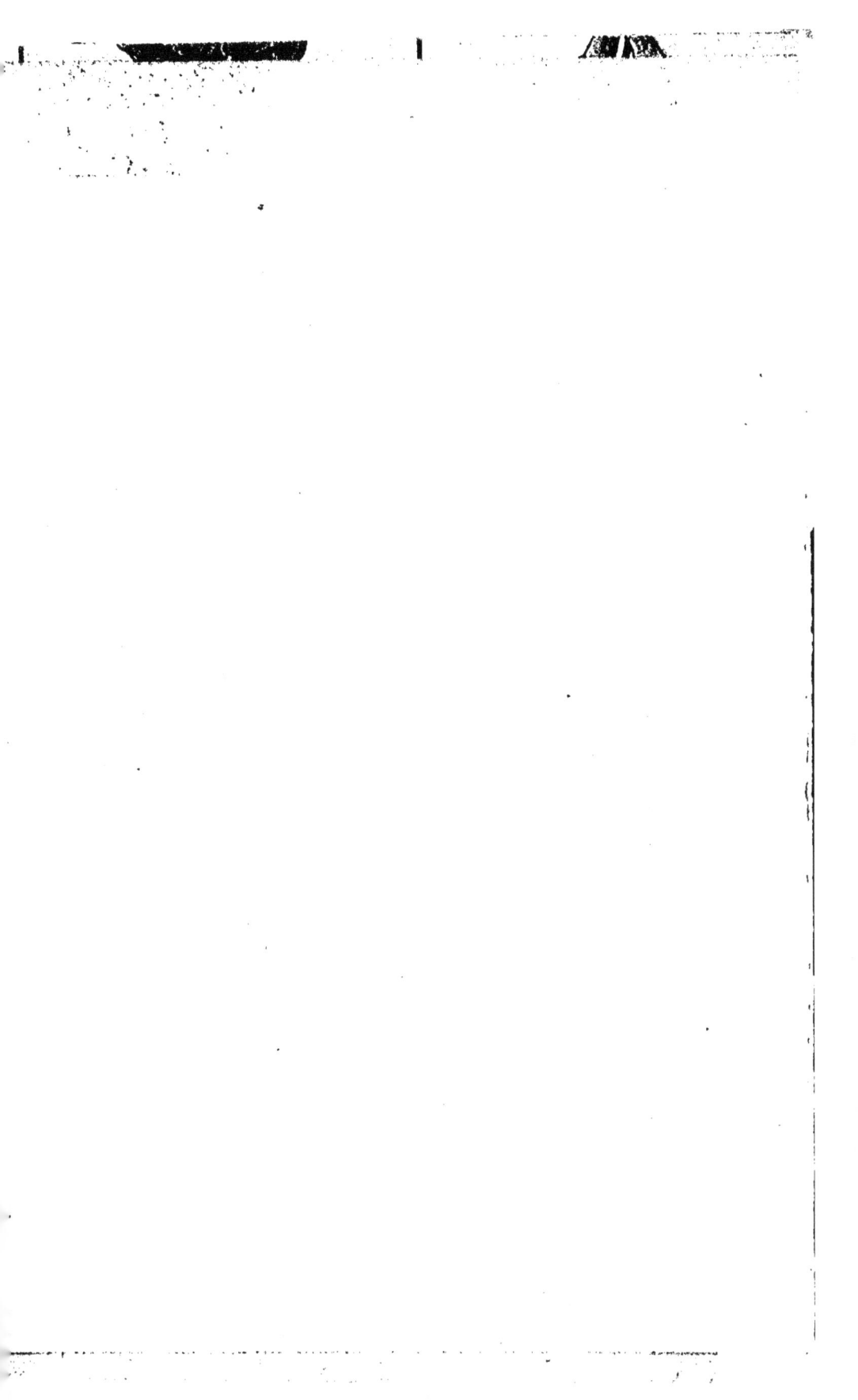

La Médecine

Naturelle et Normale

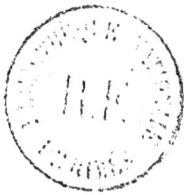

PUBLIÉE SOUS LA DIRECTION

Du Docteur MADEUF

ET

De la Doctoresse PIERRE

Rédacteur au journal LA SANTÉ.

Avec Plantes Coloriées.

~~~~~~

6° ÉDITION

—————

Prix : 2 francs.

—————

MARSEILLE

A.-L. PEYRONNET FILS, ÉDITEUR

2, TRAVERSE DU CHAPITRE, 2

——

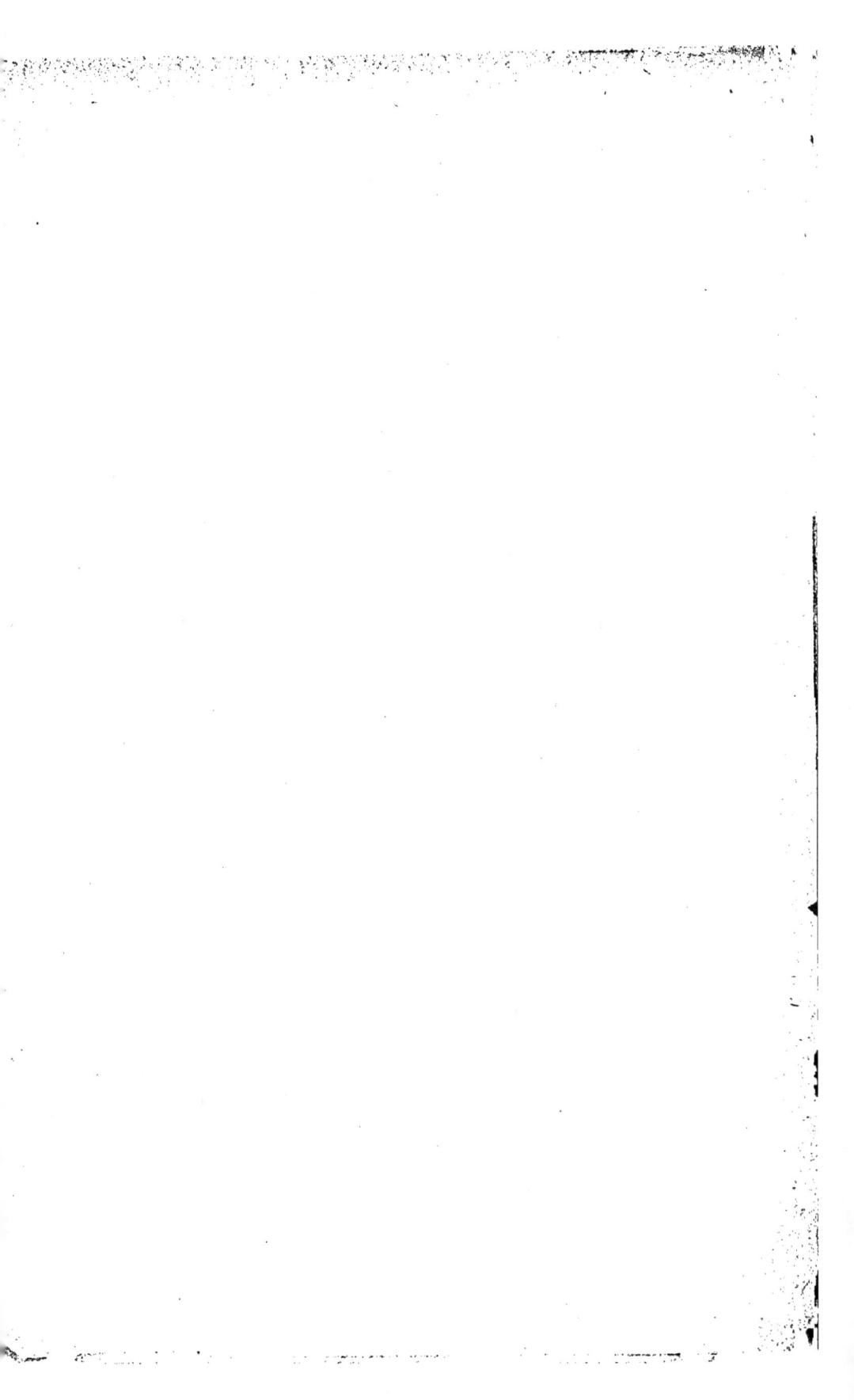

PRÉFACE

Il est temps de revenir à la médecine normale simple et naturelle, celle qui faisait les générations robustes et les longues vieillesses, et de renoncer à la médecine *dite savante*, qui cache son ignorance sous des termes barbares, à la pharmacie compliquée, riche en poison, à la chirurgie brutale, qui arrache et coupe, mais ne guérit pas toujours.

Le cri d'alarme est depuis ... gtemps jeté. Il y a cinq ans déjà, le Dr Madeuf affirmait dans ... n de ses ouvrages que « les trois maladies qui tuent plus du quart du genre humain : tuberculose, pneumonie ou fluxion de poitrine, fièvre typhoïde, guérissent aussi bien avec ou sans traitement. » Le Dr Bonnefoy (de Vexin), qui fut, avec Dujardin-Baumetz, l'apôtre du végétarisme en France, écrivait il y a quelques années : « Le mal augmente et s'aggrave de jour en jour ; il est grand temps de l'enrayer en employant la simple thérapeutique d'autrefois renouvelée, épurée, éclairée par les découvertes modernes de la science, ce serait assurément là le plus puissant régénérateur de l'humanité. »

La médecine naturelle vers laquelle tendent, même les médecins, consiste en l'emploi des moyens suivants :

1º Les *simples*, c'est-à-dire les herbes, végétaux, graines, racines en infusion, décoction, poudre. Il est peu de maladies qu'on ne puisse soigner par les plantes.

2º *L'aération.* — Par l'aération bien comprise, en fournissant nuit et jour aux malades de l'air très pur et réchauffé, on peut guérir non seulement la phtisie, mais encore le nervosisme, beaucoup d'affections de l'estomac, l'anémie et bien d'autres encore.

3º Le *massage*, qui tend à remplacer la dangereuse gymnastique et que nous rendrons accessible à tous en indiquant des appareils pratiques qui rendent inutiles, jusqu'à un certain point, les spécialistes en massage.

4º L'*hydrothérapie*, appelée à rendre les plus grands services quand on l'aura rendue applicable à tous et, par l'habitude, pour ainsi dire obligatoire.

5º *L'électrothérapie* dans ses multiples variétés. — Électricité ne veut pas dire commotion, et sans exagérer son importance il est évident qu'elle est trop délaissée par le médecin, trop exploitée par des charlatans.

Tel est notre programme ; nous espérons qu'il sera adopté non seulement par tous les esprits sensés et de bonne foi, mais par les médecins eux-mêmes. Il n'y a pas à se le dissimuler, la médecine antique a fait son temps ; la médecine de l'avenir, c'est la médecine naturelle. Il est temps de revenir à la nature qui ne change pas, parce qu'elle s'immobilise dans sa perfection.

LES PLANTES.

La plante, qui sort du laboratoire de la nature, contient en réalité tous les principes que nous employons d'ordinaire : la pariétaire renferme des alcalins ; les plantes marines, les lichens, etc., offrent des iodures et des bromures ; le cresson a des sulfures ; d'autres espèces sont riches en phosphore ; il n'est pas jusqu'aux antiseptiques, l'acide borique par exemple, qui ne soit contenu dans la plupart des plantes.

La plante a toutes les propriétés médicales ; elle est tonique, laxative, expectorante, pectorale, dépurative, etc. On y trouve les médicaments les plus actifs, les *alcaloïdes ;* seulement ces alcaloïdes sont mélangés à d'autres principes qui en tempèrent l'activité dangereuse.

Mais, dira-t-on, comment se procurer les plantes médicinales ? La plupart des plantes médicinales sont très répandues ; elles poussent à peu près partout, et notre France est particulièrement riche sous ce rapport. Nous ne savons pourquoi certaines personnes font venir de la Suisse tous les produits d'herboristerie ; n'avons-nous pas notre Suisse française, l'*Auvergne*, qui pourrait fournir des plantes médicinales à la France entière ? Nous croyons faire œuvre de bon patriote en désignant aux personnes qui ne voudraient ou ne pourraient recueillir elles-mêmes les plantes une pharmacie-herboristerie renommée dans toute l'Auvergne pour l'excellence de ses produits : la pharmacie Ramond, au Mont-Dore, pharmacie qui se charge de l'envoi des plantes médicinales de toutes les espèces connues.

Les plantes se divisent en un certain nombre de groupes, d'après leurs propriétés :

1º Les *toniques reconstituants* :

Fumeterre.

Angélique.

Sauge.

Gentiane.

Busserole.

Ortie blanche.

Centaurée.

Persil.

Quinquina.

Chardon bénit.

Aulne.

Absinthe.

Houblon.

Coca.

MODE D'EMPLOI. — Verser sur une poignée de feuilles ou 20 grammes de la substance 1 litre d'eau bouillante, laisser infuser deux heures en vase clos, passer soigneusement. Prendre trois tasses par jour, un quart d'heure avant les repas.

2º Les *vermifuges* :

Ail.

Tanaisie.

Fougère mâle.

Courge.

Grenadier.

Absinthe.

Aurone.

Voir, pour le mode d'emploi, chacune de ces plantes.

3º Les *diurétiques* (qui augmentent la quantité des urines et éclaircissent ce liquide).

Asperge.

Bouillon-blanc (fleur).

Bourgeons de sapin.

Bourrache.

Chicorée sauvage.

Genièvre.

Fenouil.

Digitale.

4º Les *laxatifs* et *purgatifs* :

Casse.

Séné.

Chicorée.

Cuscute.

Bryone.

Pruneaux.

Fleur de pêcher.

Liseron.

5º Les *vomitifs* :

Arnica.

Racine de violette.

Cabaret.

Ipéca.

6º Les *dépuratifs* :

Bardane.
Douce-amère.
Saponaire.
Tussilage.

Pariétaire.
Fumeterre.
Salsepareille.

7º Les *pectoraux* (qui calment la toux et guérissent les rhumes et bronchites).

Bourgeons de sapin.
Herbe-aux-chantres.
Herbe de Saint-Jean.
Hysope.

Guimauve.
Bouillon-blanc.
Violette.
Coquelicot, etc.

8º Les *vulnéraires* (servent à panser les plaies et blessures).

Arnica.
Bardane.
Camomille.

Bétoine.
Mille-feuilles, etc.

9º Les *emménagogues* (qui rappellent les règles).

Absinthe.
Aloès.
Armoise.

Gui de chêne.
Safran.
Tamarin.

10º Les *antiseptiques* (servent aussi au pansement des plaies, injections).

Cerfeuil.
Thym.
Lavande.   :
Romarin.

Myrte.
Menthe.
Roses de Provins, etc.

Récolte des plantes.

Les *feuilles* sont cueillies au printemps, par un temps sec, après le lever du soleil.

Les *fleurs* sont récoltées en général avant leur entier épanouissement. La rose de Provins est cueillie en bouton ; les violettes et les pensées doivent être épanouies depuis peu de temps. Les fleurs aromatiques de sauge, lavande, thym, romarin, se cueillent avec le calice qui contient le principe odorant.

Les fleurs d'absinthe, de petite centaurée, d'hysope, de fumeterre, de caille-lait, sont cueillies avec les sommités de la plante.

En général, les fleurs que l'on veut conserver ne doivent être cueillies qu'après que la rosée est évaporée.

Récolte des écorces.

Les écorces résineuses doivent être récoltées au printemps, quand les arbres commencent à être en sève; les non-résineuses en automne.

Récolte du bois.

Le genévrier, le buis, le gui de chêne doivent être récoltés avant le développement des bourgeons ou après la chute des feuilles.

Récolte des racines.

Les racines s'arrachent à l'automne.

DESSICCATION.

La dessiccation consiste à faire dessécher les plantes dans le but de les conserver; elles ont des propriétés plus ou moins actives qui tiennent à cette dessiccation. Pour dessécher les plantes, on les expose soit au soleil ou au séchoir, soit sur le four d'un boulanger ou pâtissier, ou dans un grenier aéré couvert en tuiles; elles doivent être étendues en couches minces sur des claies d'osier ou sur des châssis garnis de toile, et l'on doit avoir soin de les remuer plusieurs fois par jour.

Dessiccation des plantes entières.

La fumeterre, le trèfle d'eau, la mercuriale se dessèchent à l'air libre; on peut donc les exposer au dehors. Les plantes aromatiques, devant leurs propriétés à une huile volatile, demandent de préférence à être séchées au grenier.

Les feuilles séchées lentement et à l'ombre perdent quelquefois leur odeur et prennent une couleur noire.

Dans cet état, elles sont dépourvues de propriétés.

Dessiccation des racines.

Les racines minces et peu succulentes sont desséchées suspendues par paquets dans un grenier aéré. On peut aussi les couper et les étaler sur des claies. Pour débarrasser les racines de la terre qui y est adhérente, il est généralement d'usage de les laver entières ; quand la terre est détachée, on les soumet, s'il en est besoin, à un second lavage, puis on les expose à l'air pour faire évaporer l'eau qui les mouille, ensuite on les fait sécher comme il est dit plus haut. Les racines chargées de mucilage, comme celles de guimauve, de gentiane, de bardane, de grande consoude, etc., se dessèchent difficilement et se noircissent ; leur dessiccation doit s'opérer à l'étuve ou mieux sur le four d'un boulanger.

Dessiccation des fleurs et des sommités fleuries.

Les fleurs doivent être séchées le plus promptement possible, à cause de la délicatesse de leurs tissus et de la facilité avec laquelle elles s'altèrent.

Elles ne doivent pas être exposées au soleil, à moins d'être re couvertes par des papiers gris. Le mélilot, la petite centaurée, l'origan, la marjolaine, etc., se font sécher par petites bottes qu'on suspend dans un grenier.

Conservation.

Les racines, les feuilles et les fleurs, après avoir été séchées, doivent être enfermées dans des sacs en papier ou dans des vases inaccessibles à l'air, à la lumière, à l'humidité, à la poussière. L'influence de l'humidité est la plus malfaisante, car elle dispose les végétaux à la putridité. Les plantes desséchées qui ont pris de l'humidité sont dépourvues de leurs vertus médicamenteuses.

Enfouir les fleurs dans du sable séché. — Arome et éclat sont absolument conservés.

DESCRIPTION DES PLANTES

Absinthe, *Artemisia absinthum*, herbe sainte, herbe aux vers, aluyne (Composée).

Plante d'un demi-mètre de haut, feuilles très divisées, cotonneuses; fleurs composées, jaunâtres, disposées en grappes. Odeur pénétrante très forte, saveur amère. L'absinthe sauvage poussant dans les lieux arides est préférable.

Emploi. — Tonique et stimulant, ranime les fonctions digestives; fébrifuge, vermifuge, emménagogue (rappelle les règles).

Doses. — Infusion, 5 grammes par litre d'eau pour boisson ou 50 grammes par litre pour pansement de plaies, lavement, lotion, injection. *Vin :* absinthe, 30 grammes; eau-de-vie, 60 grammes; après vingt-quatre heures d'infusion, ajoutez 1 litre de vin blanc, laisser macérer dix jours, passer et filtrer. Tonique, fébrifuge. L'alcoolature d'absinthe est très dangereuse.

Aconit, *Aconitum napellus-napel-coqueluchon-capuchon-pestalit.*

Plante des montagnes à feuilles découpées, à fleurs en épi, capuchonnées, bleues, rarement roses ou blanches. Cultivée pour sa beauté dans les jardins. *Poison violent.*

Emploi. — La teinture alcoolique de feuilles ou racines s'emploie à la dose, par jour, de 10 à 20 gouttes en potion pour guérir les enrouements et les bronchites.

Ail, *Allium sativum.*

Connu de tout le monde, excitant, stimulant, fébrifuge, vermifuge.

Emploi. — Décoction dans du lait deux ou trois gousses, ou à l'état de sirop. En *nature*, avec du pain; en *lavement*, contre les oxyures. La pulpe ajoutée aux sinapismes en augmente l'activité.

Inconvénients. — Ne convient pas aux personnes atteintes de maladies de peau.

On l'emploie en médecine comme vermifuge. Il entre dans la composition d'un vinaigre pharmaceutique à base de camphre et d'aromates et qu'on nomme vinaigre des Quatre-Voleurs. Ce nom lui vient de ce que quatre scélérats exerçaient leur brigandage dans la ville de Marseille, alors que la peste y régnait, et ils se préservaient du fléau par cette composition citée plus haut.

Airelle, *vaccinum myrtilus*) (*bluet myrtille, raisin des bois*).

Petit arbuste à feuille de buis, commun dans les bois. Fruit, petites baies, bleu noir, acidulés.

Emploi. — Sert à colorer les vins, à faire des confitures et du sirop très employé contre les coliques ou diarrhées et les hydropisies.

Aloès (Liliacée).

Plante du midi de la France. Deux sortes d'aloès : 1° du Cap; 2° des Barbades. Stomachique, laxatif, réveille l'appétit et relâche le ventre, emménagogue (rappelle les règles). Dose, 0gr10 à 0gr40 par jour. Très employé en médecine vétérinaire, forme base de l'élixir de longue vie et des grains de santé. (Pour l'emploi du suc d'aloès, voir *Maladie des yeux.*)

Anis vert (Ombellifère).

Plante cultivée dans les jardins, dont le fruit est utile comme stomachique et digestif. On l'emploie en infusion, avec succès, contre les coliques venteuses. Comme l'anis étoilé, il est conseillé comme stimulant, et les liquoristes le font entrer dans la composition des anisettes de Hollande.

En infusion, on l'emploie à la dose de 5 grammes par litre d'eau.

On en fait des dragées (anis de Verdun). Les Arabes le mettent dans le pain.

Anis étoilé, *illicium anisatum* (Badiane).

Arbrisseau venant de Chine, et dont le fruit s'emploie comme celui de l'anis vert; mêmes propriétés.

Armoise, *Artemisia vulgaris;* herbe à cent goûts (Composée).

Appelée aussi couronne de Saint-Jean. Plante commune, haute de 1 mètre. Tige blanchâtre, feuilles très découpées, vertes en dessus, blanches et cotonneuses en dessous. Odeur aromatique, saveur amère. Les feuilles sont douées de propriétés astringentes, car elles contiennent une résine et une huile fixe. Se récolte dans les mois de juillet, août. S'emploie à la dose de 25 à 30 grammes par jour en infusion dans un litre d'eau.

Propriétés. — Tonique, calmante, emménagogue (rappelle les règles).

La racine d'armoise, en poudre ou décoction, a été préconisée contre l'épilepsie.

Arnica des montagnes. Tabac des Vosges, des Savoyards, des Alpes, Bétoine des montagnes (Composée).

Croit sur les montagnes de l'Allemagne, de la Suisse et de la France (Vosges).

Plante herbacée à feuilles opposées; fleur ressemblant à une marguerite jaune. On emploie la racine, les feuilles et les fleurs. Ce sont surtout les fleurs qui servent à fabriquer l'alcoolature d'arnica, employée avec succès contre les blessures. On se sert aussi des feuilles en infusion. *Action stimulante*, s'exerçant sur les fonctions de la peau, de la respiration et du système nerveux. Fébrifuge parasiticide; l'infusion appliquée sur le cuir chevelu tue les poux. A haute dose, l'arnica est émétique (provoque le vomissement). Dose de l'infusion, 2 à 4 grammes de fleurs, 5 grammes pour un litre d'eau. Se servir intérieurement de l'arnica avec prudence.

Les pharmaciens l'emploient avec succès dans les cas de foulures, de coups, mélangée avec de l'eau blanche (remède extérieur). S'emploie aussi dans les affections rhumatismales.

Arrête-bœuf, *Ononis spinosa* (Bugrane).

L'infusion de cette plante provoque l'appétit.

Asperge, *Asparagus officinalis* (Liliacée).

Croit à l'état sauvage en Algérie. L'asperge est diurétique. Chacun connaît l'odeur de l'urine lorsqu'on a mangé des asperges. La racine fait partie du sirop des cinq racines et du sirop de pointes d'asperges.

Dose de l'emploi : en infusion, 30 grammes de racines pour un litre d'eau. Provoque l'émission de l'urine et excite l'appétit.

L'infusion de racines ne donne aucune odeur à l'urine.

Aunée, *Inula Helenium* (Composée).

Appelée aussi Inule. La racine, qui est longue, blanche et charnue, possède une résine qui se dissout dans l'eau bouillante et n'est pas bleuie par l'iode. L'aunée possède des propriétés médicales prononcées; c'est un tonique, un excitant, un sudorifique précieux. On l'emploie en cas de faiblesse chez les jeunes filles non réglées. Dose : 30 grammes de racine concassée pour un litre d'eau, laisser infuser deux heures; la décoction est âcre. Fraîche, la plante dégage une odeur de camphre, et, sèche, une odeur de violette. En lotions et compresses chaudes, la décoction d'aunée arrête les démangeaisons dartreuses. L'infusion s'emploie à l'intérieur et la décoction à l'extérieur.

Bardane, *amajorum Lappa;* glouteron, choux d'âne, laparasse (Composée).

Herbe aux teigneux.

Plante haute d'un demi-mètre, à feuilles très grandes, en forme de cœur, blanchâtres, vertes en dessus et cotonneuses en dessous. La racine en décoction (10 à 20 grammes par litre d'eau) est très employée dans les maladies de la peau et les rhumatismes. Les feuilles sont plus actives; elles jouissent de la propriété d'apaiser les démangeaisons dartreuses. L'infusion de feuilles est employée en lotions très chaude; dans ce cas, le suc de bardane, mélangé par parties égales à de l'huile, guérit les ulcères.

Bouillon blanc, *Verbascum thapsus.*

Molène, cierge de Notre-Dame, herbe Saint-Fiacre.

Grande plante croissant en général sur le bord des routes; à grandes feuilles banchâtres, à fleurs jaunes. Les fleurs doivent être conservées à l'abri de la lumière et tassées. Lorsqu'on les serre sans les tasser, elles noircissent et perdent leurs propriétés. Le bouillon blanc fait partie des quatre fleurs. Les fleurs sont employées comme émollient, en cataplasmes, comme béchique et comme diurétique. L'infusion de fleurs, 20 à 30 grammes par litre d'eau, est très efficace contre les inflammations des intestins et des reins; elle rend l'urine abondante et claire.

En Irlande, le bouillon blanc est regardé comme un remède presque infaillible contre la phtisie.

Faire bouillir une centaine de grammes de feuilles fraîches dans 1 litre de lait, boire journellement 2 à 3 litres de cette décoction. On peut remplacer les feuilles vertes par une trentaine de grammes de feuilles sèches. Sitôt que le mélange de ces feuilles avec le lait a bouilli, on retire du feu et on laisse infuser dix minutes; on filtre et on sucre à volonté.

Ce décocté est excellent contre la diarrhée; les feuilles sèches, fumées, arrêtent la toux quinteuse.

Bouillon aux herbes.

Feuilles d'oseille fraîches......	40	grammes.
Laitue	20	—
Poirée.....................	10	—
Cerfeuil	10	—
Eau.	1,000	—

Ajouter un quart de cuillerée à café de sel de cuisine et une cuillerée à café de beurre. Faire bouillir et passer. Utile pour aider à l'effet des purgations.

Bourrache, *Borrago officinalis* (Borraginée).

Plante indigène à feuilles rugueuses assez grandes, à fleurs d'un bleu un peu violacé. Nitrée et mucilagineuse. On emploie les feuilles comme rafraîchissant, dépuratif, sudorifique et diurétique. On préfère les fleurs dans le cas de rhumes. Dose : 10 grammes par litre d'eau en infusion.

Bryone, *Bryonia, Picrica* (Cucurbitacée).

Appelée aussi navet galant, navet du diable, vigne blanche, vigne-vierge, etc. Plante grimpante et munie de vrilles comme les autres plantes de la famille des melons. Son fruit est tout petit; sa racine est blanche, charnue, ressemble à la betterave et a une odeur nauséeuse.

C'est un purgatif énergique et dangereux que les anciens médecins employaient beaucoup. Dose purgative de la poudre sèche, 1 à 2 grammes. Les paysans de quelques contrées creusent le sommet de la racine et se purgent avec une cuillerée à bouche du suc qui se rassemble dans cette cavité. Les feuilles fraîches appliquées sur la peau la rougissent à la manière du sinapisme.

Bistorte, *Polygonum bistorta* (Polygonées).

Plante indigène dont la racine est contournée en forme d' *S*. On l'appelle aussi serpentaire rouge, couleuvrine. Son nom lui vient de ce que la racine est contournée deux fois. Cette racine contenant du tannin est un tonique et un astringent. On l'emploie sous forme de décoction (20 grammes par litre d'eau) en fomentations, gargarismes, tisanes, lotions et injections. Très utile dans le cas de diarrhée rebelle.

Camomille, *Anthemis nobilis* (Composée). Camomille romaine, blanche ou officinale.

Plante très touffue qu'on trouve le long de la lisière des bois. C'est la camomille cultivée qu'on emploie généralement; on la confond souvent avec la *Matricaire* (*Pyrethrum parthenium*). On emploie en pharmacie : 1º la camomille de Paris à fleurs doubles, de qualité supérieure; 2º la camomille du Nord, à feuilles simples, laissant voir la radicelle jaune centrale. On se sert de la camomille comme antispasmodique, comme stomachique; elle est utile contre les coliques venteuses et la constipation. Les oculistes emploient l'infusé en lotions dans les cas de conjonctivite. Dose, 10 grammes par litre d'eau en infusion. L'essence de camomille est ajoutée pour la forme à l'huile d'amandes douces dont on se sert en frictions contre les douleurs du ventre.

Camomille commune, *Matricaria chamomilla*.

Douée de propriétés moins actives que la camomille officinale.

Cannelle, *Laurus cinnamomum*.

Écorce fournie par le laurier cinnamome.

L'eau de cannelle est un remède contre les indigestions des petits enfants. Les préparations les plus employées sont la poudre, l'eau, le sirop, la teinture. La plus estimée des cannelles est celle de Ceylan; elle est composée de plusieurs écorces enroulées l'une autour de l'autre, tandis que la cannelle de Chine est formée d'une seule écorce. La cannelle est stimulante, tonique, cordiale, est très employée contre les hémorragies comme astringente.

Formule et dose par jour :

Teinture de cannelle	8	grammes.
Rhum	60	—
Eau sucrée	120	—

A boire par cuillerée dans la journée.

Capillaire, *Adianthum capillus veneris*. Espèce de fougères.

Originaire du Canada, cultivée en France comme plante d'ornement. Très utile en infusion. Dose, 10 grammes par litre d'eau. On en fait aussi un sirop qui sert à sucrer les tisanes en cas de rhume.

Capucines, *Tropæolum*.

Originaires du Pérou. Fleurs légèrement âcres et qui se mangent en salade. Propriétés diurétiques et antiscorbutiques.

Céleri.

Aliment de facile digestion, surtout cuit. Antiscorbutique et antirhumatisant.

Cerfeuil, *Chærophyllum*.

Très apprécié dans le peuple comme résolutif et diurétique. Appliqué localement en cataplasmes, il calme les douleurs hémorroïdales.

Centaurée (Petite), *Erythræa centaurium*. (Érythrée, famille des Gentianées.)

Jolie petite plante à fleur rose qui se trouve dans tous les bois de l'Europe. Infusion à la dose de 10 grammes par litre d'eau. Employée comme amer fébrifuge et stomachique.

Chélidoine, *Chelidonium majus*. (Papavéracées).

Vulgairement Grande-Éclaire. Plante facile à reconnaître par ses fleurs jaunes en croix; elle pousse au pied des murs et des buissons. Le suc âcre, d'un blanc jaunâtre qui transsude des différentes parties de la tige, quand on brise celle-ci, est jaunâtre, âcre. Ce suc est employé localement contre les cors et les verrues.

En décoction, cette plante est purgative; elle est conseillée contre les maladies de peau, les dartres, la jaunisse.

Chêne, *Quercus robur*.

La décoction de l'écorce (*tan*), employée par les tanneurs, est très recommandée pour les injections vaginales astringentes. Dose, 30 grammes par litre d'eau et pour les injections nasales. C'est un puissant astringent des muqueuses et un remède trop oublié.

Formule :

Décoction........................ 5 gr. pour un litre d'eau.
Infusion. — Tan en poudre gros-
    sière .... 60 grammes.
Eau............................. un litre.
Faire infuser.

Le tan employé sous forme de poudre doit être pulvérisé et passé au tamis de soie.

Ambroisie, *Chenopodium ambrosioides*.

Plante originaire du Mexique, d'où son nom de thé du Mexique. Petite plante cultivée avec succès dans nos campagnes et employée en place de thé.

Herbe du bon Henri.

Commune dans certaines contrées où on la mange cuite, à la manière des épinards.

Chicorée sauvage, *Cichorium intybus*. (Composée.)

Croît à l'état sauvage, mais est cultivée à cause de ses feuilles qu'on mange en salade, et pour sa racine avec laquelle on falsifie le café. La chicorée est un amer, un dépuratif, un laxatif, très recommandé, en infusions à 10 grammes par litre d'eau, aux personnes atteintes de démangeaisons. On doit dans ce cas substituer cette infusion pendant quelque temps au vin comme boisson de table.

La Barbe-de-Capucin est de la chicorée cultivée dans les caves; de même une espèce d'escarole et la chicorée frisée ne sont que des types un peu différents de la chicorée cultivée ou endive. On mange ces chicorées cuites ou en salade.

Il n'y a pas lieu de mettre de la chicorée dans le café. La chicorée et le café étant deux plantes à propriétés pour ainsi dire contradictoires.

Chiendent, *Triticum repens*.

Son nom lui vient de ce que les chiens le rongent pour se faire vomir. Sa racine (rhizome), découpée en petits morceaux, est employée en décocté comme diurétique et fait partie de la tisane recommandée dans les maladies de jeunesse exigeant l'emploi des diurétiques et des émollients.

Dose, 20 grammes par litre d'eau.

Circée, *Circæa*.

Plante mucilagineuse, à fleurs blanches ou rougeâtres, tantôt axillaires et solitaires, tantôt disposées en longues grappes terminales. On l'appelait autrefois *herbe à la magicienne, herbe aux sorciers*, parce qu'on lui attribuait des propriétés merveilleuses.

Citron, *Citrus*. Principal genre de la famille des Hespéridées.

Fruit très employé contre le mal de mer, bien que certains malades préfèrent les alcalins (eaux de Vichy, source Lavergne). Le suc de citron est excessivement bon en gargarismes, en badigeonnages dans le fond de la gorge, en ayant soin de comprimer en même temps les amygdales avec un tampon de coton hydrophile imbibé de suc. Quelques personnes disent : arrêter le rhume de cerveau en aspirant le jus du citron par le nez.

Le jus du citron passe pour préserver de la fièvre et du scorbut.

Coca.

On conseille aux personnes fatiguées de boire à la place du thé, qui est excitant, une infusion de coca, qui est très bonne. On emploie aussi l'infusion de feuilles en boisson rafraîchissante, l'été, à la dose de 10 grammes par litre d'eau. La poudre de feuilles sèches est prise à la dose de 1 à 4 grammes par jour, en cachets ou dans du vin comme stomachique et tonique.

C'est de la coca que se tire la cocaïne avec laquelle on pratique les petites opérations sans douleur.

Cochlearia officinalis, *Herbe au scorbut* (Crucifère).

Qui croît dans les jardins humides et sur les rivages des lacs salés. Jouit d'une grande réputation contre le scorbut; on en mâche aussi les feuilles dans les maladies des gencives.

On emploie comme stimulant et antiscorbutique les feuilles, les sommités fleuries et les semences sous forme de sirop et de teinture.

Colchique, *Colchicum autumnale*; Tue-chiens, Safran bâtard, Safran des prés (Colchicacées).

Herbe à rhizome bulbeux. Le bulbe et les semences sont employés souvent contre la goutte à la dose de 10 à 30 centigrammes en poudre et de 1 à 5 grammes en teinture. Les préparations à base de semence sont plus actives. Cette plante diurétique fait la base de la plupart des remèdes contre la goutte, quoique les meilleurs remèdes contre cette maladie soient de manger peu, de prendre beaucoup d'exercice, de ne pas boire d'alcool et d'insister sur le régime végétarien, en évitant les tomates, l'oseille et les acides.

Grande Consoude, *Symphisum officinale*; oreille d'âne, de vache (Borraginée).

Plante commune dans les prés humides. Tige épaisse, assez forte, velue, ressemblant un peu à la Bardane, mais dont les feuilles s'attachent directement à la tige. La racine, de forme cylindrique, est noire en dehors, extrêmement blanche en dedans, et contient beaucoup de mucilages. Dans certains pays on en mange les sommités et les racines. On l'emploie comme astringent dans les crachements de sang et la diarrhée, sous forme d'infusion à la dose de 20 grammes par litre d'eau.

Coquelicot, *Papaver Rhœas* (Papavéracées).

Connu sous le nom de pavot rouge. Ses fleurs, qui font partie des quatre fleurs pectorales, sont très employées en infusions comme sudorifiques, à la dose de 10 grammes par litre d'eau, dans les bronchites, dans les angines et dans les cas d'affection pulmonaire. Les pétales du coquelicot sont mucilagineux, amers, émollients et légèrement narcotiques.

Courge, *Cucurbita maxima.* — **Citrouille,** *Cucurbita pesso.*

L'origine de la première est inconnue; celle de la seconde est connue : elle vient du Mexique, où elle est depuis longtemps, et est employée comme vermifuge et tœnifuge de la façon suivante :

Prendre 30 à 40 grammes de graines de courges dépouillées de leur première enveloppe, les piler de façon à faire une espèce de pâte qu'on mêle à quantité égale de miel blanc. Absorber ce mélange par cuillerée à café dans la matinée, après avoir vidé l'intestin par un grand lavement simple. La veille, diète complète ou diète lactée. Une heure après avoir fini de manger la courge, avaler 30 grammes d'huile de ricin; remplacer le vase de nuit par un seau plein d'eau quand viendra l'envie d'aller à la selle pour vérifier le ver.

Cresson de fontaine, *Nasturtium officinale* (Crucifère).

Un dicton populaire, à Paris, appelle le Cresson : la santé du corps. Le cresson est un succédané du *Cochlearia officinalis* comme antiscorbutique. On en fait un suc et un sirop. Il entre dans la composition du sirop antiscorbutique et du sirop de raifort. Certaines pharmacies de Paris en font la base de leurs jus d'herbes qu'ils donnent à boire le matin à jeun à la dose d'un demi-verre.

Le suc de cresson a été recommandé contre la phtisie.

Cresson alénois, *Lepidium sativum.*

Ou Cresson des jardins, est peu employé en pharmacie.
Stimulant et diurétique.

Digitale pourprée, gantelée, gant de la Vierge, gant de Notre-Dame, *Digitalis, purpurea.* (Scrofulariée).

Plante in ligène, bisannuelle, croît dans les lieux pierreux et sablonneux. La tige simple, parfois rougeâtre, atteint un mètre; feuilles alternes, oblongues-aiguës, fleurs en grappes unilatérales, corolles tubuleuses.

Les feuilles seules sont employées et sont très efficaces dans les affections du cœur par leur action diurétique et sédative; à haute dose, elles sont émétiques (provoquent le vomissement et stupéfiantes). Ne pas administrer la digitale sans ordonnance du médecin, car c'est une plante vénéneuse. On l'emploie en infusion à la dose de 10 à 30 centigrammes de poudre. La poudre des feuilles doit être conservée à l'abri de la lumière. On est arrivé à tirer de la digitale un principe actif qu'on nomme *digitaline* et qui est très actif même à doses faibles.

Espèces.

On nomme espèces des groupes de plantes jouissant des mêmes propriétés médicinales.

Espèces aromatiques. — Sauge, thym, serpolet, romarin, hysope, origan, absinthe, menthe.

Espèces béchiques. — Capillaire, véronique, scolopendre, hysope, lierre terrestre, capsules de pavots blancs (sans les semences).

Espèces diurétiques. — Racines sèches d'ache, d'asperge, de fenouil, de persil, de petit houx.

Espèces émollientes. — Mauve, guimauve, bouillon blanc, pariétaire, graine de lin.

Espèces narcotiques. — Feuilles sèches de belladone, de ciguë, jusquiame, morelle, nicotine, pavot.

Espèces pectorales (les 4 fleurs). — Fleurs de mauve, guimauve, coquelicots, violettes, tussilage, pied-de-chat, bouillon blanc.

Espèces purgatives. — Séné, manne, fleurs de sureau, fruits d'anis et de fenouil, bryone.

Espèces sudorifiques. — Bois de gaïac, racine de salsepareille, de squine, de sassafras.

Espèces vulnéraires. — Absinthe, bétoine, calament, chamædrys, hysope, mille feuilles, pervenche, romarin, sauge, scolopendre, thym, véronique, fleurs d'arnica, pied-de-chat, tussillage.

Eucalyptus globulus, *Myrtacée.*

Plante connue de l'Algérie et du Midi, où sa culture contribue à assainir les marais. L'eucalyptus s'administre sous forme de poudre, de feuilles, de teintures. C'est un fébrifuge exquis pour les enfants qui supportent mal la quinine. On le donne à la dose de 1 à 4 grammes de teinture et en potion. Nous conseillons comme antiseptique l'eucalyptol (essence d'eucalyptus) pour charger l'inhalateur nasal (voir dans les affections de la poitrine, des fosses nasales et de la gorge).

Extrait de quinquina.

On recommande d'employer l'extrait de quinquina toutes les fois qu'on peut deviner des symptômes fébriles. Dans les cas de grande fatigue, de surmenage, on se trouve bien de prendre 4 grammes d'extrait mou de quinquina traités de la manière suivante : Faire dissoudre au bain-marie dans très peu d'eau ou de vin et mélanger à 60 grammes de rhum à boire dans la journée avec de l'eau. On emploie ce mélange également avec succès dans les cas de diarrhée sérieuse.

Ergot de Seigle, *Secale cereale.* (Graminée.)

Le seigle ergoté est le seigle attaqué par l'ergot, champignon venant sur le seigle et d'autres graminées. On retire de ce champignon un produit très utile en cas d'hémorragie, l'ergotine ou extrait aqueux d'ergot de seigle, et un alcaloïde, l'ergotinine. Dose de l'ergotine, 1 à 4 grammes par litre, en potion, à prendre en plusieurs fois dans la journée. L'ergot de seigle était très employé autrefois dans les cas d'accouchement difficile. Il est peu employé aujourd'hui.

Fécule de pommes de terre.

La fécule remplace parfois l'amidon comme poudre rafraîchissante. La fécule peut faire de très bons cataplasmes. Employer de l'eau boriquée ou phéniquée à la place d'eau ordinaire dans les cas d'abcès, de panaris et d'affections des yeux. Dans ce dernier cas, eau boriquée.

Fenouil, *Fœniculum vulgare*, nommé aussi queue de pourceau. (Ombellifère.)

C'est une plante à fleurs jaunes et petites, disposées en ombelles. Les Italiens mangent le bulbe et la partie inférieure de la plante quand la tige est jeune. Dans les pays méridionaux on trouve le fenouil sur toutes les tables. Il est curieux de voir qu'en France on n'utilise pas ses qualités stimulantes et qu'on fasse si peu de cas de cette plante. Le fenouil est considéré comme un aphrodisiaque.

Fomentations.

La fomentation est un bain partiel, une lotion très prolongée.

Fomentation aromatique. — Espèces aromatiques : Sauge, thym, etc., 10 grammes; eau, quantité suffisante pour obtenir un litre de liquide; faire infuser pendant une heure; passez, exprimez.

Fomentation émolliente. — Espèces émollientes : Guimauve, bouillon blanc, etc., 50 grammes; eau, en quantité suffisante pour faire un litre de liquide; laissez bouillir dix minutes, passez, exprimez.

Fomentation vineuse. — Vin rouge du Midi, 1000; miel blanc, 100. Faites dissoudre le miel dans le vin. Pour le pansement des ulcères et plaies de mauvais aspect.

Fomentation vinaigrée. — Préparée avec le vinaigre blanc, le vinaigre rosat ou aromatique dans la proportion de 1 de vinaigre pour 4 d'eau; même usage que la précédente.

Fougère mâle, *Nephrodium filix mas.*

Le rhizome (racine) de cette plante, long de 15 à 20 centimètres, noir en dehors, blanc en dedans, est très employé contre les lombrics et les ténias. Le malade prend ce médicament le matin à jeun après un jour de diète lactée. On l'administre en *poudre*, à la dose de 1 à 4 grammes, ou en *capsules* contenant l'extrait éthéré de fougère, deux à huit capsules. On ajoute quelquefois 5 centigrammes de calomel par capsule.

La fougère mâle provoque quatre ou cinq selles deux heures après l'ingestion.

Fraisier, *Fragaria.* (Rosacée.)

La fraise est interdite à toutes les personnes ayant des maladies de peau. La racine du fraisier est diurétique; on la prend en tisane à la dose de 20 grammes par litre d'eau. A la suite de son usage, les excréments rougissent et les urines deviennent roses. La tisane de racine de fraisier est très employée contre les blennorragies (chaudepisse) et les diarrhées.

Frêne, *Fraximus excelsior.* (Oléacée.)

Avant la découverte du quinquina, on employait l'écorce des rameaux de frêne comme fébrifuge; cette écorce est en effet amère et astringente. Les feuilles du frêne dont se nourrissent les cantharides sont purgatives et employées en infusion contre la goutte, purgatif commode, car il ne produit pas de tranchées. Dans la Calabre, les feuilles du frêne fournissent la manne, substance très employée à la dose de 30 ou 40 grammes comme purgatif pour les enfants. On a préconisé les feuilles de frêne en infusion à 20 grammes par litre d'eau comme un remède antigoutteux et antirhumatismal. Dans la plupart des pays, à l'arrière-saison, les paysans coupent les rameaux et les feuilles du frêne et les donnent à leurs animaux comme fourrage.

Fumigations.

La fumigation est une expansion de gaz ou de vapeur qui se répand dans l'atmosphère ou que l'on reçoit sur une partie du corps.

Les fumigations à l'eau très chaude de plantes pectorales sont utiles dans les cas de rhume de cerveau. On les fait en se recouvrant la tête d'une serviette ou en se servant d'un entonnoir pour recevoir la vapeur d'eau dans la narine.

Fumigation désinfectante. — Arrosez avec un peu d'alcool le soufre placé dans un vase de terre évasé et allumez le mélange. 3 à 4 kilos de soufre pour une pièce de 100 mètres cubes de capacité. Tenir la pièce très close pendant la fumigation, ne l'ouvrir qu'une heure après que l'opération est terminée et ne pénétrer dans la pièce qu'après l'avoir suffisamment aérée.

Fumigation au benjoin. — Benjoin concassé, 15 grammes. On le jette sur des charbons ardents et on recueille les vapeurs sur une flanelle avec laquelle on fait des frictions.

Fumigation au goudron. — Jeter sur du goudron de l'eau bouillante et tenir le liquide en ébullition dans la chambre du malade. Employé dans le catarrhe chronique et la phtisie.

Fumeterre, *Fumaria officinalis* (Fumariacées), *herbe à la veuve.*

Petite plante à feuilles ténues, à fleurs roses; commune dans les champs. C'est un tonique, un dépuratif très en usage contre les maladies de la peau. Dose : 20 à 100 grammes par litre d'eau.

Fucus, Algues, Goëmons, Varechs.

Les Fucus sont des plantes marines dont on retire l'iode et dont on se sert en infusion contre l'obésité. Du *Fucus vesiculosus,* dose quotidienne de l'extrait, 0gr10 à 0gr50 en pilules. Le *Fucus crispus* (Carragaheen) s'emploie en infusion; 10 grammes par litre d'eau comme tisane antiscrofuleuse et comme béchique.

Gaïac, *Guajacum officinale.*

La teinture de gaïac est très employée comme dentifrice; on peut s'en servir aussi comme gargarisme dans les angines. La teinture est alors mélangée à un peu d'eau tiède.

Gargarismes.

Gargarisme adoucissant. — Racine de guimauve, 15 grammes; une tête de pavot. — Faire bouillir dans quantité d'eau suffisante pour obtenir un litre de décoction; ajoutez 15 grammes de miel blanc.

Gargarisme à l'alun. — Infusion de ronce, 250 grammes; alun, 2 grammes; miel rosat, 40 grammes.

Gargarisme antiscorbutique. — Sauge, 20 grammes; vin rouge, quantité suffisante pour obtenir 240 grammes de liquide. Ajoutez : acide chlorhydrique, 2 grammes, et miel rosat, 30 grammes.

Gargarisme antiseptique. — Quinquina rouge, 8 grammes;

eau, 250 grammes. — Faites bouillir, passez et ajoutez miel rosat, 50 grammes; alcool camphré, 1 gramme; eau de Rabel, 1 gramme.

Gargarisme au chlorate de potasse. — Chlorate de potasse, 5 grammes; eau distillée, 200 grammes; sirop de mûres, 50 grammes. — Faites dissoudre et filtrez.

Genévrier, *Juniperus communis* (Conifère).

On classe le Genévrier parmi les nombreuses espèces de pins. Les baies du genévrier servent à parfumer l'eau-de-vie; on en fait des bains et des fumigations. On expose quelquefois à la fumée des baies de genévrier grillées sur des charbons ardents des linges pour envelopper les jambes enflées des convalescents et des rhumatisants. Le genièvre facilite la transpiration. Les baies du genièvre sont stomachiques, antihystériques et fortifiantes.

Gentiane, *Gentiana lutea* (Gentiane jaune).

Plante des montagnes à feuilles opposées, dont on emploie les racines pour la confection des infusions, des sirops, des vins. On emploie la gentiane à la place du houblon dans la fabrication des bières de qualité inférieure. La gentiane associée au fer réduit combat efficacement l'anémie. Les vétérinaires se servent également de cette plante contre la dyspepsie des chevaux. Dose de l'infusion, 5 grammes de racine par litre. Faire infuser pendant deux heures. — La gentiane est un dépuratif, et l'infusion de racines de gentiane constitue une boisson saine en été.

Vin de gentiane. — Racine de gentiane, 30 grammes; eau de vie, 60 grammes; vin rouge, un litre. — Diviser la racine, verser l'alcool et laisser en contact pendant vingt-quatre heures; ajouter le vin, faire macérer pendant dix jours et passer.

Guimauve, *Althœa officinalis* (Malvacée).

Plante bien connue qui croît dans les jardins et dont les feuilles s'emploient comme émollientes et mucilagineuses. Les fleurs, pectorales et béchiques, font partie de la tisane des quatre fleurs; mais la racine est surtout employée soit en décoction (eau de guimauve, 10 grammes par litre d'eau), soit en gargarisme additionnée au pavot dans les cas d'abcès dentaires ou de maux de gorge; on l'emploie aussi en lavements. Les enfants mâchent la racine entière pour aider à l'évolution de leurs dents. Les vétérinaires associent la guimauve à la gentiane lorsqu'ils veulent donner du kermès aux animaux (5 grammes pour les chevaux et les vaches).

Grenadier, *Punica granatum.*

L'écorce s'emploie en décoction comme vermifuge et ténifuge. Écorce sèche de racine de grenadier, 60 grammes; eau, 750 grammes. Faites macérer pendant douze heures, ensuite bouillir à un feu doux jusqu'à réduction de moitié, et passez. Ce liquide doit être pris le matin à jeun en trois fois. Les deux premières doses déterminent quelquefois les vomissements; on doit prendre cependant la troisième dose. Une quatrième est même parfois nécessaire pour la destruction du ténia. A cette préparation compliquée et désagréable on préfère le ténifuge du Dr Duhourcau, que l'on trouve dans les bonnes pharmacies.

Houblon, *Humulus Lupulus* (Urticée).

Plante connue de tout le monde et cultivée en grand pour la fabrication de la bière. C'est un amer très employé, surtout en infusion, comme boisson rafraîchissante, dans les maladies de la peau et du foie. Dose, 20 à 25 grammes par litre d'eau. Le houblon constitue le principe aromatique et amer des bonnes bières. Les *cônes* de houblon sont employés pour infusions; on en tire un principe amer, le *lupulin.*

Hysope, *Hyssopus officinalis* (Labiée).

Petite plante à feuilles opposées, à fleurs bleues irrégulières, violacées parfois et d'odeur aromatique. C'est un très bon stimulant béchique expectorant que l'on recommande sous forme d'infusion à 10 grammes par litre d'eau dans les rhumes et les bronchites.

Ipéca, *Cephaëlis Ipecacuanha* (Rubiacée).

Plante du Brésil dont on emploie la racine que les pharmaciens nous présentent sous forme de poudre ou de sirop. Nous recommandons particulièrement l'emploi de la poudre, à la dose de cinq ou six paquets de 10 ou 15 centigrammes, pris de cinq minutes en cinq minutes, pour arrêter les hémorragies, hémoptysies, blessures, etc. La poudre est vomitive à la dose de 50 centigrammes à 2 grammes. Prendre 25 centigrammes toutes les cinq minutes, en ayant soin de boire le plus possible d'eau déjà bouillie et attiédie. Pour les enfants, employer le mélange suivant :

> Sirop d'ipécacuanha......... 30 grammes.
> Poudre d'ipéca............. 75 centigrammes.

A prendre par cuillerée à café jusqu'à vomissement.

Iris de Florence, *Iris Florentina* (Iridées).

Jolie plante vivant dans le Midi et que l'on cultive dans presque tous les jardins. Sa racine sert à la confection des pois à cautère. Les fumeurs mâchent les copeaux de la racine pour atténuer l'odeur du tabac. C'est avec l'iris que les parfumeurs font leurs préparations à odeur de violette.

Joubarbe *Sempervivum tectorum* ; Joubarbe des toits.

Plante qui croît sur les vieux murs de ferme et sur les toits de chaume. Son suc est nettement antihémorroïdal et antihémorragique. On conseille contre les hémorroïdes une pommade faite avec un quart de suc de joubarbe et trois quarts de vaseline.

Alimentation lactée.

Comprend le lait et les aliments qui en dérivent : crème, beurre, fromages frais. Cependant, on recommande en général l'emploi du lait écrémé à la dose de 3 ou 4 litres par jour, qu'il faut boire par très petites tasses et mélangé d'un peu d'eau de chaux ou de Vichy si le lait pur n'est pas bien digéré.

Le lait doit être soigneusement bouilli s'il est de provenance un peu suspecte. On peut se servir partout avantageusement de la bouteille du Parfait nourricier.

Le régime lacté est conseillé dans les maladies de cœur avancées, dans les maladies des reins, dans les dyspepsies.

Laitue sauvage, *Lactuca.*

Plante vivant à l'état sauvage et qu'on a préconisée sans succès d'ailleurs contre la toux. Le sirop de laitue doit ses propriétés à l'opium qui y est ajouté. Le *lactucarium* est le suc épaissi de la laitue montée.

Laitue cultivée, *Lactuca sativa.*

Salade très connue qu'il est préférable de manger cuite.

Laurier-cerise, *Laurocerasus* (Rosacée).

Plante que l'on trouve dans tous les jardins et dont les feuilles, soumises à la distillation avec l'eau, donnent de l'essence d'amandes amères et de l'acide cyanhydrique (prussique). Une feuille fraîche infusée dans 200 grammes d'eau bouillante est un bon médicament contre les crampes d'estomac et les affections du poumon accompagnées de toux.

L'eau distillée de laurier-cerise s'emploie à la dose de 1 à 10 grammes, en potion ou pure.

Laurier noble (*Laurus nobilis*).

Le laurier commun ou laurier noble est employé comme assaisonnement dans les sauces. L'huile de laurier est employée dans l'art vétérinaire.

Lavande, *Lavandula spica* (Labiée).

Plante cultivée et qu'on trouve à l'état sauvage en grande quantité sur les montagnes arides de la Provence et de l'Algérie. On se sert de toutes les sortes de lavandes pour chasser les mouches des cabinets d'aisance et autres endroits; on s'en sert aussi pour conserver le linge à l'abri des teignes; on en met également dans le même but dans les garde-robes. L'essence de lavande est préconisée par les vétérinaires comme stimulant. Les pêcheurs se servent de l'huile de spic ou d'aspic pour attirer le poisson. Cette huile est retirée de la lavande par distillation.

Lichen d'Islande, *Cetraria Islandica*.

Cryptogame commun dans les montagnes. L'eau froide lui enlève son principe amer; l'eau bouillante lui enlève la moitié de sa substance mucilagineuse et se prend en gelée par refroidissement. Pour s'en servir en infusion, il est nécessaire de traiter le lichen d'abord par l'eau froide. La décoction est la suivante : On prend 10 grammes de lichen pour 1,250 grammes d'eau et l'on réduit à 1,000 par ébullition. Le lichen fait la base de toutes les pâtes pectorales des pharmaciens; ils ajoutent un peu d'iode et d'opium. Le lichen est tonique, fébrifuge et purgatif. On l'emploie beaucoup comme boisson dans les maladies du poumon.

Lierre terrestre, *Cylécom* (Labiées).

Petite plante rampante que l'on trouve dans les bois. Le lierre terrestre a des fleurs violacées, axillaires; c'est une plante vulnéraire et béchique en infusion à 10 grammes par litre d'eau. On l'emploie aussi pour panser les vésicatoires et les cautères.

Limonades (tisanes acidulées).

Sirop de limon (Citrus limonium). — Mettre une cuillerée de sirop de limon dans de l'eau de Saint-Galmier ou de l'eau gazeuse. Une limonade fort employée est faite suivant cette formule :

Acide sulfurique..................	2 grammes.
Sirop de sucre................ ...	42 —
Eau.............................	1 litre.

Cette limonade est bonne contre les hémorragies et facilite la digestion, surtout quand elle est additionnée d'un peu d'acide azotique.

Limonade ordinaire. — Deux citrons par litres d'eau ; pour la limonade cuite, employer de l'eau bouillante.

Limonade purgative :

Acide citrique.......................	30 grammes.	
Hydrocarbonate de magnésie..........	18	—
Eau................................	300	—
Sirop de sucre......................	100	—
Alcoolature de zeste de citron.........	1	—

Ce mélange donne 50 grammes de citrate de magnésie par bouteille, dose suffisante pour une purgation assez forte.

Limonade à la groseille :

Sirop de groseille...............	100 grammes.	
Eau.........................	900	—

On peut aussi confectionner des limonades à tous les fruits.

Lin, *Linum usitatissimum.*

La graine de lin triée est d'un usage constant contre la constipation ou dans les irritations de l'intestin. Son mucilage est bon en lavages dans les affections nasales, surtout dans les cas de sécheresse. La poudre connue sous le nom de farine de graine de lin sert à faire les cataplasmes. Nous engageons les malades à se servir pour ces cataplasmes de l'eau boriquée et à les saupoudrer de camphre en poudre. — M. Auloque, de Saint-Étienne, fait un cataplasme dans le genre du sinapisme et qui évite tous les ennuis de la préparation.

Lis blanc, *Lilium album.*

Les fleurs de lis blanc, macérées dans l'huile ou l'eau-de-vie, servent au pansement des blessures et des coupures. Nous conseillons de phéniquer l'huile à la dose de 1 gramme pour 500 ; une toile très propre, imbibée de cette huile, sera appliquée sur la plaie. La pulpe des oignons des lis était autrefois employée en cataplasmes émollients.

Lycopode, *Lycopodium Clavatum.*

" Petite plante de la famille des Fougères, dont le pollen (poudre de lycopode) est très employé comme poudre à poudrer les parties enflammées. Les pharmaciens roulent leurs pilules dans cette poudre, qui sert aussi pour saupoudrer les bébés dans les endroits où la peau se coupe.

Mauve, *Malva Sylvestris*.

Plante fort commune dont on emploie journellement les feuilles et surtout les fleurs. Nous recommandons aux personnes qui toussent une infusion de mauve (fleurs) à la dose de 10 grammes par litre d'eau. C'est une boisson très utile si elle est bue très chaude. Dans certains cafés on sert des infusions de mauve, ainsi que des infusions de tilleul ou d'oranger, pour remplacer les boissons alcoolisées et les boissons contenant des excitants comme le thé et le café.

N. B. — Bien avoir soin de décanter la boisson presque aussitôt que l'infusion de fleurs est faite pour lui conserver sa couleur bleue, car elle verdit au bout d'un certain temps et n'est plus aussi suave. Dans le Midi, on emploie à tort les fleurs de *guimauve* pour celles de *mauve*. Se procurer dans ce cas la mauve chez les herboristes. La fleur de guimauve est blanche, tandis que celle de la mauve est bleue. Les feuilles en sont employées en infusions pour lotions, injections, fomentations. On en donne aux animaux en cas de coliques.

Mélilot, *Melilotus*.

Jolie petite plante à fleurs jaunes disposées en grappe et à odeur de benjoin. L'infusion de mélilot est recommandée comme collyre en cas d'inflammation des paupières. Se servir d'infusion très chaude, sauf dans les conjonctivites purulentes, où nous recommandons d'employer l'infusion d'eau très froide comme étant bien plus utile.

Mélisse, *Melissa officinalis;* citronelle (Labiée).

Plante à odeur de citron, odeur manifeste surtout dans la plante sèche. On emploie beaucoup la mélisse sous forme d'infusion à 10 grammes par litre d'eau. C'est un vulnéraire et un fortifiant usité contre la migraine et les maux d'estomac. L'eau de mélisse, dont l'usage est bien connu, est un bon réconfortant, mais il ne faut pas en abuser, car c'est un alcoolique.

Menthe, *Mentha Piperita* (Labiée).

Toutes les parties de cette plante, mais les feuilles particulièrement, ont une odeur pénétrante et aromatique, et une saveur piquante qui produit aussitôt après une sensation de fraîcheur agréable. La menthe doit ses propriétés spéciales à l'huile contenue dans de petits utricules qu'on aperçoit facilement à l'œil nu dans le tissu des feuilles. L'infusion de menthe poivrée est un sti-

mulant, un stomachique excessivement employé à la dose de
10 grammes par litre d'eau. L'essence de menthe représente et
constitue la base de tous les dentifrices. La menthe est surtout
importante au point de vue de l'antisepsie et comme calmant, ce
qui la fait employer avec succès en gargarismes. On se sert des
dérivés de cette plante pour faciliter la respiration par les fosses
nasales à l'aide de notre inhalateur. On calme aussi beaucoup les
inflammations de gorge dues au râclement ou à la toux; souvent
même la dernière est arrêtée immédiatement par ce système.

Mercuriale annuelle, *Mercurialis annua.*

Appelée aussi foirole. L'infusion de mercuriale des bois ou des
chiens est employée en lavements à la dose de 20 grammes par
litre d'eau et comme purgatif.

Mille-feuilles, *Achillea Mille-folium.*

Herbe aux coupures, herbe au charpentier. Plante reconnaissable à sa tige simple, à ses feuilles divisées, à ses fleurs blanches disposées en corymbe. On emploie les sommités du mille-
feuilles. Le nom d'*Achillea* vient, selon Pline, d'Achille, qui le
premier s'en servit pour guérir ses coupures et les blessures de
son compagnon. C'est un excitant, un tonique, un vulnéraire;
c'est aussi un antihémorroïdal efficace.

Mille-pertuis, *Hypericum perforatum* (Chasse-diable).

Placée entre l'œil et la lumière, la feuille de mille-pertuis laisse
apercevoir une multitude de petits points transparents.
C'est une plante vulnéraire, hémostatique. Elle entre dans le
baume du Commandeur. On en tire une huile qu'on emploie en cas
de blessures. On conseille de phéniquer l'huile à la dose de
1 gramme pour 500.

[Morelle, *Solanum nigrum.*

Il existe plusieurs sortes de morelles; la plus employée est la
morelle noire (crève-chien). Dans les pays chauds on emploie
cette plante comme narcotique; plus on s'avance vers le Nord,
plus la morelle devient comestible. C'est un émollient sédatif en
décoction à la dose de 50 grammes par litre d'eau. Les dames se
servent de cette décoction en lotions et en injections.

Mousse de Corse.

Mélange de différentes algues. Appelée aussi Coraline de Corse
(*fucus*). Tous les débris d'algues différentes mélangées à du sable

constituent la mousse de Corse. Son odeur est celle des plantes marines ; elle contient de l'iode. C'est un vermifuge employé chez les enfants à la dose de 5 à 25 grammes en décoction.

Moutarde noire, *Sinapis nigra*. — Moutarde blanche, *Sinapis alba*.

La moutarde blanche est employée comme condiment. On se sert de la graine de moutarde blanche pour combattre la constipation : 1 cuillerée à 2 tous les jours. Les sinapismes sont faits avec la moutarde noire en poudre ; on la débarrasse de son huile et on la colle sur un papier. La farine de moutarde entre dans les vins aromatisés et les antiscorbutiques. Délayée dans l'eau elle détruit l'odeur du camphre et des résines fétides. Nous conseillons comme révulsifs de faire des cataplasmes de farine de lin deux tiers avec un tiers de farine de moutarde préalablement délayée dans un peu d'eau. N'ajouter la moutarde qu'au moment d'appliquer le cataplasme, car la chaleur vive détruit l'essence de moutarde ; garder le cataplasme quinze à vingt minutes ; l'appliquer dans le dos ou sur la poitrine.

Muguet, *Convallaria maïalis*.

Appelé aussi lis des vallées. Jolie petite plante des bois, à fleurs en forme de clochettes blanches. On l'emploie sous forme d'extrait et, depuis quelque temps, dans les maladies cardiaques, comme diurétique.

Nénuphar, *Nymphæa cærulea*, ou lis des étangs.

Plante que tout le monde connaît. Sa racine est très forte, spongieuse, et jouit dans le peuple d'une réputation très grande comme sédatif et antiaphrodisiaque.

Nerprun, *Rhamnus catharticus*.

Arbrisseau indigène très connu, dont on emploie les fruits sous le nom de baies de nerprun. 20 à 30 baies suffisent pour purger. Très employé à l'état de sirop. On s'en sert presque exclusivement pour purger les chiens.

Noyer, *Juglans Regia*.

Les feuilles de noyer s'emploient en infusion à la dose de 20 grammes par litre d'eau en lotions, douches, bains et surtout en injections. Il est recommandé comme tisane dépurative et antiscrofuleux. On conseille d'ajouter une cuillerée à café de sel par injection. Certaines personnes l'emploient pour le lavage de la chevelure.

Oranger, *Citrus aurantium.*

Les feuilles d'oranger employées en infusion constituent un bon stomachique. L'eau de fleurs d'oranger (eau distillée) est un bon calmant. On l'emploie en général au lieu de l'infusion. Ce produit est trop connu de tout le monde pour que nous insistions sur ses propriétés.

Orge, *Hordeum vulgare.*

La semence dépouillée de sa balle s'appelle orge mondé et perlé si elle est arrondie. Le *malt* est l'orge fermenté et séché tel que l'emploient les brasseurs pour faire la bière. L'infusion, 20 grammes par litre d'eau, est bonne pour les digestions en ce sens qu'elle contient la maltine. Les deux espèces d'orge sont rafraîchissantes. L'eau d'orge peut servir de boisson dans certaines affections du canal de l'urètre (blennorragie) et dans les cas de soif ardente. La bière de malt est donnée avec succès dans la dispepsie.

Ortie blanche ou lamier blanc (Labiée).

Plante dont on emploie les fleurs qui sont légèrement astringentes. L'infusion constitue un remède contre les saignements de nez, la leucorrhée et la dysménorrhée.

Oseille, *Rumex acetosa.*

C'est un acidule rafraîchissant qui fait la base du bouillon aux herbes (voir ce mot). Elle est interdite aux personnes atteintes de goutte ou de gravelle.

Pariétaire, *Parietaria officinalis* (Urticée).

Perce-murailles ou herbe aux murailles; croît en général sur les vieux murs. Elle est employée en infusion à la dose de 10 grammes par litre d'eau comme diurétique et émollient.

Patience, *Rumex patientia.*

Rhubarbe sauvage. Espèce de grande oseille qui croît dans les lieux humides. Sa racine, longue de 30 à 40 centimètres, est grosse comme le pouce environ. Journellement, on l'emploie à la dose de 20 grammes par litre d'eau dans le traitement des maladies de peau.

Pavot blanc, *Papaver somniferum.*

Le pavot blanc a une grande importance en médecine. Décocté

2

à la dose de une ou deux têtes pour mille et additionné à la guimauve, il constitue un bon gargarisme dans les cas de fluxion dentaire ou d'amygdalite. On se trouvera très bien d'y ajouter 30 gouttes par litre de salyphène, ou une cuillerée à bouche d'acide borique par litre.

Pêcher (fleur de), *Amygdalus persica* (Rosacée).

Les fleurs de pêcher sont purgatives. Le sirop qu'on donne aux enfants s'emploie à la dose de 15 à 20 grammes.

Pensée sauvage, *Viola tricolor*.

La pensée sauvage a l'aspect et l'odeur de la violette des champs. Toute la plante est surtout employée ; elle est mucilagineuse et dépurative. On s'en sert pour les dartres en infusions à 10 grammes par litre d'eau. Il est nécessaire d'en boire 1 litre par jour.

Peuplier, *Populus fastigiata, Populus tremula*.

Le bourgeon de peuplier est employé comme balsamique, vulnéraire et antihémorroïdal. Il forme la base de l'onguent *populeum* ou pommade de peuplier. — Les vétérinaires l'emploient beaucoup en cas d'abcès chez les animaux.

Piment, *Capsicum annuum ;* Poivre de Guinée.

Fruit rouge, bien connu des habitants du Midi. C'est un excitant plutôt culinaire que médical. C'est un remède souverain contre les hémorroïdes à la dose de 50 centigrammes à 2 grammes de poudre, ou 50 centigrammes à 1 gramme d'extrait en pilules à prendre moitié le matin, moitié le soir.

Pissenlit, *Taraxacum ;* Dent-de-Lion.

Le pissenlit est connu de tout le monde ; c'est un tonique et un dépuratif. On l'emploie dans les affections viscérales. Son nom lui vient de ses vertus diurétiques (qui ne sont pas prouvées).

Plantain, *Plantago major*. — Plantain commun ; Queue-de-Rat, Herbe aux puces.

L'infusion de plantain, à la dose de 5 grammes par litre d'eau, est recommandée en collyre. Y ajouter une cuillerée à bouche d'acide borique par litre

Poireau, *Allium porrum*.

Plante potagère dont les propriétés médicinales sont peu connues. Il est peu employé. Le lavement d'infusion de poireau est très bon; c'est un béchique et un résolutif; c'est un bon aliment dans les néphrites ou maladies des reins.

Pulmonaire de chêne, *Sticta pulmonacea*; Herbe aux poumons, Herbe de Notre-Dame.

Plante dont on vantait autrefois l'efficacité dans les catarrhes et les rhumes. On la nomme pulmonaire à cause de son aspect extérieur qui la fait ressembler un peu au poumon. Remède un peu imaginaire, comme la carotte, si recommandée à Vichy dans les maladies de foie, à cause de la ressemblance de sa chair avec celle du foie.

Quassia amara.

On trouve le quassia à l'état de copeaux chez les pharmaciens et les droguistes. Il est très bon stomachique. On l'emploie beaucoup dans les diarrhées, la dyspepsie, en infusion à 10 grammes par litre d'eau. On se préserverait des moustiques en se lavant avec l'infusion.

Quinquina, *Cinchona*.

On en trouve de plusieurs espèces et de différentes couleurs : gris, blanc, jaune, rouge. Le quinquina gris (*Cinchona nitida*) représente pour nous le plus important des médicaments. On l'emploie avec succès dans tous les cas de fièvre à forme douteuse en extrait mou à la dose de 4 grammes dans 100 grammes d'eau, que le malade boit en quatre ou cinq fois dans la journée, mêlé à 60 grammes de rhum. On peut donner cette potion en attendant le médecin. On emploie le quinquina contre la diarrhée. Pour faire soi-même le vin de quinquina, acheter chez le pharmacien 10 grammes d'extrait mou de quinquina et non pas d'extrait fluide, faire dissoudre au bain-marie dans un demi-verre de vin de Malaga, ajouter vin ordinaire pour finir le litre. On peut aussi faire infuser le bois de quinquina, mais l'extrait mou est de beaucoup préférable.

Raifort, *Cochlearia armorica*; Cochlearia de Bretagne, Grand raifort, Moutarde des moines, Radis de cheval.

Plante à feuilles très grandes, elliptiques et dentées. La racine est seule employée; elle est blanche, très développée. Quand on la coupe longitudinalement, la racine n'a pas d'odeur marquée; coupée transversalement, il s'en dégage une huile âcre et caustique qu'on retire par distillation. C'est le plus puissant des végétaux antiscorbutiques et antigoutteux. Il est diurétique, stomachique, stimulant. Il fait la base du sirop de raifort iodé et du sirop antiscorbutique. Le raifort cultivé porte le nom de radis noir. C'est aussi un antiscorbutique, mais moins puissant que le raifort sauvage.

Ratanhia, *Krameria triandra*.

Se trouve chez tous les pharmaciens. Nous le recommandons à l'état de sirop dans les hémorragies et les diarrhées. On s'en sert comme dentifrice et comme injection astringente à la dose de 50 grammes par litre d'eau en décoction.

Réglisse, *Glycyrrhiza glabra* (Légumineuse).

Le bois de réglisse est connu de tout le monde. La tisane de réglisse peut remplacer les boissons alcoolisées ; c'est le coco. Les vétérinaires s'en servent contre la toux des chevaux associée à la poudre de guimauve et à 3 à 4 grammes de kermès par jour. Les pharmaciens se servent de la poudre pour enrober les pilules.

Reine des Prés, *Spirea* (Rosacée).

On emploie les sommités fleuries contre l'hydropisie, comme diurétique dans les affections cardiaques à la dose de 20 à 30 grammes de plante par litre d'eau (infusion). A boire en deux ou trois fois par jour. Tonique et astringente, la reine des prés croît surtout dans les terrains humides.

Ricin, *Ricinus communis*.

Herbe annuelle dans nos pays, qui devient un arbre dans les pays chauds. Les graines purgent violemment à la dose de 20 grains. C'est surtout l'huile qui est employée. On pourra atténuer le mauvais goût de l'huile de ricin en la mélangeant au sirop d'orgeat et à la gomme arabique. Pris à la dose suivante : sirop d'orgeat. 50 grammes ; gomme arabique en poudre, 4 grammes ; ou sirop de gomme arabique, 10 grammes ; huile de ricin, 30 ou 60 grammes suivant l'âge ; eau de fleurs d'oranger, 50 grammes.

Riz, *Oryza sativa*.

Le décocté de riz (eau de riz) est un remède populaire contre la diarrhée ; on s'en sert également en lavements. La poudre de riz est connue de toutes nos élégantes ; mais, en général, il est préférable de s'en abstenir et de se servir de la poudre d'amidon de blé.

Romarin, *Rosmarinus officinalis* (Labiée).

Plante ligneuse, croissant généralement et naturellement sur le bord de la mer et dont on retire une essence très stimulante. Le romarin entre dans les espèces aromatiques. Les fumigations de romarin sont très bonnes contre les douleurs.

Ronce des haies, *Rubus fraeticosus* (Mûre sauvage).

Les feuilles de ronce sont appelées communément feuilles de mûres. Ces feuilles sont astringentes; on les utilise en gargarismes; à l'infusion on ajoute du miel ou de l'eau de pavot. Le sirop de mûres constitue un sirop astringent contre les maux de gorge et la diarrhée.

Rose de Provins.

Très employée en décoction, concurremment avec la ronce, en gargarismes, en électuaires et en lavements.

Rue, *Ruta graveolens* (Rue des jardins).

C'est un emménagogue énergique (il rappelle les règles) à la dose de 3 grammes par litre d'eau.

Sabine, *Juniperus sabina* (Conifère).

A à peu près les mêmes propriétés que la rue. On en fait des infusions qui sont aussi emménagogues que celles de la rue; on en prépare une poudre et on prend cette poudre aux mêmes doses que la rue.

Safran, *Crocus sativus*; Safran oriental, ou Safran du Gâtinais.

C'est un excitant, un stimulant, un emménagogue sous forme d'infusion à la dose de 8 ou dix filaments par tasse. Il entre dans le laudanum de Sydenham. Très apprécié par les gens du Midi qui s'en servent pour relever le goût de la bouillabaisse et du rizotto.

Salsepareille, *Smilax salsaparilla* (Asparaginée).

Racine de plante exotique très employée autrefois. On la recommande encore dans certaines maladies de la peau, notamment dans la syphilis. On la prend en infusion, 50 grammes par litre d'eau, et en sirop, 20 à 100 grammes.

Sapin, *Abies excelsa*.

Tous les bourgeons dits de sapin ne sont autre chose que des bourgeons de pin ordinaire. Coupé vers la fin de l'hiver, le bourgeon est un bon médicament que l'on recommande souvent en infusions, soit dans les affections du poumon comme calmant, soit dans les affections du foie. On se trouvera très bien, dans les cas de toux bronchique ou d'irritation, d'une infusion de bourgeons de sapin en y ajoutant une cuillerée de sirop diacode.

Saponaire, *Saponaria officinalis*, appelée aussi Savonnière.

Plante qui croît dans les lieux humides. Elle est à feuilles opposées, lancéolées, à fleurs blanches ou roses. Racine et feuilles contiennent la saponine, substance qui rend l'eau savonneuse. On emploie la feuille et la racine de saponaire comme dépuratifs dans les maladies de peau; on en fait des sirops, des tisanes et des lotions. Dose des infusions des feuilles et des décoctées des racines, 50 grammes par litre d'eau. C'est grâce à la saponaire que l'on peut émulsionner certaines substances telles que le goudron.

Quelques personnes nettoyent leurs chevelures avec la décoction de saponaire; le bois de panama est préférable.

Sauge, *Salvia officinalis*. Herbe sacrée, petite Sauge, Thé d'Europe (Labiée).

Plante des jardins, à feuilles rugueuses, blanchâtres et d'une odeur camphrée. C'est un excitant nerveux, tonique, résolutif, employé surtout sous forme d'infusion. Sommités fleuries, 10 grammes par litre.

Scammonée, *Secamone alpina*.

Plante que l'on achète en poudre chez les pharmaciens à la dose de 30 centigr. à 1 gr. Elle entre dans la composition de l'eau-de-vie allemande pour purger, mais à une dose supérieure à 1 gramme.

La scammonée est la base des biscuits purgatifs et de tous les laxatifs en général. On l'emploie dans les maladies de cœur comme purgatif, associé à la *scille* (oignon maritime) et à la digitale.

Scille, *Scilla maritima*. Oignon maritime (Liliacée).

Plante d'odeur et de saveur très âcre, croissant sur les bords de la Méditerranée. C'est l'un des plus puissants diurétiques que l'on connaisse et un excitant dans les cas d'hydropisie. On en fait des vins, des vinaigres, de la teinture. Dose de la poudre, de 1 à 6 décigr. On l'associe fréquemment au calomel ou à la digitale. Les Arabes s'en servent comme aphrodisiaque, et pour la destruction des rats en mélangeant la poudre à des corps gras.

Scrofulaire, *Scrofularia nodosa*. Herbe aux écrouelles.

Plante que l'on emploie beaucoup en Auvergne avec un grand succès contre les blessures. On trempe les feuilles dans le vin; après macération, on les applique sur la blessure, et celle-ci guérit rapidement.

Séné, *Cassia acutifolia*. (Légumineuse.)

Plante qui nous vient de la haute Égypte et que les pharma-

ciens vendent en petites folioles. C'est un purgatif très employé et
assez énergique, mais qui a une saveur amère et désagréable et
donne souvent des coliques et des nausées. On peut lui faire per
dre ses propriétés en le lavant primitivement à l'alcool, c'est-à-
dire en le faisant tremper dans l'alcool; puis, en le laissant
sécher, on a alors un purgatif végétal qu'on peut associer à la
dose de 8 ou 10 grammes au sulfate de soude (30 ou 40 gr.) pour
lavement purgatif. Associé à la menthe ou à quelque autre plante
de moindre importance, le séné fait la base de tous les purgatifs.
Les poudres de séné, parmi lesquelles on peut citer celle du
professeur Rochet, de Clermont-Ferrand, associée à la réglisse,
constitue une bonne poudre laxative.

Serpolet, *Thymus serpillum,* pillolet, thym sauvage (Labiée).

Toute petite plante à fleurs rouges et à odeur agréable qui est
un excitant et un aromatique puissant. Les ménagères l'emploient
beaucoup pour la confection de leurs civets de gibier. L'infusion
de 10 grammes par litre d'eau est recommandée dans les affections
de poitrine avec toux quinteuse et pour l'estomac.

Sirops.

Sirop de bourgeons de sapins. — On le fabrique en mélangeant
une poignée de bourgeons concassés à 650 grammes d'eau et à
800 grammes de sucre. Faites fondre au bain-marie, laissez
bouillir un tour et passez le tout.

Sirop de coings. — Le sirop, la gelée et la marmelade de coings
sont recommandés en cas de diarrhée. On le mélange à l'eau de
riz comme boisson et au riz assaisonné comme nourriture.

Sirop de fleur d'oranger. — Eau de fleur d'oranger, 500 grammes; sucre blanc, 900 grammes. Dissolvez à froid et filtrez au
papier. Les sirops d'anis, de cannelle, de fenouil, de cactus, de
roses, de menthe, de laurier-cerise se préparent de même.

Pour les sirops de fruits, on fait fondre à chaud le sucre dans
l'eau, on ajoute les fruits, on donne quelques bouillons.

Les proportions sont les suivantes : sucre en poudre, 3 livres;
eau, 1 litre; fruits, 1 livre et demie.

Staphysaigre, *Delphinium Staphysagria,* herbe aux morts,
herbe aux poux.

La semence de staphysaigre (graine de capucin) est brune, an-
guleuse, rude au toucher et d'odeur désagréable; sa saveur est
amère. C'est un excitant, un émétique, un purgatif. On l'emploi à

l'intérieur comme à l'extérieur en infusions, décoctions et lotions.

La poudre de staphysaigre mêlée à de l'axonge sert à tuer la vermine.

Stramoine, *Datura stramonium.* Pomme épineuse, Pomme
du diable, Herbe aux cerfs, Chasse-taupes (Solanée).

Plante assez vigoureuse croissant dans les champs. Son fruit
vert est gros comme une pomme, d'où son nom de pomme épineuse.

Le datura stramoine forme avec la belladone la base des cigarettes antiasthmatiques. Quelques personnes le fument avec précaution pour prévenir les crises d'asthme. Nous préférons la poudre Languepin.

Cette plante est dangereuse; on en prendra de 0,3 à 1 gramme
de poudre en infusion.

Sucs végétaux.

Sucs aqueux.—Tirés des plantes herbacées. On pile dans un mortier la plante en y ajoutant, si elle n'est pas trop aqueuse, un huitième de son poids d'eau. Les sucs d'herbes, de cresson, de cochléaria, etc., s'obtiennent de cette façon : on clarifie le suc en le filtrant; les sucs aqueux se conservent très mal.

Sucs acides. — Fournis par les fruits acide : citron, cerises, fraises, framboises, etc. On écrase les fruits à peine mûrs à la presse, on met le suc dans des bouteilles qui sont bouchées et soumises, au bain-marie, à demi-heure d'ébullition. Les sucs acides ainsi traités se conservent fort bien. On se met à l'abri de la casse en employant des bouteilles de grés ou de champagne.

Sureau, *Sambucus Nigra* (Caprifoléacées).

Les fleurs sont blanches à l'état frais, et jaunes, excitantes et diurétiques, mêmes sudorifiques, prises à l'extérieur en fumigations. Les lotions de sureau constituent un bon résolutif. L'eau de fleurs de sureau est très bonne dans les cas de conjonctivite; on peut également l'ajouter à des cataplasmes de fécule pour les brûlures. On recommande de boriquer l'eau de sureau et de la mêler à la liqueur de van Swieten, en parties égales; c'est alors un très bon remède comme lotion externe contre les eczémas.

Tanaisie, *Tanacetum vulgare* (Herbe aux vers).

On emploie les sommités fleuries de la tanaisie. Elles ont une odeur camphrée fort désagréable et contiennent un principe donnant aux animaux les symptômes de la rage. On administre la tanaisie sous forme de poudre comme vermifuge; dose, 5 grammes par litre d'eau. On l'emploie également en potions ou en lavements contre la goutte.

Térébenthine.

La térébenthine est une substance molle qui coule de certaines essences d'arbres, des pins en général. La térébenthine préférée est celle de Venise que l'on retire du mélèze; celle de Bordeaux est la térébenthine vulgaire. On conseille de prendre des pilules de térébenthine à la dose de 10 centigrammes, divisés en sept ou huit pilules par jour, pour les affections urinaires. L'essence de térébenthine est le produit distillé de la térébenthine; on s'en sert beaucoup pour frictions contre les douleurs. Les vétérinaires en font boire aux animaux une cuillerée à bouche; de plus, l'essence de térébenthine représente la base des *feux* vétérinaires.

Thym, *Thymus vulgaris* (...biée).

Petit arbuste cultivé dans les jardins. Ses propriétés sont celles des autres labiées aromatiques. L'essence de thym contient une substance très importante, le *thymol*, qui fait la base de certains dentifrices. Le thym, de même que le serpolet et d'autres plantes excitantes, est employé sous forme de fumigations contre les douleurs.

Tisanes.

La tisane est une préparation médicinale faite ordinairement de racines, de feuilles, de fruits, de bois, bouillis en contact avec de l'eau.

Toute substance devant servir à faire une tisane doit être lavée avec soin et divisée.

Les tisanes se préparent par infusion, macération, décoction, digestion ou solution. L'infusion consiste à jeter l'eau bouillante sur la substance médicamenteuse; la macération se fait à froid; la digestion consiste à laisser en contact la substance médicamenteuse et l'eau maintenue à assez haute température, mais non à l'ébullition; la solution consiste à mettre en contact avec l'eau froide ou chaude les substances qui sont solubles dans ce liquide. Les substances salines, la gomme, la manne, le miel, le sucre se traitent par *solution*.

On traite par *macération* le goudron, la racine de guimauve, la racine de consoude.

On traite par infusion, en général, les fleurs, les feuilles sèches et fraîches, l'ail, les bourgeons de peuplier et de sapin, les baies de genièvre, les semences de coings, l'oignon, la scille, les *racines* d'asperge, d'angélique, d'aunée, de bardane, de bistorte, de cabaret, de chicorée, de colombo, de gingimbre, d'ipéca.

On traite par *digestion* ou par *décoction* les fruits, graines, les écorces, les feuilles fraîches de belladone, laitue, bourrache, mercuriale, oseille stramoine.

Tisane de réglisse. — Réglisse contuse, 10 grammes; eau bouillante, 1 litre. Passer après deux heures d'infusion.

Tisane purgative. — Chicorée, 15 grammes; racine de chiendent, 30 grammes; racine de patience, 60 grammes; racine de guimauve, 30 grammes; réglisse verte, 30 grammes; sel de Glauber, 15 grammes; séné, 10 grammes. Laisser bouillir vingt minutes dans un litres d'eau.

Tilleul, *Tilia, grandiflora* (Tiliacées).

Les feuilles de tilleul sont connues de tout le monde. On les emploie sous forme d'infusions comme antispasmodiques et sudorifiques. L'eau de tilleul était autrefois distillée et recommandée pour diluer les potions. Le tilleul a aujourd'hui perdu beaucoup de son importance. Anciennement, les médecins lui reconnaissaient une telle importance qu'une Ordonnance disait de planter les routes de tilleuls et d'en réserver la récolte pour les usages des hôpitaux. Aujourd'hui, l'infusion de tilleul constitue presque un breuvage d'agrément que l'on prend dans certains cafés.

Thé, *Thea Chinensis*.

Il fait la boisson de peuples entiers (Chinois, Anglais, Russe, etc.). Contient à peu près les mêmes principes que le cacao. La dose d'une infusion est de 2 ou 3 grammes pour une tasse. L'infusion excessivement légère de thé (dose de 1 à 3 grammes par litre) peut remplacer le bouillon aux herbes dans les purgations.

Tussilage, *Tussilago farfara*; Tussilage pas-d'âne (Composée).

Plante qui croît dans les lieux humides, dont les fleurs jaunes, très déliées, paraissent au commencement du printemps. Les feuilles sont d'un vert pâle en dessus et blanchâtres en dessous. On a comparé leur forme à l'empreinte du pied de l'âne, d'où est venu son nom de pas-d'âne. Son nom de tussilage vient de l'emploi qu'on en fait contre la toux. On emploie la racine, les feuilles et les fleurs comme béchique. Dose de l'infusion de fleurs, 10 grammes par litre d'eau. Elle entre dans les quatre fleurs. L'huile de fleurs de pas-d'âne est recommandée contre les brûlures; nous engageons à phéniquer cette huile à la dose de 1 à 2 pour cent.

Valériane, *Valeriana officinalis;* Herbe aux chats (Valérianées).

Plante herbacée, à feuilles découpées, à fleurs blanches ou roses, très reconnaissable à son odeur, qui est surtout développée dans la racine, et qu'elle garde à la dessiccation; odeur fétide très désagréable. On se sert de la valériane pour attirer les chats. L'infusion de valériane à la dose de 10 grammes par litre d'eau est très bonne pour calmer le système nerveux. L'extrait de valériane entre dans la composition de pilules. Depuis la découverte du bromure, la valériane a beaucoup perdu de son emploi sans perdre pour cela ses propriétés médicinales.

Verveine, *Verbena officinalis;* Herbe à tous les maux.

Plante à feuilles opposées et à fleurs d'un blanc rosé. Cette plante est presque inusitée aujourd'hui en médecine. Quelques personnes font bouillir les feuilles avec du vinaigre et les appliquent sur les points douloureux dans les cas de pleurésie, ou de fluxion de poitrine, ou de points de côté. La plante est un peu astringente, un peu diurétique et antispasmodique.

Vigne, *Vitis vinifera.*

Le raisin est le fruit de la vigne. Mangé à jeun tous les matins et cueilli à la vigne pendant un mois, il constitue un bon régime rafraîchissant pour les personnes constipées ou atteintes d'affections du foie ou de la poitrine. L'importance du raisin pour la régularité des fonctions digestives est telle qu'un de nos amis (inventeur d'un des laxatifs les plus connus) nous disait qu'au moment du raisin il vendait très peu de son excellent produit (Cascarine Leprince). Comme laxatif, il est préférable de manger le grain avec son enveloppe. L'eau qui s'écoule de la vigne lorsqu'on la coupe a été longtemps recommandée pour les affections des yeux. La feuille de vigne rouge est très employée.

Vins médicinaux.

Pour la confection des vins médicinaux on emploie des vins de liqueur, les vins rouges et les vins blancs.

Vin d'absinthe. — Absinthe, 30 grammes; eau-de-vie, 60 grammes. Laissez en contact vingt-quatre heures; ajoutez vin blanc généreux, 1 litre; faites macérer dix jours, passez, exprimez et filtrez.

Les vins d'aunée, de valériane, etc., se font de la même façon.

Vin de quinquina (voir *Quinquina*).

Vin de gentiane (voir *Gentiane*).

Vin ferrugineux. — Citrate de fer ammoniacal, 5 grammes; vin de Malaga, 1 litre. Une cuillerée ou deux par jour.

Vin d'aloès. — Aloès, 30 grammes; cardamone, 4 grammes; gingembre, 4 grammes; vin d'Espagne, 786 grammes. Dix jours de macération. Une cuillerée à café comme digestif; 25 à 30 grammes comme purgatif.

Vin de cannelle. — Cannelle, 45 grammes; sucre, 900 grammes; eau-de-vie, 360 grammes; vin de Madère, 720 grammes. Faites macérer quelques jours et ajoutez : musc et ambre gris, de chacun, 0gr09. Employé comme cordial à la dose d'un verre à madère matin et soir.

Vinaigres médicinaux.

Le vinaigre blanc est employé de préférence, se conservant mieux. Les vinaigres se préparent de la même façon que les vins; les plantes sont employées sèches ou fraîches.

Vinaigre framboisé. — Framboises fraîches et mondées, 3 livres; vinaigre blanc, 2 litres. Faites macérer huit jours, passez sans expression et filtrez. Tous les autres vinaigres de fruits rouges se préparent de même.

Vinaigre rosat. — Roses rouges, 100 grammes; acide acétique cristallisé, 20 grammes; vinaigre blanc, 980 grammes. Faire macérer dix jours, passer avec expression et filtrer. Les sirops de *lavande*, d'*œillets*, de *romarin*, de *rue*, de *sauge*, de *sureau* se préparent de même.

Vinaigre aromatique. — Cannelle, macis, gérofle, de chacun, 15 grammes; fenouil, 8 grammes; vinaigre, 2 litres. Faire digérer quarante-huit heures; ajouter : absinthe, romarin, menthe poivrée, lavande, de chacun 15 grammes; marjolaine, 4 grammes. Faire macérer dix jours, passer avec expression et filtrer.

Vinaigre aromatique et antiseptique. — Alcool de mélisse, 15 grammes; essence de girofle, 4 grammes; essence de citron et de lavande, de chacun, 20 grammes; vinaigre blanc, 60 grammes. Mêlez et filtrez.

Vinaigre virginal. — Alcool, vinaigre fort, benjoin par poids égal; laissez macérer et filtrez. Quelques gouttes ajoutées à l'eau lui donnent des propriétés toniques pour la peau.

Violette, *Viola odorata* (Violariées).

Ce sont les violettes simples et odorantes qui croissent dans les montagnes qui sont le plus estimées. La violette sèche est employée en infusion, à la dose de 10 grammes par litre d'eau comme mucilagineux et béchique. La racine est vomitive.

HYGIÈNE GÉNÉRALE

Maladies des Enfants. — Beauté.

HYGIÈNE GÉNÉRALE.

« Mangez peu, et surtout buvez peu » le soir, et vous dormirez toujours bien. Allez le plus possible à l'air. C'est le meilleur de tous les médicaments. A l'heure actuelle, les trois maladies qui tuent un quart du genre humain (tuberculose, pneumonie ou fluxion de poitrine, fièvre typhoïde) *se guérissent aussi bien avec que sans médicaments.*

A Falkestein, en Allemagne, les tuberculeux prennent très rarement des remèdes. On se contente de les faire coucher à l'air, bien couverts sous des vérandas abritées du vent, de huit heures du matin à dix heures du soir, *même en temps de neige.*

Pourquoi n'avons-nous pas dans notre France des installations semblables ?

La nuit, à Falkestein, on laisse la fenêtre entr'ouverte.

« Laissez votre fenêtre ouverte, couvrez-vous bien et vous n'aurez pas froid » (Peter).

Protégez vos yeux et vos oreilles par un bandeau de notre modèle ou enfoncez davantage le traditionnel bonnet de coton.

Portez un tricot pour le cas où vous vous découvririez pendant le sommeil, et la cravate de notre modèle au cou.

Si vous avez peur d'ouvrir la fenêtre toute grande, vous pouvez l'entre-bâiller, de manière à ce que les deux montants du milieu se touchent, mais qu'en haut et en bas existe un espace triangulaire qui constitue le meilleur des ventilateurs.

Il n'y a aucun inconvénient à faire du feu si on ne peut perdre l'idée que le froid est dangereux. Ce que nous préconisons, ce n'est pas la fraîcheur, mais bien le renouvellement de l'air.

Ce nouveau système est si important qu'il n'est pas rare de voir disparaître ou tout au moins diminuer les sueurs profuses de la nuit, qui laissent le malade dans l'abattement le plus complet.

Depuis vingt ans nous couchons la fenêtre ouverte, et cela nous a valu le rétablissement d'une santé délabrée par le séjour dans l'air confiné des pensions.

Nous préconisons principalement notre système d'aération, système auquel nous avons été conduit par ce fait que nous avons vu des malades ne pouvant rester la fenêtre ouverte sans s'enrhumer. (Nous avons eu occasion d'en parler au chapitre : *Nez trop libre*). Mais c'est ici l'occasion d'insister. Même avec la fenêtre ouverte, le malade peut ne pas respirer l'air pur. Ainsi, s'il se couche dans un grand lit situé à l'angle d'une pièce, il n'aura pas de l'air aussi pur que le malade couché dans un hamac autour duquel l'air pourra circuler. Nous revenons ici à la théorie des points morts dans les courants, théorie dont nous nous sommes déjà occupé dans d'autres chapitres.

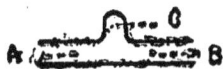

Soit une rivière AB, un cul-de-sac C, il est évident que tout ce qui tombe dans le cul-de-sac échappe au courant. Donc, en partant de ce principe, le lit dans lequel se trouve le malade, s'il est placé dans un coin de la pièce et représente un cul-de-sac, le malade est obligé d'aspirer à nouveau l'air qu'il a déjà aspiré. Pour la même raison, une promenade en voiture découverte est préférable à un long séjour en plein air et à la même place.

Il y a des malades qui ne peuvent respirer que de l'air tempéré (ni trop chaud, ni trop froid) et qui, malgré cela, ont besoin d'air pur. Il est facile de concilier les deux points en chauffant de l'air très pur. On disposera dans les appartements un tuyau de plomb analogue à la conduite du gaz et aboutissant au dehors; sur le passage de ce tuyau on disposera un mouvement d'horlogerie assurant un courant d'air continu.

Tout en restant dans son lit, le malade pourra recevoir à portée de ses fosses nasales l'air absolument pur qu'il est possible de lui donner sans beaucoup de frais à la température désirée. On construit des appareils de chauffage à la vapeur présentant une très grande surface de chauffée; de même, on construira des appareils qui, placés sous une flamme de gaz, d'alcool, de pétrole ou autre, pourront, en raison de leur surface et du petit volume d'air ou d'eau qui les traverse, chauffer rapidement cet air ou cette eau.

Ce nouveau système de l'aération continue est si important qu'il n'est pas rare de voir disparaître ou tout au moins diminuer par ce moyen les sueurs profuses de la nuit, qui laissent le malade dans l'abattement le plus complet.

Supprimez les tapis, les rideaux de lit et des fenêtres, etc.

Faites disparaître les tentures, ayez des chambres entièrement nues, à murs unis, où il n'y aura que les meubles strictement nécessaires, faciles à nettoyer, des lits et sommiers en fer.

Ne soyez pas esclave du voisin et ne tenez aucun compte de son opinion. Qu'il vous trouve proprement installé, mais sans aucun de ces trompe-l'œil faits exprès pour accumuler les poussières, emmagasiner les microbes qui porteront le deuil dans les familles le jour où l'on s'y attendra le moins. La plupart des maladies sont contagieuses; on en cultive aujourd'hui les germes dans les laboratoires comme on cultive la levure de bière, le mycoderma aceti du vinaigre, etc.

Les personnes dont les voies respiratoires sont atteintes devront surtout aller à l'air dans les bois, dans les montagnes, respirer un air pur, débarrassé des poussières. Les jours de pluie, il est bon de porter des caoutchoucs.

Régime. — Boire le moins possible et, en général, éviter les alcools, l'eau-de-vie, le café; ne pas oublier que la meilleure boisson est encore l'eau pure et que le meilleur digestif est encore cette même eau.

Manger peu, surtout le soir. On évitera le plus possible les viandes salées ou faisandées, les épices, la charcuterie. Surveiller les dents, même chez les enfants; considérer qu'une dent mauvaise conduit à la carie, à des névralgies et à de mauvaises digestions. On soignera les dents avec de l'eau phéniquée ou du dentifrice saponiné, nettoyant les dents aussi souvent que les mains ou les autres régions du corps.

Faire surtout et fréquemment, soit avec une serviette, soit de la manière indiquée à l'article l'*Hydrothérapie pour tous*, des lotions de tout le corps.

Nécessité absolue de faire de l'exercice. — On ne saurait s'imaginer le nombre de personnes qui sont nerveuses, dyspeptiques, goutteuses ou anémiques, simplement parce qu'elles ne prennent pas d'exercice. Il faut utiliser, dépenser toute la nourriture que nous consommons. Nos muscles sont faits pour travailler, et si, après des repas très substantiels que font la plupart des gens riches, on se laisse aller au repos, il faut payer tôt ou tard d'une manière ou d'une autre l'infraction à la loi naturelle.

Le grand succès des villes d'eaux et des bains de mer tient beaucoup aussi à ce qu'on y prend plus d'exercice au grand air. Si la chasse rend tant de services à plus d'un homme riche, cela tient à ce que sous l'influence de l'émulation, du désir violent de tuer du gibier, il s'entraîne et il arrive à effectuer sans fatigue, sans effort de volonté, *par plaisir*, des trajets considérables.

La chasse ne dure pas toute l'année, c'est un plaisir qui n'est réservé, du moins dans les grandes villes, qu'aux puissants de la finance ; aussi nous engageons tous nos lecteurs à faire de la bicyclette. Même les infirmes peuvent faire du tricycle, voire même du bicycle marchant à main ou à deux personnes, dont l'une sert d'aide. Ne pas oublier que de se condamner à l'immobilité, c'est se condamner à une mort prématurée.

MALADIES DES ENFANTS.

Parmi les maladies qui frappent les enfants bien plus souvent que les adultes, il faut citer, en premier lieu, les maladies de la gorge et de l'oreille. Nombre de ces affections tiennent, nous le croyons, à la mauvaise position que l'on donne aux enfants de notre région, position contraire au bon fonctionnement du nez, de la gorge et des oreilles. Par suite de l'étroitesse du nez chez l'enfant, le gonflement de la muqueuse et la moindre sécrétion nasale amène de suite l'obstruction du canal de la voie nasale et oblige par suite l'enfant à dormir la bouche ouverte ; c'est-à-dire que l'enfant atteint de gêne nasale est bien plus apte qu'un autre à gagner des rhumes, des laryngites, des angines, des bronchites, etc., et son nez est fréquemment bouché. L'espace qu'il y a chez l'enfant entre le voile du palais, l'arrière-gorge et la luette est peut-être proportionnellement égal à celui qui existe chez l'adulte ; mais comme l'enfant est souvent pourvu d'une grosseur appelée végétation adénoïde ou quatrième amygdale, si cette amygdale prend un certain volume, l'enfant a de suite une difficulté pour téter ; il dort aussi la bouche ouverte et souffre dans son développement. Les villes d'eaux où l'on rencontre beaucoup d'enfants, comme à la Bourboule, le bord de la mer, regorgent de ces enfants malingres et chétifs, et qui s'enrhument pour des riens, ont des écoulements d'oreille, sont lymphatiques, ont la poitrine déformée, les yeux malades, tous les tissus gonflés et quelquefois même une tendance plus ou moins prononcée à la surdité. Il n'est pas rare de voir des parents considérer comme une bonne chose l'écoulement d'oreilles, qui est pourtant un écoulement de matières pourries dans lesquelles est plongée l'oreille, ainsi qu'il est facile d'en juger en vérifiant l'odeur du coton préalablement mis dans l'oreille pendant l'écoulement. Il y a aussi une catégorie d'enfants qu'on croit distraits, inintelligents. Cependant, si on vérifie leur audition, on constate une différence considérable avec celle des autres enfants. Les parents devront s'assurer avec la plus grande importance à quelle distance l'enfant entend la montre. Pour cela, il suffit de lui fermer les yeux ; on lui présente ensuite la montre qu'on rapproche de lui ou qu'on éloigne à des distances variables de l'oreille. S'il n'entend pas des deux côtés la montre à 1 mètre, c'est qu'il a l'audition défectueuse. Quelquefois aussi les enfants souffrent de l'insomnie ou ont le sommeil agité et des crises d'étouffements. Souvent les dents de ces enfants sont mal implantées dans l'alvéole : elles sont prenantes, c'est-à-dire dirigées en arrière, un peu comme les dents des serpents, ou encore elles chevauchent les unes sur les autres. Dans ce cas, il n'est pas rare de voir des parents demander à des dentistes d'arracher ou de redresser ces dents alors qu'il aurait suffi, pour empêcher ou au moins pour diminuer cette mauvaise distribution des dents, d'assurer un bon état de l'arrière des fosses nasales.

Disons maintenant un mot des enfants atteints de grosses amygdales, d'écoulement d'oreilles ou du nez. Ces affections sont tellement importantes pour l'avenir de l'enfant que nous ne saurions trop engager les parents à faire examiner les petits malades au plus vite, de manière à éviter la surdité. S'il s'agit d'un écoulement d'oreilles chez un jeune enfant, cet écoulement peut amener la destruction de l'intérieur de l'oreille et la surdi-mutité s'il s'agit de sécrétions nasales abondantes. (Voir l'article du *Coucher de l'enfant.*) Si ces enfants mouchent beaucoup de mucosités ou des croûtes, il est à craindre qu'une affection ne survienne du côté de la gorge par suite des mucosités qui séjournent sur les muqueuses (angines, etc.); il faut donc diriger le traitement de ce côté. Depuis que les spécialités des maladies du nez, du larynx, de la gorge, des oreilles sont créées et que ces maladies sont traitées à part des maladies générales, il est facile de constater que beaucoup de ces enfants qui couraient les villes d'eau dans l'espoir d'une guérison plus ou moins prompte sont rendus à la santé et atteignent facilement la puberté aussi sains que les enfants n'ayant pas été frappés de ces affections.

HYGIÈNE DENTAIRE.

L'hygiène doit former un tout. L'hygiène de chaque partie se rattachant à l'hygiène générale et conseillant l'usage des mêmes moyens et surtout des mêmes substances, tel est le but que se sont toujours proposés les véritables hygiénistes, comme le Dr Madeuf, dont les appareils : auto-doucheur, auto-masseur, appareils lanceurs, servent au douchage, au massage, au lavage des différentes parties ou cavités du corps.

Ce qu'il a fait pour les appareils, il vient de l'accomplir pour les produits hygiéniques. Il a ramené au minimum cette parfumerie, dite de toilette, qui encombrait autrefois de ses flacons, de ses fioles, de ses boîtes, les cabinets de toilette de nos élégantes.

La hâte qu'on met aujourd'hui à vivre, les voyages fréquents auxquels nous sommes tous entraînés par plaisir ou par nécessité, forcent à simplifier cet attirail de la coquetterie. Que demande-t-on aux substances qu'on ajoute à l'eau de lavage pour obtenir un résultat parfait? D'être antiseptiques, non irritantes, agréables au goût. Rien autre chose, en effet, ne leur est nécessaire, et le produit réunissant ces qualités diverses pourrait servir à la fois pour les bains, les soins de la figure, des mains, des dents, des parties internes.

La poudre saponine est sous ce rapport un idéal et répond à tous les *desiderata;* c'est un produit qui sera bientôt universellement connu et apprécié.

Hygiène dentaire, par Christine Wagner, ancien chef de clinique à l'École dentaire de France.

L'hygiène dentaire est une des plus importantes branches de l'hygiène générale, et l'on peut affirmer qu'il ne saurait exister sans elle de santé parfaite. Elle fait partie de la toilette de chaque jour et doit être à la portée de tous.

Il est indispensable de frotter quotidiennement les dents avec une brosse dont les crins soient modérément rigides ou du coton trempé dans du savon dentifrice servant aussi à tous les usages de la toilette. Les brosses en poil de blaireau sont trop molles; quant à la friction du linge sur les dents, l'action est à peu près nulle. Les élixirs dentifrices sont très utiles, les poudres aussi. Ils ne doivent contenir aucune trace d'acide.

Du tartre. — Parfois les dents, pour des raisons multiples, se couvrent d'un enduit calcaire nommé tartre. La consistance du tartre, ainsi que sa coloration, varient en raison de l'âge, du tempérament, de l'état de santé de l'individu. Il convient de charger un chirurgien dentiste du soin d'opérer un nettoyage minutieux de la bouche et de débarrasser chaque dent du tartre qui, en l'enserrant, la rend impropre à remplir les fonctions qui lui sont dévolues et en compromet à tout jamais la solidité par le décollement et la congestion qu'il provoque du côté de la gencive.

Les soins de l'opérateur ont donc pour but de permettre à chacune des dents d'accomplir normalement ses fonctions en la débarrassant de tout corps étranger, de guérir les gencives malades et d'augmenter ainsi l'efficacité incontestable de l'hygiène dentaire de chaque jour.

L'accumulation du tartre donne naissance à une inflammation des gencives, nommée gingivite tartrique, laquelle présente quelquefois, selon les sujets, des complications graves.

FLUXION ET ABCÈS DENTAIRES,

Par Christine WAGNER, ancien chef de clinique à l'École dentaire de France.

Quand elle n'est pas le prélude d'un abcès, la fluxion se termine par résolution au bout de quelques jours, sans autres caractères que la gêne qu'elle apporte dans le fonctionnement des muscles.

Quand elle est le prodrome d'un abcès, la douleur est intense jusqu'à la formation du pus; apparaissent alors des céphlalgies intenses, des manifestations fébriles, souvent même des troubles graves de l'appareil digestif.

Dans le cas de fluxion simple ou d'abcès, si la carie prononcée de la dent, cause du mal, ne permet pas sa conservation, l'extraction doit être immédiatement pratiquée. On peut par l'emploi du froid, de la cocaïne, des injections de gaïacol, faire cette extraction sans douleur.

Le pansement consistera avant tout à dégager les parties malades de toutes les matières en putréfaction qui sont la cause de l'abcès ou de la fluxion; on enlèvera le tartre, on déplombera la dent, toutes petites manœuvres qui peuvent se faire sans douleur, chose qu'oublient un peu trop les dentistes. Il leur suffira de mettre la cocaïne en nature (nous ne disons pas en injection) sur les gencives, et à mesure que l'on enfoncera dans les parties malades de la dent, que l'on peut d'ailleurs soumettre à l'action du froid par le chlorure d'éthyle; l'abcès lui-même sera ouvert sans douleur.

Fluxion et abcès dentaire.

Nous ne saurions trop nous élever contre l'application intempestive et si généralement répandue de cataplasmes sur la joue en cas d'abcès ou de fluxion.

Dans la majorité des cas, ce n'est là qu'une pratique dangereuse ne possédant d'autre résultat que celui de gratifier à jamais le malade d'une cicatrice indélébile désagréable à voir. Cette cicatrice elle-même devient avec le temps de plus en plus apparente; elle se creuse, s'enfonce dans la joue, généralement à la partie sous-maxillaire, par rétraction progressive du tissu musculaire. Heureusement qu'avec l'habileté que donne la pratique des opérations on peut, sans douleur, sans endormir, réparer le vilain aspect de ces cicatrices.

Nous souhaitons vivement que ces lignes servent de conseil aux parents qui entretiennent avec une si regrettable facilité des dents gâtées dans la bouche des enfants, prétextant qu'il est inutile d'y attacher d'importance, puisque ce sont des dents de lait et qu'elles tomberont. Nous nous empressons d'ajouter que la carie des dents de première dentition est tout aussi grave que celle des dents permanentes; que les désordres qu'elle engendre parfois (gingivite, abcès, nécrose) peuvent à jamais compromettre et l'intégrité du système dentaire et la santé de l'enfant.

Ayant eu souvent l'occasion de constater avec quelle insouciance les parents dénomment « dents de lait » des dents qui ne tomberont pas, nous croyons utile de leur rappeler que, vers l'âge de six ou sept ans, l'enfant, non seulement perd ses incisives temporaires qui sont immédiatement remplacées, mais qu'à cette époque apparaît aussi dans le fond de la bouche, derrière la deuxième molaire de lait, de chaque côté, en haut et en bas, une dent plus volumineuse, dite dent de six ans ou première molaire, laquelle ne tombera pas.

Cette dent pousse d'emblée permanente ; son follicule est isolé, elle ne succède à aucune dent de lait. Nous appelons l'attention des parents sur la bouche des enfants de cet âge ; *qu'ils se souviennent que le bébé de six ou sept ans possède des dents qui ne tomberont pas;* qu'elles ont grande tendance à se carier en raison de l'acidité de la grande quantité de salive, caractéristique à cette époque de la vie et qui attaque leurs jeunes tissus.

Or, dent permanente ou dent de lait, que la moindre trace de carie soit combattue à la fois par un traitement spécial et par une hygiène dentaire rigoureuse.

Les enfants qui dorment la bouche ouverte exigent une surveillance toute particulière, parce qu'ils ont une affection nasale souvent inconnue. (Voir l'article *Maladies des enfants.*) Non seulement il est urgent de remédier immédiatement à cette grave singularité, mais les dents elles-mêmes offrant, en raison de cette affection, des caractères spéciaux qui les frappent dans leur structure et dans leur direction, deviennent à jamais impropres à la mastication et fatalement vouées à la carie si des soins éclairés ne l'enrayent.

LA BEAUTÉ.

La doctoresse Pokitonoff, qui a fait ses premières armes dans notre Clinique-École où elle avait créé une clinique spéciale des maladies de la peau, s'est acquis une grande réputation à l'étranger en se spécialisant pour le teint — dont l'éclat et la fraîcheur importent tant au point de vue de la beauté du visage ! Sa spécialité est actuellement entre les mains des coiffeurs et parfumeurs, c'est-à-dire d'industriels qui, ne soignant pas les maladies, ne suivant pas les expériences, ne peuvent procéder à des essais scientifiques d'un produit, outre qu'ils abusent un peu (nous ne serons ici contredit par personne) du traditionnel : « Prenez mon ours ! » Aussi croyons-nous utile de publier l'opuscule ci-après, qui renferme les idées premières et fondamentales de la doctoresse Pokitonoff sur la question.

« La beauté est le reflet de la santé parfaite. Elle ne peut exister qu'autant qu'une harmonie absolue existe dans les diverses fonctions de l'organisme et qu'un constant équilibre règne entre les substances assimilées par le corps et celles qu'il élimine comme superflues ou même nuisibles (acide carbonique, urée, etc.). Chaque fois que cette harmonie se trouve rompue, soit par excès de travail d'un organe au détriment de l'activité d'un autre, soit surtout par la cessation de fonctionnement d'un organe en mauvais état, soit enfin par l'accroissement d'une excitabilité locale, nous avons comme résultat inéluctable une difformité et, par suite, de la laideur. Les pires ruptures d'équilibre pour une femme, à cet égard, sont celles qui, n'étant pas accompagnées de souffrance, amènent des difformités graves, telles que l'*obésité* et la *maigreur*.

« La principale cause de l'obésité est assurément le genre de vie, qu'il faudrait changer radicalement; mais n'y a-t-il pas lieu de craindre, en formulant cette prescription, que l'on ne prêche dans le désert? N'importe, rappelons que, dès qu'on s'aperçoit d'une tendance à l'obésité, il faut prendre le parti de se lever de bonne heure, de se donner du mouvement, de manger peu et surtout de ne pas boire en mangeant, sauf à la rigueur un demi-verre de liquide chaud. L'obésité une fois déclarée, c'est au massage et aux bains électriques [1] qu'il faut avoir recours.

« Pour combattre la maigreur, il faut naturellement suivre un régime tout opposé, et il n'est pas besoin d'entrer à ce sujet dans des détails qui nous mèneraient trop loin.

« Au point de vue des autres éléments de la beauté, on ne saurait nier que chacun peut beaucoup. Certes, il ne nous appartient pas de changer nos yeux, quoique le soin des paupières, des cils, des sourcils ne soit pas indifférent; mais il est certain que les dernières découvertes de la chirurgie, et notamment l'électrolyse, permettent de rectifier les traits du visage et de les perfectionner. Au surplus, c'est principalement par le *teint*, les *dents*, la *chevelure* que la beauté s'affirme, et l'état de ces indispensables éléments d'une belle figure dépend des soins que nous leur donnons, de l'hygiène rationnelle qui leur est appliquée dès la première enfance.

« Aussi, nous semble-t-il profondément regrettable que ces points soient aussi souvent négligés. Nous insisterons spécialement sur le teint en faisant remarquer que, quels que soient les traits, ils sont, dans une certaine mesure, altérés et enlaidis si la peau est grise, terne, luisante ou parsemée de ces affreux boutons qui déparent fréquemment de jeunes visages. Mieux vaut une coloration unie et claire, avec des traits imparfaits, que le plus pur ovale revêtu de teintes terreuses. Aussi faut-il veiller attentivement à la beauté, à la conservation du teint, et, pour cela, pas

1. On donne le nom de bain électrique au fait de se mettre sur un tabouret isolé par des supports en verre et relié à une machine électrique. La malade peut se donner elle-même un bain électrique; en agissant avec un appareil de faible intensité, elle ne ressent aucune commotion désagréable.

d'autre guide à suivre que l'hygiène. C'est en entretenant l'équilibre de ses fonctions que l'on peut rester belle le plus longtemps possible; car la beauté du teint résulte de l'état de santé de nos organes et surtout du bon fonctionnement de la peau. Combien de femmes pourtant dédaignent de soigner leur peau! Combien peu se préoccupent de leurs boutons! Il est peut-être moins surprenant de constater une semblable indifférence quand il s'agit d'une altération même du teint, devenu simplement jaune et terreux : on y voit souvent un héritage de famille, et tout est dit. C'est qu'on ignore généralement que des causes, qui n'ont aucun rapport immédiat en apparence avec le teint, ont cependant sur lui une influence néfaste. Tels sont les troubles de la circulation, de la respiration et de la nutrition (dilatation de l'estomac en particulier), l'habitude de porter des vêtements trop serrés, etc., etc. Mais il y a aussi des causes locales, pour ainsi dire, en tête desquelles il faut noter le manque des soins qu'il convient de donner à la peau elle-même.

« *Il ne faut pas oublier, en effet, que la vraie* BEAUTÉ DE LA PEAU C'EST SA PROPRETÉ. *Or, la peau du visage, exposée à toutes les poussières, doit être nettoyée d'une manière spéciale. C'est ainsi que, pour la figure, les ablutions d'eau froide sont mauvaises et doivent être absolument proscrites. Nous conseillons même d'être hydrophobes et de se tamponner le visage, tous les soirs, à l'aide d'un corps gras frais, au choix de chaque personne, surtout si l'on a dépassé la trentaine.* Il est extrêmement utile, en outre, de pratiquer le massage de la figure. »

Il va sans dire qu'un des meilleurs massages est celui qui se pratique par le système de la doctoresse Pokitonoff; mais qu'il nous suffise d'ajouter à l'exposé ci-dessus que le teint de cette doctoresse et de ses trois fillettes, dont l'aînée a quatorze ans, est une réclame vivante de l'excellence de son système, la plus belle qu'il soit possible de faire.

L'HYDROTHÉRAPIE POUR TOUS, PAR L'AUTO-DOUCHEUR DU Dr MADEUF.

Tout le monde sait que l'hydrothérapie est un puissant agent de la thérapeutique moderne.

Les succès incontestables obtenus par l'abbé Kneipp, qui fait courir toute l'Europe et reçoit des milliers de malades, montrent que l'hydrothérapie la plus simple est un important agent curatif.

Kneipp a réussi, parce qu'il a étudié, à côté de la question d'hygiène, les moyens pratiques de faire de l'hydrothérapie partout, à la ville comme à la campagne, et qu'il a substitué les *affusions* à la douche savante donnée selon toutes les règles de l'art.

La douche n'a qu'un défaut, c'est celui de n'être pas à la portée de vingt-cinq millions de Français qui habitent la campagne et des deux tiers des habitants de la ville qui n'ont *ni le temps ni l'argent nécessaires* pour s'offrir les luxes des salles d'hydrothérapie.

Les affusions d'eau froide ne présentent aucun danger. Personnellement, depuis plusieurs années, nous les prescrivons à quantité de nos malades, même à des tuberculeux, et l'expérience de Kneipp faisant plonger pour ainsi dire de force dans l'eau froide le premier malade venu, malade qu'il ne connaît pas, dont il ne parle pas la langue et qu'il n'a souvent ni interrogé ni ausculté, indique assez que le médecin doit rarement hésiter à conseiller la médication par l'eau froide.

Les milliers de malades qui, lors des pèlerinages les plus connus, se plongent dans les sources miraculeuses, sans qu'il ait été signalé beaucoup d'accidents, prouvent l'innocuité du traitement ; mais il faut que *l'hydrothérapie ne coûte pas cher, ne demande pas de temps et n'exige aucun appareil compliqué.*

Or, notre appareil l'*Auto-Doucheur* se recommande par sa simplicité, et cependant il nous donne tous ces résultats désirés.

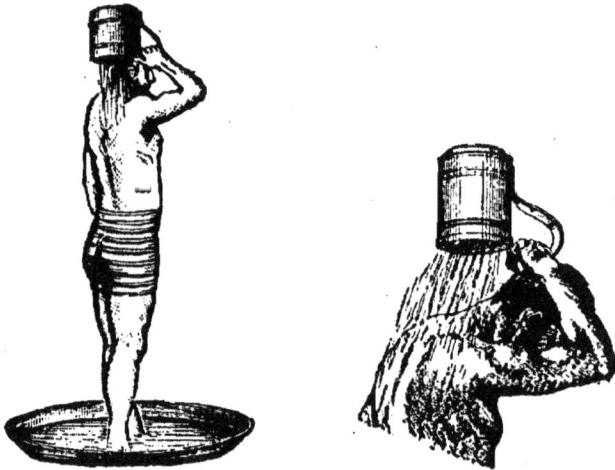

Il peut remplacer par ses usages multiples auquel il se prête le *bock* ou douche d'Esmark.

Tous les médecins savent que la douche d'Esmark, si commode par la facilité avec laquelle elle permet de faire varier la pression, a complétement détrôné les irrigateurs, injecteurs, syphons de Weber, etc.

De même, l'*Auto-Doucheur* composé remplace la douche d'Esmarck, car il offre les mêmes avantages. De plus, facile à transporter, même plein de liquide, il peut servir aux personnes habitant la campagne, remplacer l'éponge pour la toilette générale du corps, pour le lavage de la tête et la toilette des enfants, qui, grâce à cet appareil, est rapide et complète.

Mode d'emploi. — L'*Auto-Doucheur* est destiné aux personnes qui ne peuvent consacrer ni le temps ni l'argent nécessaires à la cure par l'hydrothérapie. — Ce sont les plus nombreuses. — L'appareil se compose tout simplement d'un vase ayant la forme d'une sorte de bock, mais dont la partie supérieure est fermée par une plaque en arrosoir et d'un trou autour duquel est soudé un arrosoir. En renversant l'appareil, préalablement rempli d'eau, l'air pénètre par l'entonnoir et l'eau sort en douche par l'arrosoir.

Le malade sort du lit déshabillé, se met dans le tob ou dans une grande cuvette, renverse l'appareil sur lui (comme s'il voulait se laver) et rentre immédiatement dans le lit sans s'essuyer, sans perdre de temps.

Douche écossaise. — Avec deux appareils, l'un plein d'eau chaude, l'autre plein d'eau froide, le malade peut prendre une douche écossaise.

Toilette du corps. — Se placer dans un tob à moitié plein d'eau, se savonner tout le corps, puis renverser sur soi l'*Auto-Doucheur* plein d'eau tiède. On fait ainsi l'économie du bain et surtout on gagne beaucoup de temps, parce qu'on peut se laver le matin ou le soir.

MALADIES ET REMÈDES

Abattement. — Synonyme de prostration. Déperdition de forces. On réagit contre l'abattement par un régime fortifiant, des vins cordiaux (vin de Malavant), des potions à l'extrait de quinquina, des frictions à l'aide de révulsifs et l'hydrothérapie. (Voir *Auto-Doucheur*.)

Abcès. — Il existe deux sortes d'abcès : l'abcès chaud et l'abcès froid. S'il y a sensation de douleur, de chaleur et formation rapide de pus, c'est l'abcès *chaud*. Pour hâter la maturité de l'abcès, on peut y appliquer des cataplasmes à l'eau boriquée ou phéniquée, ou des bains de ces mêmes liquides ; après l'ouverture, injections dans la cavité avec l'appareil du Dr Madeuf, appareil qui permet au liquide laveur de pénétrer dans tous les recoins des cavités. Si l'abcès est de longue durée, indolore, il est *froid*. Le traitement de l'abcès froid est du domaine du médecin. Cet abcès est d'origine syphilitique ou tuberculeuse. Dans ce cas, la douleur est nulle, la tumeur indolente et d'aspect violacé.

On arrête les abcès au moyen d'applications d'onguent napolitain ou de teinture d'iode ; celle-ci appliquée à l'aide de coton hydrophile trempé à demi dans la teinture.

Abeilles (Piqûres d'). — Enlever le dard avec précaution. Toucher la piqûre à l'ammoniaque, qui neutralise le venin. Dans les campagnes, on se sert simplement d'eau bien salée. (Voir *Calme-Douleurs*.)

Acné. — Maladie cutanée consistant en boutons qui apparaissent sur le visage, les épaules et la poitrine. On peut s'en débarrasser en suivant : 1º le régime des maladies de peau (voir *Maladies de peau*) ; 2º en se lavant à l'eau très chaude ; 3º en touchant les boutons chaque fois qu'ils apparaissent avec de la teinture d'iode (de la manière indiquée pour les abcès) ; 4º en ayant du linge de corps distinct pour la nuit et pour le jour, et en le renouvelant fréquemment pour éviter la contagion d'une partie à l'autre. La pommade à l'oxyde de zinc très légère (1 pour 30) peut être étendue le soir sur les boutons et enlevée le matin avec du coton hydrophile. A l'intérieur, on se trouvera très bien de l'usage du sel dérivatif et de plantes dépuratives en infusions. Ces plantes peuvent être envoyées aux malades qui sont dans l'impossibilité de se les procurer. (Voir la *Préface* de ce livre.)

Age critique ou **ménopause.** — Époque de la cessation des règles.

On a beaucoup exagéré les dangers courus par les femmes à cette époque, qui est si peu critique qu'il meurt très peu de femmes à cet âge et que les maladies de matrice qui les avaient jusque-là tourmentées s'atténuent d'elles-mêmes. Deux choses sont à redouter seulement dans l'âge critique : les hémorragies et, chez les prédisposées, la neurasthénie. On évitera les hémorragies par une purgation administrée à l'époque supposée des règles, par des injections vaginales salées chaudes, par l'emploi modéré de la teinture de digitale et l'usage de l'extrait aqueux d'hamamelis virginica, trois à quatre cuillerées par jour pendant la période hémorragique. On évitera la nervosité par l'hydrothérapie froide (voir ce mot), qui est essentielle à l'âge critique, l'exercice et surtout l'exercice intellectuel, afin d'occuper le centre nerveux principal, le cerveau.

Aigreurs, *renvois à saveur aigre.* — Symptôme qui peut être combattu par l'usage des alcalins (eaux de Vichy, bicarbonate de soude à la dose de 3 à 5 grammes pour un litre d'eau, et surtout par la magnésie calcinée, une cuillerée à café après chaque repas, et par les eaux de menthe de mélisse). Si le malade n'arrive pas à se soulager, la médication acidulée pourrait lui faire du bien.

Albuminerie. — Présence anormale d'albumine dans les urines. Les personnes atteintes d'albuminerie ne devront pas trop s'effrayer de leur état, attendu que les rhumes, le froid, les érysipèles, les fluxions de poitrine et autres maladies d'inégale gravité sont toujours accompagnées d'albuminerie. Le malade devra surtout boire du lait ou des solutions de sucre de lait. Employer les purgatifs à base de scammonée, 5 ou 6 centigrammes, de *scille* (oignon maritime), de la digitale et de l'iodure de potassium. On reconnaît l'albuminerie en faisant bouillir l'urine. S'il se forme un précipité caillé qui ne se dissout pas sous l'influence de quelques gouttes d'acide azotique ajouté à l'urine chauffée, ce précipité est de l'albumine coagulée. Néanmoins, il est plus sûr de nous soumettre l'examen de l'urine pour confirmer le diagnostic et ne pas s'effrayer inutilement.

Aliénation mentale (folie, démence, etc.). — Cette affection est du ressort du médecin spécialiste, qui indiquera la règle à suivre à l'égard des malades et jugera si on doit les enfermer ou non. En cas de désordres mentaux seulement (cas que chacun de nous a observés au moins à certains moments), la conduite à tenir est la suivante : éviter au malade tout ce qui peut l'agacer, surveiller sa nourriture, car souvent le commencement de l'aliénation dépend des mauvaises digestions, supprimer les excitants de toute nature, le soumettre à des lotions froides ou à des douches au moyen de l'auto-doucheur (voir page 54), faciliter le sommeil, supprimer les oreillers doux, aérer la chambre en ouvrant la fenêtre la nuit (voir *Hygiène générale*), éviter la constipation, usage constant de laxatifs, éviter le froid aux pieds.

Amygdalite. (Voir les articles *Maladies de gorge.*)

Anémie (faiblesse du sang, diminution des forces). — Bien étudier les causes de l'anémie. Souvent, l'anémie tient à ce que le malade dort la bouche ouverte; d'autres fois, à ce qu'il râcle le matin; souvent, à de mauvaises dents ou de trop grosses amygdales; le plus souvent, à une mauvaise hygiène, au surmenage, à l'excès de nourriture, aux mauvaises digestions, au manque de soleil. Le traitement variera donc suivant la cause. L'hydrothérapie et le massage par notre système, ainsi que l'aération continue, constitueront un très bon régime. L'anémie vraie provient de la diminution du nombre des globules du sang. Elle survient après les hémorragies et après les maladies graves. On emploie dans ce cas avec succès le peptonate de fer de Robin, les glycérophosphates, la kola et le quinquina granulé Astier.

Ankylose. — L'ankylose, ou immobilité d'une articulation, se produit en général par suite d'une immobilisation trop prolongée de cette articulation. C'est surtout par le massage fait par notre système, par des douches froides et des frictions qu'on peut remédier au mauvais état articulaire.

Anthrax, Adénites. (Voir *Furoncles.*)

Antiseptie. — L'antiseptie est externe comme dans le lavage des plaies, ou interne quand on emploie les antiseptiques à l'intérieur, comme par exemple le peptogène acidulé, l'eau chloroformée, naphtolée, les cachets de naphtol. Les antiseptiques externes sont : le sublimé (1 gr. par litre d'eau avec 80 gr. d'alcool), c'est la liqueur de Van Swieten; l'acide borique (2 cuillerées à bouche par litre d'eau); le permanganate de potasse (5 gr. par litre d'eau) et l'acide phénique (10 gr. par litre d'eau); notre *Salyphène*, qui est un bon médicament à employer à la dose de 10 grammes par litre d'eau.

N. B. — Pour l'antiseptie appliquée aux maladies du nez, des oreilles et de la gorge, voir les chapitres consacrés aux maladies de ces organes.

Aphtes. — Formation à l'intérieur de la bouche et même des parties intimes de petites vésicules blanchâtres qu'il y a lieu de ne pas confondre avec les plaques des maladies vénériennes. En cas de doute, se renseigner auprès d'un médecin.

Traitement. — Toucher les aphtes avec une solution de 1 gramme pour 10 de sulfate de cuivre, ou avec une solution de nitrate d'argent à 1/30, ou encore, après avoir essuyé les parties atteintes avec un tampon de coton hydrophile, toucher l'aphte avec un autre tampon mi-trempé dans la teinture d'iode.

Aseptie. — L'aseptie est fondée sur ce principe que le microbe ne résiste pas à une haute température. En faisant bouillir l'eau contenant 1 % de carbonate de soude, on stérilise tout ce qu'on y plonge, on le rend *aseptique*. Le coton hydrophile et tous les linges destinés aux pansements sont stérilisés en les mettant dans des étuves à vapeur d'eau sous pression assez considérable.

Asphyxie. — Plusieurs causes déterminent l'asphyxie : 1° les gaz méphitiques qui se dégagent des fours à chaux, des fosses d'aisances ; 2° les vapeurs du charbon ; 3° les gaz qui se dégagent des cuves à vin, à cidre, etc. En général, pour toutes les asphyxies, il est nécessaire d'exposer le malade au grand air, de lui comprimer les côtés de la poitrine de manière à produire une respiration artificielle, en abaissant et relevant les bras, en suivant la méthode de Laborde qui consiste à opérer la traction de la langue à raison de dix à quinze secousses par minute. Pour les nouveau-nés asphyxiés, la traction de la langue devra être accompagnée de flagellations, de frictions, de bains chauds. On devra coucher sur le côté droit les *asphyxiés par le séjour dans l'eau* et débarrasser la bouche et le nez des mucosités qui se trouvent dans ces cavités, chatouiller les narines, établir la respiration artificielle et la traction de la langue. Aux *pendus* on appliquera les mêmes soins qu'aux asphyxiés par les gaz. On frictionnera avec de la neige les *asphyxiés par le froid*. Établir la respiration artificielle, réchauffer peu à peu le malade par des cordiaux.

Asthme. — Le public appelle *asthme* toute difficulté de la respiration. Il faut entendre par asthme une affection caractérisée par des accès pendant lesquels le malade a beaucoup plus de difficulté pour expulser l'air que pour l'absorber. Ces accès venant subitement sont provoqués en général par les affections nasales et les polypes. Dans ce cas, il faut se faire examiner par un spécialiste. Fréquemment, nous avons guéri des malades qui ne s'étaient jamais doutés de la présence de polypes, cause de leurs accès. On calme ces accès par des piqûres de morphine et des fumigations à la poudre de Languepain d'Angoulême.

Ataxie locomotrice. — Maladie caractérisée par des douleurs dites fulgurantes parcourant très rapidement les membres supérieurs pour arriver aux membres inférieurs. L'ataxie amène l'impuissance et surtout l'incoordination des mouvements : le malade lance les jambes en marchant. Nous sommes persuadé que l'on diagnostiquerait de bonne heure l'ataxie en attachant aux pieds des malades une baguette flexible et recourbée qui inscrirait la marche sur le sable et qui, suivant tous les mouvements du pied, indiquerait si le pied se pose plus loin qu'il ne doit se poser dans la marche normale, et dénoncerait une exagération de mouvement qui détermine une fatigue des muscles, fatigue qui, répétée, peut amener l'ataxie. On peut améliorer l'incoordination des mouvements par une gymnastique bien comprise.

Ballonnement abdominal. — Le ballonnement des parties abdominales est dû à un développement exagéré du tissus adipeux ou encore à une trop grande quantité de gaz dans les intestins. (Voir *Dyspepsie.*)

Bégaiement (Vice de prononciation). — C'est une sorte de gymnastique vocale, des soins tout physiques qu'il convient d'appliquer à la guérison du bégaiement. La méthode d'un médecin de Bordeaux, le docteur Stéphane, réussit très bien ; elle est, du reste, appliquée gratuitement dans certaines mairies.

Biberon. — Le meilleur biberon est encore le sein. Pour les enfants que la mère ne pourra nourrir, nous conseillons d'employer le biberon le *Parfait nourricier* qui a le grand avantage de pouvoir être nettoyé rapidement et parfaitement, tandis que les biberons à tubes sont matériellement impossibles à bien nettoyer. Les tubes de caoutchouc, inaccessibles au lavage, répandent en général une odeur de fermentation facile à vérifier, fermentation qui est la cause de toutes les maladies des enfants, comme les diarrhées, coliques, etc.

Blennorragie ou **Blennorrée.** — (Voir le chapitre spécial aux *Maladies intimes.*)

Blépharite. — *Inflammations des paupières.* — *Blépharite ciliaire.* — *Croûtes et chute des cils.* — *Bords des paupières rouges.* — Les cils servent à protéger les yeux. Quand les cils sont tombés, rien n'empêche plus les poussières de pénétrer dans les yeux qui s'enflamment chroniquement. La blépharite cili ire guérit très facilement par un traitement approprié. Il faut éviter les pommades irritantes, telles que la pommade rouge, la jaune, la pommade de la veuve Farnier (à base de mercure), etc.

Bourdonnements d'oreilles. — (Voir *Articles spéciaux* à la partie *Maladie des oreilles*, du livre consacré spécialement aux maladies des oreilles, du nez et de la gorge.)

Bronchite. — Les personnes atteintes de bronchite ou de rhume se trouveront très bien d'une infusion de mauve, d'après les procédés indiqués aux articles consacrés aux plantes, de cataplasmes de farine de lin sinapisés ou du lin autogne sinapisé. Elles devront sucer de la pâte de réglisse ou de lichen, ou de la pâte pectorale de la pharmacie Ramond, au Mont-Dore. En respirant des médicaments créosotés par la voie nasale (voir le nouveau traitement des maladies du poumon par l'inhalation nasale), on arrivera à juguler complètement le rhume. Le soir, pour avoir un bon sommeil et calmer la toux, le malade se trouvera bien de prendre une cuillerée de sirop diacode dans une infusion de bourgeons de sapin. Si le cataplasme ne dégage pas suffisamment les bronches, on appliquera la teinture d'iode entre les épaules, ou encore un peu de crayon de coton iodé entre les épaules. Le malade devra également se faire sucer en prenant une infusion soit de bourrache, soit de sauge ou de thym. Si la bronchite n'est pas enrayée, il y a crainte de la voir tourner en tuberculose. Le malade fera bien dans ce cas de voir un médecin.

Brûlures. — Baigner la partie brûlée dans l'eau fraîche, dans le pétrole, ou encore, si la douleur est trop grande, dans une solution saturée d'acide picrique, ou appliquer le liniment oléo-calcaire, fait d'après la formule suivante :

Eau de chaux, 2/3; huile d'olive, 1/3; acide phénique, 1 pour cent.

Si la douleur n'est pas calmée, ajouter 1 gramme % de chlorhydrate de cocaïne. On pourra aussi se servir des mêmes procédés et de la dernière formule contre les coups de soleil. Donner au malade 1 gramme de bromure de potassium associé à 1 gramme d'antipyrine. En résumé, la douleur sera supprimée par la solution d'acide picrique, la cocaïne, l'antipyrine et le bromure de potassium.

Calculs biliaires — (Voir *Coliques hépatiques*.)

Calvitie. — *Chute des cheveux*. — La chute des cheveux est quelquefois consécutive à des maladies (fièvre typhoïde, syphilis). Le plus souvent elle est due à la présence de pellicules. On arrête la chute des cheveux en supprimant les pellicules par l'usage de *l'onction jaune*. Ce produit, sans être tapageur, donne d'excellents résultats.

Cancer — Le cancer est une maladie contre laquelle les médecins sont actuellement impuissants. On devra surtout viser à calmer les douleurs du malade sans s'occuper si les piqûres de morphine répétées abrègeront son existence. Le principal est d'atténuer sa douleur. Nous recommandons très fortement dans les cancers de maintenir une grande propreté dans les cavités de la région malade et de nettoyer tous les coins et recoins des cavités cancéreuses avec l'injecteur que le Dr Madeuf emploie avec tant de succès pour le lavage des cavités.

Carie. — La carie est une décomposition des tissus qui composent la dent.

L'acidité plus ou moins grande de la salive joue un rôle important dans son développement et relève elle-même de causes particulières à chaque individu.

Selon qu'elle atteint ou non le nerf de la dent, la carie est dite pénétrante ou non pénétrante. Dans aucun de ces cas la dent ne doit être considérée comme perdue. Les soins et pansements qui devront lui être prodigués auront pour but de calmer la douleur, d'enrayer la marche de la carie et d'obturer ensuite la dent avec une substance métallique ou autre, improprement appelée « plombage », qui lui permettra d'accomplir ses fonctions dans la bouche et la conservera saine.

Cataracte. — Consulter immédiatement un bon oculiste. Nous sommes à la disposition des malades pour leur en indiquer un. Se méfier des gens qui vendent des médicaments pour empêcher la cataracte de se former.

Catarrhe. — Le public appelle catarrhe toute sécrétion anormale d'un organe. Le catarrhe pulmonaire est une bronchite chronique. On connaît aussi le catarrhe de la vessie (cystite), du canal de l'urètre (blennorragie). Il y a catarrhe de la vessie si l'urine est accompagnée de mucosités et de pus. Le catarrhe des voies nasales n'est autre chose qu'un coryza accompagné d'une exagération des sécrétions nasales. (Voir *Maladies du nez.*) Ce catarrhe est des plus faciles à guérir. (Voir *Inhalateur nasal et maladies nasales.*)

Cauchemar. — Mauvais rêves qui se produisent toujours sous l'influence d'une mauvaise digestion. En conséquence, le malade mangera peu au moment de se coucher; il évitera les alcools et les viandes salées, ainsi que le café; il devra se coucher sur un lit dur. De plus, on aura soin d'aérer la chambre par le système du Dr Madeuf. Au besoin, quelques lotions froides au moment du réveil dans la nuit modifieront beaucoup les rêves.

Constipation. — Cette maladie atteint surtout les femmes. On la modifiera par le régime en insistant sur le régime végétarien, par l'exercice en plein air, par le massage. (Voir le masseur du Dr Madeuf, qui permet de se masser soi-même et d'obtenir sans médicament des selles régulières.) Prendre des lavements à l'eau de guimauve, aux infusions de séné, de mercuriale, de manne; prendre de la cascarine Leprince. A l'époque des fruits, manger du raisin, des prunes, etc. Nous insistons sur le massage parce que c'est un moyen sûr, à la portée de tous, qui ne fatigue pas l'intestin tout en le fortifiant. Les personnes dont le ventre est tombant seront souvent soulagées de la constipation par une ceinture de notre modèle qui soutient la masse intestinale.

Chaude-pisse. — (Voir le chapitre spécial aux *Maladies intimes.*)

Congestion cérébrale (apoplexie). — *Remède :* Bains de pieds sinapisés, sangsues derrière les oreilles et glace sur la tête, purgatifs en lavements; surveiller le régime et l'hygiène; éviter la chaleur à la tête et le froid aux pieds.

Contusions. — A l'intérieur, légère infusion d'arnica ou de plantes vulnéraires; calmer les douleurs avec le bromure de potassium, 1 ou 2 grammes en potion, ou de l'antipyrine, 1 ou 2 grammes. A l'extérieur, appliquer sur les contusions un mélange de teinture d'arnica et d'eau blanche; massage léger et repos.

Convalescence. — La convalescence de n'importe quelle maladie demande une bonne hygiène. Le malade surveillera son régime, mangera des viandes rôties qu'il mastiquera, boira peu de vin ; il prendra du malt d'avoine, de la poudre de viande, surveillera ses fonctions intestinales, ne fera ni effort ni excès. Le vin de Malavant hâte la convalescence et donne des forces. Le malade se soumettra à l'hydrothérapie que nous avons mise à la portée de tous par l'invention de notre auto-doucheur. A la suraération, surtout la nuit, notre système permet de respirer nuit et jour un air pur et chaud.

Charbon (pustule maligne). — Maladie caractérisée par de petites pustules noires survenant à la suite d'une piqûre de mouche charbonneuse ou de contact avec des animaux morts du charbon. On arrête le développement du mal par des injections sous-cutanées de teinture d'iode ou des applications renouvelées d'onguent napolitain sur l'endroit piqué. Si le mal s'aggrave, voir le médecin.

Crachats. — C'est par les crachats que beaucoup de maladies se communiquent. Les crachats sont riches en microbes qui, étant desséchés se répandent en poussière dans l'atmosphère. Il importe de cracher dans des crachoirs contenant des substances antiseptiques et de faire analyser les crachats sitôt que ceux-ci sont abondants ou ont un aspect peu ordinaire.

Pour l'analyse des crachats, s'adresser à la pharmacie Ramond, au Mont-Dore, pharmacie très bien outillée pour ces analyses en raison du grand nombre de phtisiques qui fréquentent la station du Mont-Dore.

Chorée. — (Voir *Danse de Saint-Guy.*)

Chutes. — (Voir *Contusions, hernies.* — Articles spéciaux.)

Choléra. — Maladie qui tend à disparaître aujourd'hui, comme la pourriture d'hôpital, qui faisait le désespoir des chirurgiens il y a vingt ans, et n'est plus observée de nos jours.

Hygiène préservatrice. — Ne faire aucun excès d'aucune nature, éviter les crudités ; à la première atteinte de diarrhée, boire de l'eau de riz, du rhum associé à des boissons chaudes. Mener à ce moment une vie aussi régulière que possible.

Cicatrices. — Aujourd'hui on ne voit presque plus de ces cicatrices hideuses dues à des causes les plus diverses (chutes, abcès froids, écrouelles, blessures, etc.). Grâce à des opérations chirurgicales très simples, il est facile en tous les cas de modifier l'aspect de la cicatrice, de telle sorte que souvent elle est à peine visible.

Coliques. — *Colique des enfants.* — Donner du sirop de chicorée mélangé à de l'huile d'amandes douces, une cuillerée de temps à autre, ou encore du sirop de chicorée et de rhubarbe ; frictions sur le ventre avec de l'huile de camomille camphrée ; cataplasmes émollients avec des feuilles de mauve et compresses chaudes sur le ventre.

Coliques hépatiques. — Proviennent des calculs du foie. On les évitera par le régime qui consiste à ne pas insister sur les viandes et à ne pas boire d'alcool. On préviendra surtout les coliques en avalant de temps à

autre une cuillerée d'huile d'olives. On calme les coliques en prenant
4 grammes d'antipyrine par jour (0,30 centigrammes toutes les vingt
minutes), ou en faisant des piqûres de morphine.

Coliques de plomb. — En dehors de la purgation, boire des eaux sulfu-
reuses, prendre des cachets de fleur de soufre. Le soufre forme avec le
plomb un composé, le sulfure de plomb, qui est sans danger. Les coliques accompagnées de diarrhée seront calmées par des infusions de tilleul auxquelles on ajoutera 5 à 6 gouttes de laudanum de Sydenham. On
pourra pour les voyages verser à l'avance le laudanum sur le sucre. Pour
les coliques venteuses, mêmes infusions données en lavements.

Chancres. — Ulcération de la peau et des muqueuses. Deux sortes de
chancres : *mou* et *induré*. Le chancre *mou* se développe par le contact
avec une personne atteinte de ce même chancre, qui est contagieux sur
le malade lui-même, d'où son nom de chancre rongeur. Il tend à disparaître ; aujourd'hui, les cas sont moins fréquents. L'autre, nommé chancre
induré, présente à sa base une partie dure (c'est le premier accident de
la syphilis), mais il passe quelquefois inaperçu ; on le confond avec l'herpès. Le traitement du chancre mou se fait par l'application de compresses
trempées dans l'eau de sureau phéniquée sur les parties atteintes qu'on
cautérise ensuite avec une solution de nitrate d'argent, 1 pour 20, qui
sert aussi à badigeonner la plaie quand on l'a pansée à l'iodoforme. (Voir
Maladies intimes.)

CHEVELURE.

La chevelure est un des principaux éléments de la beauté. Une
abondante chevelure est non seulement une parure, mais encore
une sorte de vêtement pour la tête, qu'elle garantit des refroidissements, en la préservant des brusques variations de la température et de l'humidité. Aussi les personnes chauves s'enrhument-
elles plus facilement que les autres, et il leur suffit de porter une
perruque pour mettre fin aux rhumes continuels.

*La propreté la plus rigoureuse est la condition la plus im-
portante* pour avoir une belle chevelure. *La chute des cheveux
est toujours occasionnée* ou bien *par la présence* d'un microor-
ganisme, ce qui, chez les grandes personnes, n'est pas fréquent,
ou bien et surtout par mauvaise nutrition du bulbe pileux. Cela
tient certainement à un mauvais état général ; mais il faut tâcher
de les nourrir localement et par des lotions excitantes, stimuler
la circulation du sang dans le cuir chevelu.

Comme corps gras pour le *cuir chevelu, la moelle* de bœuf est
très bonne comme base pour toutes pommades avec un peu
d'huile de ricin.

Il faut éviter l'*emploi journalier* des lotions à l'alcool fort, car
*tous les alcools contribuent à ce que le pigment des cheveux
disparaisse vite*, et les cheveux blancs précoces apparaissent

3

sans qu'on ait eu de grands chagrins, comme on le croyait avant.

Pour faciliter la poussée des cheveux, l'emploi de quelques gouttes de teinture de cantharide ou bien une faible solution de salicylate de pilocarpine sont très bons.

Convulsion des enfants. — S'assurer d'abord si les convulsions ne viennent pas des vers. Pour cela, donner aux enfants du semen-contra, de la santonine ou des lavements à l'eau salée; examiner ensuite les selles, ce que personne ne fait généralement. On gorge les enfants d'ail ou de médicaments contre les vers, sans seulement contrôler l'effet des médicaments. Si les convulsions sont des crises nerveuses, mettre de l'eau froide sur la tête et des sinapismes aux pieds; aérer l'appartement; éviter que l'enfant ne se blesse dans ses accès. Pour les calmer, lui donner 1 gramme de bromure de potassium dans de l'eau, de la tisane de valériane, du chloral à petites doses; éviter tout ce qui peut contrarier l'enfant. Aux enfants sujets à ce mal on ne donnera que du lait; on leur fera un lit dur, sans rideaux, et on les couchera sur des paillasses de fibre de coco. Le meilleur serait de les faire coucher dans un hamac tendu comme un sommier. Examiner l'urine pour savoir si elle ne contient pas d'albumine.

Coqueluche. — La coqueluche est une affection sur la nature de laquelle les médecins ne sont pas d'accord. Nous sommes persuadé que les mucosités qui tombent du nez dans l'arrière-nez jouent un grand rôle dans l'apparition des accès de coqueluche, et on soulage alors les enfants en leur faisant prendre des injections rétro-nasales d'après le système du Dr Madeuf. Ces injections ont l'avantage considérable de guérir très vite la gorge et de débarrasser les mucosités qui provoquent la toux et les raclements. Le changement d'air donne de bons résultats contre la coqueluche. On calme la toux par des sirops calmants, des potions au bromure de potassium et quelques révulsifs; si l'affection s'aggrave, consulter son médecin.

Corps étrangers dans les yeux. — Il est facile d'enlever le corps étranger à l'aide d'un papier à cigarettes. S'il s'agit de limaille de fer, on prend un aimant pour la retirer. Il faut surveiller la plaie produite. On évitera les complications par des lavages fréquents à l'eau boriquée et à l'eau de sureau. On peut également retourner la paupière supérieure. On fait prendre par le malade la paupière supérieure entre deux doigts, puis avec un crayon mou on appuie sur le milieu de la paupière supérieure, et on recommande au malade de relever la paupière. Il résulte de ces divers mouvements que le cartilage palpébral bascule et laisse à nu toute la surface du globe de l'œil. Pour calmer les douleurs oculaires, on peut employer un collyre contenant 10 centigrammes de chlorhydrate de cocaïne pour 100 grammes d'eau. Cette solution permet aussi d'insensibiliser l'œil et de faciliter la recherche ou l'extraction du corps étranger.

Cors aux pieds. — Le meilleur remède consiste à ne pas porter de chaussures étroites. On prépare depuis quelques années des corricides qui sont en général à base salycilique. Nous lui conseillons d'employer la Nilinite Fargeix, de Clermont-Ferrand, dont le prix est modique et la formule très bonne.

Coryza. — (Voir *Rhume de cerveau.*)

Coups de soleil. — (Voir *Brûlures.*)

Courbatures. — On les guérira par le repos, par des bains tièdes, par des boissons sudorifiques et surtout par le massage à l'aide d'un masseur, ou à défaut au moyen de notre auto-masseur, par des ceintures, des bandages de corps faits avec des serviettes, c'est-à-dire qu'on entourera les reins avec une ceinture faite avec des serviettes et ceinture soutenant trois ou quatre serviettes appliquées l'une sur l'autre dans le dos. On se trouvera très bien de frictions faites avec le mélange suivant : chloroforme, 10 grammes ; éther, 10 grammes; alcool camphré, 35 grammes. L'eau de poireau sera également bonne à l'intérieur.

Crampes. — Les crampes musculaires pourront être combattues par le massage, par les douches, par les frictions des parties malades. S'il s'agit de crampes d'une certaine région, par exemple de la poitrine, on mettra une ceinture élastique comprimant un tampon de coton qu'on appliquera à l'endroit de la crampe. Les personnes qui ne pourront s'offrir, faute de temps ou d'argent, un masseur, se trouveront très bien du massage par l'auto-masseur du Dr Madeuf, qui permet à tout le monde d'être son propre masseur.

Croup ou **Diphtérie.** — Aujourd'hui, grâce aux travaux de Behring, de Kisato, du Dr Roux, on a trouvé le spécifique de cette maladie dans le sérum de cheval qu'on a inoculé. Lorsque l'enfant présente les symptômes de cette maladie, ne pas hésiter à appeler le médecin, qui fera des injections sous-cutanées de sérum. En attendant le médecin, on pourra faire avec des solutions antiseptiques des lavages de l'arrière-nez et de la gorge par le système du Dr Madeuf; on mettra de la vaseline boriquée dans le nez pour éviter la contagion (diphtérie nasale). Faire de fréquentes douches de gorge, surtout bien aérer la pièce tout en la tenant chaude; éviter de coucher l'enfant sur un lit de plumes, qui provoque une haute température et la sueur.

Croûtes laiteuses. — Elles ont à peu près disparu aujourd'hui ; on en trouve néanmoins à la campagne chez les enfants dont les parents croient à tort à l'utilité de ces croûtes pour l'épuration du sang. On fera tomber ces croûtes par des cataplasmes de fécule boriquée, saupoudrer ensuite d'amidon ; on badigeonnera de temps à autre les croûtes laiteuses ou gourme avec une solution de 1 gramme pour 30 de nitrate d'argent. De cette façon, on évitera la contagion d'un endroit à l'autre, et on maintiendra sur les parties précédemment atteintes de la vaseline boriquée.

Cystite ou **Catarrhe de la vessie.** (Voir *Catarrhe.*) — La médication est surtout hygiénique. Le malade se trouvera très bien de l'usage de boissons aqueuses, d'infusions de pariétaire. Boire des eaux d'Évian, de Contrexéville, de Vittel, de l'eau de goudron, de l'infusion de bourgeons de sapin ; on fera des injections de la vessie, mais avec énormément de précautions. Nous engageons les malades à prendre des positions diffé-rentes pour uriner, de façon à bien vider la vessie. Le pichi donnera de bons résultats. (Voir *Difficulté d'uriner*.)

Dartres. — Les dartres sont en général sous la dépendance d'un mau-vais état des voies digestives. C'est pourquoi le régime joue un si grand rôle à leur apparition ou à la récidive. Le malade devra éviter tous les excès. (Voir *Maladies de la peau* et *Calme-Douleurs*.)

Delirium tremens. — Bains frais, affusions d'eau froide par l'auto-doucheur du Dr Madeuf, vomitifs, purgatifs et lavements. Donner du chloral et 5 à 6 gouttes d'ammoniaque ou de l'acétate d'ammoniaque 10 à 20 grammes. Éviter la chaleur à la tête, aérer l'appartement.

Démangeaisons. — On les calme en supprimant d'abord la cause (Voir *Maladies de peau*). Appliquer des compresses d'eau de camomille boriquée très chaude ou d'eau très chaude ; on mettra de la poudre d'ami-don sur les parties malades après avoir retiré les compresses chaudes et avoir séché la place. (Voir *Calme-Douleurs*.)

Diabète. — Le diabète, caractérisé par la présence de sucre dans les urines, est une affection si longue qu'en général le malade fera bien de voir son médecin qui lui dira le régime à suivre.

Voici notre procédé qui permet aux malades de suivre l'état de leurs urines sans être obligés d'aller à chaque instant chez le chimiste.

Une première analyse étant faite par le chimiste et la densité de l'urine étant notée, on reconnaît que la quantité de sucre est égale, supé-rieure ou inférieure à celle dénoncée par la première analyse quand pour une même quantité journalière d'urine la densité reste égale, supérieure ou inférieure à la densité connue.

Pour constater la densité de l'urine, on peut se servir de densimètres très simples, qu'on trouve partout pour une somme modique. Un demi-litre à goulot cassé peut servir d'éprouvette.

Diarrhée. — 1° *Diarrhée des enfants*. — S'il s'agit de la diarrhée verte, on l'arrêtera au moyen d'une solution d'acide lactique à 2 %, une cuillerée à café de demi-heure en demi-heure. On donnera aussi de l'eau de riz, du sous-nitrate de bismuth 0,5 à 1 gramme par jour, du sirop de coings, des lavements astringents avec un peu de ratanhia. On surveillera le régime de l'enfant et on supprimera le biberon à tube qu'on remplacera par le *Parfait nourricier*, très facile à nettoyer.

2° *Chez l'adulte*, on calme la diarrhée en donnant du laudanum à la dose de 3 ou 6 gouttes par heure. Tous les malades qui partent en voyage devraient avoir la précaution d'emporter sur eux, enveloppé dans du papier d'étain, un morceau de sucre imbibé de laudanum ; on prendra également 2 ou 3 grammes de bismuth ou le mélange suivant : diascor-dium, 3 grammes ; bismuth, 3 grammes, à prendre en paquets, un paquet par heure. On insistera sur les lavements laudanisés. Éviter de boire du lait, mettre des cataplasmes sur le ventre, éviter les viandes faisandées et suivre le régime des maladies de peau. En cas de diarrhée chronique, on se trouvera bien de peptogène acidulé ou infusion de bistorte.

Douleurs. — On calmera les douleurs, de quelque nature qu'elles soient, par l'antipyrine à la dose de 2 à 4 grammes (à prendre 0,50 centigrammes toutes les dix minutes).

S'il s'agit de rhumatismes ou de carie dentaire, le malade devra se reporter aux articles spéciaux à ces maladies.

Les frictions au liniment avec éther 10, chloroforme 10, alcool camphré, 35, sont excellents. Envelopper la partie douloureuse avec de la flanelle. (Voir *Calme-Douleurs.*)

Difficulté de respiration. — On calmera cette difficulté en prenant des bains de pieds chauds, en respirant des papiers antiasthmatiques comme la poudre de Languepin. On prendra aussi 20 centigrammes d'iodure de potassium par jour en solution dans l'eau distillée. Boire du lait, se faire ausculter.

Difficulté d'uriner. — Dans la difficulté d'uriner, le malade se trouvera bien de bains prolongés. Les sondes devront être appliquées, mais avec beaucoup de précaution et surtout de propreté. La plupart des catarrhes vésicaux (cystites) ont été provoqués par des sondes malpropres. M. Gentil (rue Saint-André-des-Arts, 47, Paris) a construit des appareils permettant d'avoir dans sa poche des sondes aseptiques. Nous ne saurions trop engager le malade (étant donné la nécessité d'avoir toujours sur eux une sonde) de vérifier combien cet instrument est pratique. Le malade se trouvera bien de suivre le régime indiqué plus haut (voir *Catarrhe de la vessie*). Il prendra avec succès du pichi.

Difficulté d'aller à la selle. (Voir *Constipation.*) — En cas de douleurs, le malade fera très bien de prendre des lavements laudanisés, de bourrer le rectum de vaseline de manière à graisser les matières, d'employer les suppositoires. Il prendra au cabinet, pour faciliter la selle, la position accroupie. Au besoin, enduire l'anus de vaseline cocaïnée si les douleurs sont vives.

Empoisonnements. — En cas d'empoisonnement, on fera vomir le malade. Le plus simple sera de le faire vomir tout de suite en titillant la luette avec le doigt et en lui faisant boire des quantités relativement considérables d'eau tiède ayant déjà bouilli. On lui donnera des lavements abondants. Comme contrepoison : magnésie, bicarbonate de soude, ou eau savonneuse pour les empoisonnements produits par les acides. Contre les empoisonnements produits par les alcalins, sels de potasse, etc., on donnera de l'eau vinaigrée ou du jus de citron. Si le poison est de l'opium, on donnera du café fort. Contre les empoisonnements par les composés de cuivre, on donnera du sucre, des vomitifs et des lavements ; en même temps, on fera des piqûres d'éther. En attendant le médecin on ranimera le malade au moyen de réconfortants et des cordiaux.

Engelures. — On se trouvera très bien d'employer contre les engelures le coton hydrophile pour bien sécher les plaies après le lavage des mains. On enduira la nuit les mains de vaseline boriquée. On aura soin de masser les mains, et, de temps en temps, on lotionnera avec l'alcool pour tonifier le tissus dermique.

Écorchures. — (Voir *Plaies.*)

Écoulements. — (Voir *Maladies vénériennes.*)

Embarras gastriques. — (Voir *Maladies gastriques et nerveuses*).

ECZÉMA DE LA LÈVRE SUPÉRIEURE.

On sait avec quelle facilité, sous l'influence du coryza, la peau de l'ouverture des narines devient rouge et gercée, par suite de l'écoulement des mucosités nasales. Si cette irritation est mal soignée, il se développe une affection qui fait le désespoir des malades par sa ténacité et la facilité de la récidive. La lèvre devient eczémateuse, s'hypertrophie et se déforme. Chez l'homme, cette affection est surtout plus dangereuse, car elle se développe facilement à la base de chaque follicule pileux, sous forme de petites pustules d'acné qui séjournent fort longtemps et donnent à la lèvre une apparence de boursouflage qui subsiste même après la guérison de la cause, c'est-à-dire après guérison de l'affection nasale. La lèvre reste raidie et comme vernissée. Il faut de longs mois pour qu'elle reprenne son volume primitif. Un des caractères principaux de la maladie et qui découle des causes mêmes, c'est le nombre de récidives auxquelles le malade est exposé. Le rhume se répétant, l'affection eczémateuse se répète aussi. La partie la plus gracieuse du visage chez la femme et chez l'enfant perd sa beauté. En général, la cause première de ces maladies est si peu connue, que nous pouvons citer l'exemple d'un de nos amis, étudiant en médecine, courant depuis très longtemps les villes d'eaux pour se guérir d'un eczéma de la lèvre sans connaître l'origine de son mal, montre combien on se doute peu du siège de l'affection : le nez. Il a suivi nos conseils et s'est trouvé remis en peu de temps relativement à celui qu'il employait jusqu'à ce jour pour se guérir, et sans succès. Il a, du reste, consacré sa thèse à ces affections, et c'est à cette thèse que nous empruntons le traitement de cette affection. Ce traitement est de deux sortes. D'abord, faire disparaître l'affection nasale; éviter que le coryza ne se renouvelle trop souvent, et, en attendant qu'il soit guéri, se moucher de façon à ce que les mucosités ne tombent pas sur la lèvre. Pour cela il suffit d'enfoncer les deux doigts, recouverts par le mouchoir, à l'entrée de chaque narine, pendant que de l'autre main on relève le mouchoir de manière à ce que les mucosités chassées ne puissent être projetées sur la lèvre. Aucune humidité ne sera laissée à l'entrée des narines, et pour cela il suffit au malade d'avoir dans la poche des paquets de coton hydrophile de 40 à 50 grammes, dont il fera des boulettes qu'il introduira dans les narines chaque fois qu'il se sera mouché. Il mettra également de la pommade dans ses narines pour empêcher que les mucosités n'irritent la peau.

Le traitement de l'affection du nez est du ressort du spécialiste; mais il faudra avoir soin de considérer ce fait, c'est que (comme nous l'avons dit à l'article *injection nasale*) tant que le malade n'aura pas d'appareils destinés à assurer une propreté nasale complète et à faire le massage de l'intérieur du nez, les traitements seront insuffisants. Le malade devra, comme pour le nez rouge, se soumettre au régime des maladies de peau. Ce régime est tellement important qu'on modifie et guérit beaucoup d'affections, exclusivement par un régime sévère, et en assurant l'antiseptie stomacale il sera alors possible de guérir l'eczéma.

C'est le but auquel tendent la plupart des médicaments dits dépuratifs. Le traitement local sera différent suivant l'état dans lequel se trouvera la lèvre. S'il s'agit de pustules, on les perce avec une épingle passée au travers d'une flamme; on enlève le pus avec du coton hydrophile trempé dans l'eau phéniquée.

Les croûtes seront enlevées par des pulvérisations ou par des cataplasmes faits avec de l'eau à base de salyphène. On épilera les parties malades, c'est-à-dire qu'on enlèvera tous les poils contaminés. Il est possible de le faire à l'aide du chlorure d'Éthyle sans aucune douleur. La partie malade étant bien desséchée, on la recouvrira d'une couche épaisse de pâte faiblement antiseptique, comme celle de Lassar. De temps en temps, avec l'usage de cette pâte, le malade n'aura qu'à percer quelques petites pustules qui se seront développées. On brûlera la base des pustules avec une solution de nitrate d'argent, 1 30. Quand l'inflammation tombera la pustulation arrivera à sa fin. On s'assurera que l'eczéma est passé lorsqu'en ayant séché la partie malade, au bout de quelques heures d'exposition à l'air il n'y aura pas de suintement. Pour faire disparaître les rougeurs, on aura recours à des lotions fréquentes d'eau de sureau boriquée, ou au salyphène à 5 °°/₀₀: mais c'est surtout par des scarifications bien faites que le praticien précipitera la guérison de la lèvre supérieure. Il sera possible ensuite de redresser la lèvre par un traitement spécial de la face interne de la lèvre, d'en diminuer l'épaisseur, principalement chez les enfants et les jeunes filles.

N. B. — Écrire au Dr Madeuf, pour savoir la date à laquelle il visite votre région, au Mont-Dore (Puy-de-Dôme).

Eczémas. — (Voir *Maladies de la Peau* et *Calme-Douleurs*.)

Entorse. — Depuis longtemps les empiriques et les rebouteurs, que les médecins ont toujours couverts de leur parfait mépris, ont trouvé le remède contre les entorses. Au lieu de plonger le pied dans l'eau froide et de garder le lit pendant des semaines, ils font des massages vigoureux et répétés de la partie malade et le malade guérit très vite. On appliquera des sangsues s'il y a eu épanchement de sang sous la peau et on gardera un repos plus ou moins prolongé.

Épilepsie. — Le malade se trouvera très bien de prendre des dragées de Gélineau. Pendant l'accès, éviter que le malade se blesse. C'est une maladie contre laquelle on est désarmé, car on n'en connaît pas encore les causes. Toutes espèces de médicaments ont été prescrites. Le malade sera toujours soulagé par les calmants, les toniques, les digestifs, la tisane de camomille, de valériane, bromure de potassium, etc., l'hydrothérapie. — Le Dr Frestier, de Saint-Étienne (Loire), a, paraît-il, un très bon remède contre l'épilepsie.

Épistaxis (Voir *Saignement de nes*).

Érysipèle. — C'est une maladie qui a passé dans ces derniers temps par une phase nouvelle. On la traite à présent par la sérothérapie. Mais comme ce traitement est peu connu et surtout difficile à appliquer partout, le malade se trouvera bien, à son défaut, de compresses imbibées d'eau de sureau mélangée à parties égales de liqueur de Van Swieten, de purgatifs fréquents. On badigeonnera à la teinture d'iode la peau, en entourant les parties atteintes pour éviter que le mal s'étende; des cataplasmes à l'eau phéniquée seront aussi salutaires. Le malade prendra à l'intérieur la potion à l'extrait mou de quinquina : 4 grammes pour 100 d'eau et 60 d'alcool à prendre dans la journée.

Étourdissements. (Voir *Vertiges, Maladies des oreilles.*) — Pour ces accidents, le malade surveillera la nourriture; il évitera le froid aux pieds et se purgera souvent. Au moment de l'étourdissement, on produira le froid à la tête soit par des sinapismes à la moutarde, soit en prenant des bains de pieds très chauds; au besoin, on fera une saignée par les sangsues. Éviter la constipation, les excès de travail, les veilles, les émotions, le tabac, tout ce qui peut déterminer de mauvaises digestions; éviter aussi la chaleur du soleil ou des appartements chauffés. Faire l'hydrothérapie soit avec l'auto-doucheur, soit dans un établissement spécial. Le malade prendra en outre deux pincées de sel sédatif le matin et cinq pincées de sel dérivatif le soir, et boira du lait.

LA MÉTHODE DES FERMENTS PURS
DU Dr DE BACKER.

Cette méthode repose sur les propriétés des ferments (saccharomyces cerevisiæ, conidies) de se laisser pénétrer par les microbes, et de produire dans les tissus animaux une véritable fermentation. Cette fermentation saine se substitue, d'après les travaux du Dr de Backer, aux fermentations malsaines *dans la tuberculose, la furonculose et même dans le cancer*.

Les résultats obtenus depuis plus de trois ans sont très nombreux, et cette méthode est désormais en grande faveur en France, en Belgique, en Suède et en Amérique.

On peut considérer, dit de Backer, les ferments comme des modificateurs très puissants, sinon les plus puissants de la nutrition; ils réussissent à rendre l'économie réfractaire à la multiplication microbienne.

Fétidité d'haleine. (Voir *Fétidités nasales.*) — La pureté d'haleine joue un si grand rôle dans la vie de relation que tout le monde ferait bien de surveiller la pureté de son haleine; d'autant plus que, de peur de contrarier, personne ne préviendra l'intéressé. La fétidité d'haleine est souvent due à de mauvaises digestions. On la modifie par un bon régime, par l'hydrothérapie et la médication acidulée. Souvent elle est due au mauvais état des dents et à une affection nasale quand le malade mouche beaucoup du pus ou des croûtes. (Voir l'article *Fétidité nasale*, et surtout les conséquences de la mauvaise haleine, à la suite de cet article dans les maladies nasales.)

Fièvres intermittentes. — Ces fièvres se rencontrent surtout dans les pays chauds, les colonies, les contrées marécageuses. C'est une maladie chronique qui exige de la part des malades une hygiène rigoureuse. Nous sommes persuadé, d'après nos voyages en Algérie, que des quantités d'embarras gastriques dus à des excès d'alcool sont traités comme des accès de fièvre intermittente. Le D' Treille, d'Alger, est absolument de cet avis. La quinine, à la dose de 30 centigrammes par jour, sera un préservatif; on jugule l'accès complètement par la dose de 1 gramme. On se trouvera très bien de l'hydrothérapie quotidienne par notre auto-doucheur.

Fièvre de lait. — C'est une maladie qui tend à disparaître aujourd'hui. Ce n'est pas à la montée du lait qu'est dû l'accès de fièvre après l'accouchement, mais surtout à la malpropreté. Aujourd'hui, il n'est plus admis dans un service d'accouchement que l'accouchée ait la moindre fièvre. Si l'accès se produit après l'accouchement, au lieu de croire à la montée du lait on s'empressera de donner à la malade des injections d'eau de feuilles de noyer boriquée, de tenir les seins propres et de calmer l'accès, s'il est trop fort, en donnant de l'extrait de quinquina ou de la quinine et des boissons alcoolisées.

Fièvre typhoïde ou *muqueuse.* — C'est une maladie qu'il dépendrait des municipalités de faire disparaître en donnant à leurs administrés une eau pure et saine. On démontre aujourd'hui que ce n'est pas en gorgeant les malades de médicaments qu'on arrive à les guérir, mais que la fièvre typhoïde, la pneumonie, la tuberculose peuvent être aussi bien guéris sans drogues. Pour la première de ces maladies, si on les prend avec précaution, les bains froids donnent un très bon résultat. Le médecin doit surveiller cette médication. La convalescence de cette maladie est surtout dangereuse. Si le malade mange des aliments solides trop abondants, il s'expose à des perforations d'intestins qui sont mortelles. Du côté des oreilles, la fièvre typhoïde donne des abcès qu'il faut soigner au plus vite; souvent aussi une surdité intense se déclare. Il en est de même des affections nasales consécutives qu'il ne faut pas négliger, car elles sont difficiles à enrayer.

Fièvre muqueuse. (Voir *Fièvre typhoïde.*)

Fissure à l'anus. — On calme la douleur par des onctions à l'onguent *populeum*. On recommande une grande propreté et l'emploi de la vaseline cocaïnée au moment des selles pour calmer les douleurs. On guérit les fissures, en général, par la dilatation forcée.

Fistule à l'anus. — La fistule, quelle que soit son origine, n'est rapidement guérie que par un curetage chirurgical qui peut être fait sans douleur et, en tout cas, sans danger. Le malade fera bien de s'y soumettre le plus tôt possible. En attendant, il fera dans la fistule des injections à l'eau de feuilles de chêne ou de noyer boriquée ou phéniquée. Il se trouvera bien de vaseline iodoformée rendue liquide par la chaleur et introduite dans la fistule.

Flueurs blanches. — Les flueurs blanches ou leucorrhée sont des écoulements qui, chez les femmes de tout âge, peuvent se produire par la vulve. Ces écoulements varient comme abondance, consistance, couleur, odeur, etc.; mais ils constituent toujours un phénomène morbide, fatigant la malade, lui ôtant la fraîcheur et l'appétit, et, de plus, sont souvent l'indice d'une maladie de matrice. (Voir ce malade.) Beaucoup de femmes négligent de traiter les flueurs blanches, ou pis encore les traitent mal au moyen d'injections irritantes administrées au moyen d'appareils défectueux.

Les toniques, les ferrugineux, l'arsenic à petites doses améliorent la leucorrhée quand celle-ci n'est pas accompagnée de lésion ; mais, dans tous les cas, nous conseillons aux malades de se consulter sans attendre.

Fluxion de poitrine (vulgairement appelée *Pneumonie*). — Dans cette affection, le mieux est de laisser le malade tranquille, de ne pas mettre de vésicatoires et de soutenir en donnant des gorgées de champagne. Calmer les points de côté par des piqûres de morphine. Surtout ne pas avoir peur d'aérer la chambre, tout en la maintenant à une température assez douce. Éviter de fatiguer le malade par des visites continuelles, éviter surtout de le faire parler. Lui donner à boire des tisanes d'orge de manière à faciliter le plus possible les sécrétions urinaires pour éliminer le poison sécrété par le microbe de la pneumonie. Il faut se pénétrer d'une chose, c'est que cette maladie, quoique occasionnée par le froid, est due à un microbe qui est contagieux ; il suffit, en effet, d'injecter le crachat d'un pneumonique à un animal quelconque pour que cet animal soit atteint aussitôt de la pneumonie.

Foulures. (Voir *Entorses et Contusions*.)

Fractures. — En attendant le médecin, remuer le malade le moins possible. S'il s'agit d'une jambe cassée, on fera bien de prendre une porte (planche), de la placer au côté du malade et de le faire glisser dessus, ce qui rend le transport facile. On mettra sur la fracture des compresses d'eau froide ou étendue d'eau de vie, et s'il y a une plaie, cette eau sera phéniquée ou boriquée.

Frictions. (Voir *Massage*.) — La friction sèche, en général, peut se faire par le gant de crin ; le massage, par le système du Dr Madeuf (auto-masseur). Pour les frictions mercurielles, on se sert d'onguent napolitain, gros comme une noisette; avec cette quantité, on frictionne pendant cinq à six minutes. Le lendemain, le malade lave à l'eau chaude et au savon la région frictionnée.

Fraîcheurs. (Voir *Rhumatismes.*)

Furoncle (clou). — On arrête le furoncle au début par l'application de teinture d'iode appliquée par notre système (tampon d'ouate hydrophile légèrement imbibé de teinture et appliqué sur la partie malade). On hâte la maturité du furoncle par des cataplasmes à la fécule de pomme de terre, à la farine de lin boriquée ou à la guimauve. L'ouverture peut se faire sans douleur au moyen de pulvérisations locales au chlorure d'éthyle de Bengué. Le malade évitera la récidive en observant une bonne hygiène et en touchant les boutons, chaque fois qu'ils apparaîtront, à l'aiguille flambée trempée dans la teinture d'iode. Ce qu'on nomme *anthrax* n'est qu'une série de furoncles groupés l'un près de l'autre. (Voir la méthode des *Ferments purs* du Dr de Baker.)

Gale. — C'est une maladie due à la présence d'une sorte de petite araignée : le *sarcopte;* elle se guérit parfaitement aujourd'hui. La maladie se caractérise par de petits boutons entre lesquels on observe, avec un peu d'attention, la trace du sillon fait par l'insecte. On la guérit au moyen d'une pommade dont voici la formule : carbonate de potasse, 10 grammes: soufre, 5 grammes ; axonge, 35 grammes. Dissoudre le sel à l'aide d'un peu d'eau (5 gr.). Le malade s'en frictionne le soir après s'être lavé au savon noir; quelquefois, deux ou trois frictions sont nécessaires. Dans tous les cas, on doit mettre de la pommade sur les boutons chaque fois qu'ils apparaissent. La benzine, le baume de Tolu en applications externes guérissent aussi la gale.

Gingivites, par Christine WAGNER, ancien chef de clinique à l'École dentaire de France.

Les gingivites ou inflammation des gencives accompagnent ordinairement la plupart des inflammations de la bouche ou stomatites. Elles peuvent revêtir de très graves caractères et amener des troubles de la santé générale par leur retentissement sur les organes voisins et sur l'appareil de la digestion et de la respiration, et surtout l'état de la gorge.

Le nettoyage des dents, les cautérisations ignées, les applications de différents caustiques, les gargarismes, bains de bouche, collutoires astringents, émollients antiseptiques forment la base du traitement local.

Il ne faut pas oublier que les gingivites ont une grande tendance à passer à l'état chronique et à *menacer* la solidité et *la durée* des dents.

TRAITEMENT. — On fera enlever le tartre et les matières qui se trouvent sur les dents, on séchera les gencives avec du coton hydrophile, on mâchera du cochlearia et on observera la plus grande propreté.

La meilleure poudre dentifrice contre les gingivites et les affections des dents est celle qui joue sur les parties malades de la bouche le rôle du savon sur le reste du corps, sans avoir le goût désagréable du savon ordinaire. La formule que nous avons composée donne ce résultat. (Voir *Calme-Douleurs*.)

Goitre. — Le goitre est une maladie caractérisée par le développement exagéré du corps thyroïde. Il est endémique dans certains pays et tient à la mauvaise qualité de l'eau. On combat le goitre par des frictions iodurées et par le traitement à l'intérieur par l'iodure de potassium. Si le goitre devient trop disgracieux, on peut le faire opérer. On se trouvera bien de la teinture d'iode que le malade fera lui-même : *1 gramme* d'iode pour *12 grammes* d'alcool à 90°. On en prendra 5 à 6 gouttes par jour dans du vin de Banyuls qui contient beaucoup de tannin. — En mangeant beaucoup de ris de veau, on peut limiter le goitre.

Goutte. (Voir *Colchique*.)

Gravelle. (Voir *Calculs vésicaux*.)

Grippe. — La grippe doit être traitée suivant la méthode employée pour l'influenza. (Voir ce mot.)

Granulation des paupières et de la gorge. (Voir *Maladies des yeux et de la gorge*). — Les granulations des paupières, maladies fréquentes dans les pays chauds, sont contagieuses ; on les guérit aujourd'hui très rapidement.

Hémorragie. — L'hémorragie sera calmée : 1° par le repos ; 2° par de la glace avalée par petits morceaux, qu'il s'agisse d'une hémorragie traumatique ou d'une hémorragie de poitrine ou de l'estomac. S'il s'agit d'une hémorragie de la matrice, on l'arrêtera par une injection chaude à 50° (théoriquement, l'hémorragie doit s'arrêter de suite) ou un lavement à la même température. En cas contraire, employer des piqûres d'ergotine, de la solution Yvon. Prendre des paquets d'ipéca de 0gr15, de trois en trois minutes, jusqu'à concurrence de 1 gramme, ou prendre des boissons contenant 4 grammes d'ergotine.

Hémorroïdes. — Le suc de joubarbe, mélangé à de l'axonge fraîche, réussit bien pour les hémorroïdes. On se trouvera bien de lavements et d'injections à 55° pris avec précaution. Le rectum supporte très bien cette température, mais la peau ne la supporte pas ; il faut donc bien enfoncer la canule et rendre le lavement par cette canule. Employer aussi le poivre de Cayenne. [Voir *Capsicum* (plantes)]. On emploie également contre les douleurs la vaseline cocaïnée, l'huile d'olive, d'amandes douces, etc.

Hernie. — La hernie sera traitée dès le début par un bon bandage. Les personnes qui auront besoin de bandages à ressorts peuvent s'adresser à M. Félix, avenue Robinson, à Sceaux, ou à M. Panetier, pharmacien à Commentry. Si la hernie n'est pas trop grosse, un bandage élastique suffit. Ils s'adresseront avec avantage à M. Barrère, boulevard du Palais, 3, Paris. Pour la région de Toulouse à Marseille, s'adresser à M. Bécane. Dans le cas de hernie étranglée, coucher le malade la tête plus basse que le bassin ; comprimer la hernie d'une main et masser l'entrée. En attendant le médecin, on mettra de la glace sur la hernie et on prendra des bains prolongés.

Herpès. (Voir *dartres, eczémas.*) — L'herpès est une affection qui se présente sous forme de petits boutons venant sur les muqueuses dans l'intérieur de la bouche ou des parties intimes. On les traitera par une bonne hygiène. On guérit rapidement l'herpès par le régime des maladies de peau et surtout par des cautérisations au nitrate d'argent, 1 gramme pour 20 grammes d'eau.

Hoquet. — On calme le hoquet (brusque contraction du diaphragme) presque tout de suite par du sirop d'éther ou des tractions de la langue.

Humeurs froides. — (Voir *Fistules, Scrofules, Écrouelles.*)

Hydarthrose. — Affection due à une trop grande sécrétion du liquide (synovie) contenu dans les articulations. L'affection est plus fréquente au genou qu'à toute autre articulation. On la traitera par des bandages faits avec des tissus élastiques et des applications de teinture d'iode à l'extérieur. On se trouvera bien également de massages répétés aux articulations et du repos.

Hydrocèle. — *Remède.* — Porter un suspensoir. Si l'hydrocèle est trop grosse, il est utile de la faire ponctionner avec une aiguille à cataracte. Cette ponction (qu'on fait du reste sans provoquer de douleur et sans endormir) est souvent nécessaire, car la trop grande quantité de liquide peut gêner la fonction du testicule qu'elle comprime.

Hydrothérapie. — (Voir l'article spécial *Hydrothérapie pour tous.*)

Hypocondrie. — On observera pour le malade, au moment des accès, la meilleure des hygiènes. On surveillera ses digestions (Voir *Maladies gastriques*). On s'assurera que le malade n'a aucune maladie secrète et que son haleine est parfaite. On le soumettra à un exercice modéré et à l'hydrothérapie par le système de l'emploi quotidien de l'auto-doucheur, si commode pour les personnes qui n'ont ni le temps, ni l'argent nécessaire pour l'hydrothérapie savante.

Hystérie. — L'hystérie est une affection assez mal connue et dont le nom sonne mal à l'oreille du public. Au moment des attaques, bien veiller le malade. On lui donnera de l'air et surtout on observera une bonne hygiène; on le soumettra à l'hydrothérapie; on lui fera de l'électricité statique; on lui donnera des toniques; on lui évitera tout travail et toute fatigue nerveuse.

Ictère. — On donne le nom d'ictère à la pénétration de la bile dans le sang. L'ictère est en général beaucoup plus fréquente qu'on le croit. En tous cas, le blanc de l'œil est la partie qui est atteinte la première; il devient jaune. On donnera au malade des purgatifs à base de scammonée, de sucs d'herbes, des décoctions de feuilles d'artichauts ou de chiendent, de l'eau de Vichy, du lait, etc.

Impuissance. — On combat l'impuissance en en cherchant la cause :

1° souvent elle due au diabète; 2° souvent due également à l'état d'engraissement. Souvent l'adjonction d'un simple suspensoir et l'hydrothérapie par (l'auto-doucheur), *notre système*, modifieront l'état d'impuissance. Une bonne nourriture, une bonne hygiène, en un mot tout ce qui peut contribuer à la santé, contribuera à combattre cette infirmité. Nous avons guéri récemment un malade en état d'impuissance par le simple enlèvement d'une varice sur le pénis. Nous conseillons de porter un bon suspensoir.

L'électrisation des régions fatiguées, électrisation que le malade peut faire lui-même par notre méthode, donne de bons résultats.

Incontinence d'urines. — Nous sommes persuadés que la position dans le coucher sur le dos a une grande influence sur l'incontinence d'urine. C'est une affection diurne et nocturne. Nous connaissons des malades atteints de cette affection pour avoir changé de lit et s'être mis dans un lit doux après avoir couché dans un lit dur. Nous conseillons de coucher le malade dans un lit très dur, pour l'obliger à prendre une position inclinée (sur le côté). On pourra faire prendre des toniques, des ferrugineux, des bains froids ou douches froides, et on obligera le malade à se réveiller à heures fixes pour uriner. (Voir *Difficulté d'uriner.*)

Indigestion. — Le meilleur remède contre l'indigestion consiste à faire vomir le malade en lui introduisant le doigt dans la gorge. S'il ne veut pas se soumettre à ce traitement, il prendra du thé excessivement léger, qui ne sera que de l'eau tiède et favorisera le vomissement. On pourra prendre de l'ipéca, qui a l'inconvénient de continuer d'agir même lorsqu'il n'y a plus rien dans l'estomac. On donnera des lavements au malade et on le calmera par de l'opium. Plusieurs jours après l'indigestion, le malade se mettra à la diète et boira du lait.

Aérer la pièce où couche le malade.

Influenza. — C'est une maladie encore mal définie et présentant plusieurs types. La forme *nerveuse* qui débute par une prostration complète, une fièvre ardente, une tendance à la syncope et une transpiration abondante. Au bout de vingt-quatre heures la crise est finie. La forme *catarrhale :* la température augmente et on a des quintes de toux. Au bout de quarante-huit heures l'état général du malade s'améliore et la fièvre cesse. La forme *gastrique*, qui se manifeste par des troubles d'estomac. La maladie est surtout dangereuse par les complications qu'elle peut amener; elle développe les maladies chroniques : maladies d'oreilles, bronchites, méningites, diabète, tuberculose, etc.; elle active surtout les maladies de cœur. On observera une bonne hygiène, on ne fera aucun excès et on se préservera de l'influenza par l'inhalation nasale et de 30 à 40 gouttes de médicaments créosotés.

Insomnie. — Sera combattue dans sa cause, si elle est due aux mauvaises digestions. Le malade mangera peu avant de se coucher. (Voir *Cauchemars.*) Si l'insomnie est due au surmenage, cesser le travail, car il occasionnerait des maladies mentales d'ordre plus grave. Souvent l'insomnie est due au changement de lit. Aussi les malades qui sont sujets à l'insomnie et qui doivent voyager feront bien d'installer dans leur chambre, avant leur départ, deux ou trois genres de lits différents, de modèles divers, et surtout de consistance différente, et de coucher dans chaque lit deux ou trois heures. Pour calmer l'insomnie et faciliter le sommeil on donnera des lotions froides ou un peu tièdes; les douches froides seront administrées au moyen de l'auto-doucheur au pied du lit. On pourra employer le bromidia, le bromure de potassium ou la valériane. En général, le malade devra considérer le médicament comme un ennemi et n'en prendre que quand il sera absolument nécessaire. Quelques personnes se trouveront bien de serviettes mouillées appliquées sur la nuque en se mettant au lit. L'usage de la fenêtre ouverte donne les meilleurs résultats.

Kystes. — (Voir *Loupes.*)

Larmoiement. — On soignera la maladie au début par des lavages de l'œil à l'eau de guimauve ou de camomille chaude et boriquée. S'assurer que le malade ne mouche pas de croûtes; en ce cas, surveiller les fosses nasales dans lesquelles vient s'ouvrir le canal lacrymal. Si l'affection ne cesse pas au moyen de ce traitement, voir un spécialiste pour les maladies du nez avant de voir l'oculiste.

Lumbago. — (Voir *Courbatures.*)

Lupus. — (Voir *Maladies de peau.*)

Mal caduc. — (Voir *Épilepsie.*)

Mal d'estomac. — (Voir *Maladies nerveuses et gastriques.*)

Mal de dents. (Voir *Carie dentaire.*)

Mal de gorge. — (Voir chapitre consacré à ces mots : *Maladies de gorge, angines, diphtérie*, etc.)

Mal de mer. — Il est curieux de voir combien ce mal qui torture beaucoup de gens et paralyse le goût des voyages a laissé dans l'indifférence jusqu'à présent le monde médical. Il serait facile, cependant, de juguler ce mal : 1° par l'aération mieux comprise du navire; 2° par une hygiène préventive consistant en une diète lactée adoptée quelques jours avant de partir et par l'adoption d'une alimentation très légère tout le temps du voyage: 3° par le port d'une ceinture (sangle de notre modèle) appuyant sur les hanches et maintenant l'abdomen; 4° par la précaution de prendre, quelques jours avant le départ, de l'eau de Vichy; après les repas, des gouttes acidulées ou du citron. (Voir sur soi-même quelle est celle de ces substances qui favorise le mieux la digestion.) On luttera contre le roulis en s'attachant à la couchette dans la position des bébés que l'on berce. On serait mieux dans un hamac. Ces simples conseils suffisent souvent à calmer le mal de mer; il est donc possible de dissiper un malaise que jusqu'ici on laisse sans remède préventif.

On peut lutter contre le tangage en se servant d'un hamac dont les deux extrémités sont reliées entre elles par une corde passant sur deux poulies mobiles.

Mal de tête. — On combat le mal de tête par une bonne aération, en observant une hygiène rigoureuse, en prenant une bonne nourriture, coucher en général et autant que possible sur un oreiller de crin, se soumettre à l'hydrothérapie régulière (auto-doucheur) et suspendre jusqu'à guérison tout travail scientifique ou littéraire qui fatiguerait la tête, soit même un travail ordinaire. (Voir *Névralgies*.) Se méfier du mal de tête lorsqu'il est violent et tenace, c'est un des symptômes d'une maladie plus grave, souvent l'indice d'une syphilis latente ou d'une menace d'accidents syphilitiques. Aux maux de tête on ajoute la migraine. Souvent migraine et maux de tête proviennent soit de gêne nasale, ou d'un catarrhe nasal, soit d'une affection des fosses nasales; et souvent même l'habitude de dormir la bouche ouverte occasionne des maux de tête. Comme remèdes, prendre des bains de pieds chauds, de l'antipyrine à la dose de 3 ou 4 gr. (50 centigr. tous les quarts d'heure jusqu'à cessation). Prendre aussi des infusions de camomille et surtout jouir d'un long sommeil. (Voir *Calme-Douleurs*.)

Maladies gastriques et nerveuses. — Il est une classe de malades très intéressants à plusieurs points de vue et qu'on peut réunir sous cette dénomination générale : les **Incurables du ventre et du système nerveux.**

Après avoir épuisé toutes les ressources de la thérapeutique et lassé les patientes recherches du médecin, abandonnés à eux-mêmes, désespérant de jamais guérir, ces malades traînent une existence misérable, au milieu de la famille, que leur bonne santé apparente rend sceptique à leurs plaintes continuelles.

Les symptômes qu'ils présentent sont très variés, sans aucun caractère bien tranché qui mette le médecin sur la voie. C'est une grande faiblesse, une lassitude générale, surtout au moment du lever et à la fin de la journée. Tout travail est impossible. La moindre fatigue les accable. On les traite comme anémiques, mais le quinquina, le fer, tous les reconstituants ne produisent aucune amélioration.

Du côté de l'estomac, on rencontre tous les troubles habituels de la dyspepsie : aigreurs, gonflement au creux épigastrique, éructations, douleur qui traverse le ventre comme une barre entre l'estomac et l'ombilic, bouche amère, langue sale, constipation opiniâtre suivie de périodes de diarrhée.

Sans plus de succès, ces malades sont soumis aux alcalins (bicarbonate de soude, eau de Vichy, etc.), aux ferments digestifs (pepsine, diastase, pancréatine, maltine), aux amers, aux laxatifs.

Du côté du système nerveux, les troubles sont encore plus accusés : maux de tête, grande irritabilité, vertiges, insomnies, douleurs diverses, congestions subites de la face. La mémoire s'en va, la vue s'affaiblit, les forces diminuent. Il se produit tantôt un amaigrissement assez considérable pour effrayer le malade lui-même, habitué cependant à sa maladie, tantôt un commencement d'obésité.

Ici, comme précédemment, échouent tous les sédatifs du système nerveux, depuis le bromure de potassium jusqu'à l'hydrothérapie.

Du côté du cœur, on observe les mêmes désordres : palpitations, essoufflement, respiration courte. Là encore la digitale et toutes les préparations similaires ne produisent aucune amélioration.

Où faut-il chercher le motif de cet insuccès ? Dans la nature méconnue de ces désordres et de leur cause.

Ce n'est pas de l'anémie, ce n'est pas une maladie de l'estomac ou de l'intestin, encore moins une maladie du foie, ce n'est pas non plus une névrose.

On ne peut mieux comparer ces malades qu'aux femmes atteintes d'une maladie de matrice : mêmes symptômes, mêmes insuccès des médications classiques.

Nature et cause. — En effet, si au lieu d'un simple interrogatoire du malade on procède à un examen plus sérieux, on découvre un ventre faible, à parois lâches, sans résistance. Les intestins, le foie, les reins, qui à l'état de santé peuvent à peine opérer quelques mouvements de glissement, se sont ici totalement déplacés. La paroi abdominale, dont le but principal est d'immobiliser le contenu du ventre, venant à manquer, toute la masse intestinale flotte, et, entraînée par son poids, vient former une double saillie caractéristique au-dessus du pli de l'aine. Cette pression continuelle sur les anneaux qui se trouvent dans cette région finit par les ouvrir, d'où les pointes de hernies, les écartements de la ligne blanche.

Traitement. — Le but principal sera donc : 1º de ramener tous ces organes à leur place naturelle ; 2º de les maintenir ensuite dans cette position normale en renforçant la paroi abdominale, de même que chez la femme atteinte d'un déplacement de la matrice nous cherchons, une fois l'organe redressé, à renforcer les ligaments suspenseurs.

Les résultats obtenus dépassent toute notre attente.

Dʳ SANYAS.

N. B. — Le Dʳ SANYAS visite très souvent votre région. Pour être prévenu de son passage, lui écrire à Toulouse, boulevard de Strasbourg, 45.

Maladies de matrice. — Les maladies de matrice, chaque jour plus nombreuses et plus graves, deviennent une menace continuelle pour les femmes, que le moindre accident expose à ces affections. A ce titre, elles sont bien dignes de fixer toute l'attention des médecins.

SYMPTÔMES. — *Du côté de la matrice, pertes blanches* ou jaunâtres, quelquefois colorées par des stries de sang, claires ou visqueuses, inodores ou fétides; *ulcérations* très douloureuses, cause parfois d'hémorragies, *sensation de poids* ou d'un corps qui ballotte dans le bas-ventre.

Du côté de la vessie, *envies fréquentes* d'uriner, *sensation de brûlure* accompagnant l'*émission difficile* des dernières gouttes.

Si on examine les voies digestives, on observe aussi des troubles notables : *manque d'appétit, digestions très difficiles, gastralgies; la nutrition* devient languissante, la malade plus faible, et une *anémie profonde*, véritable cachexie utérine, s'installe avec son effrayant cortège : *névralgies* se localisant spécialement dans le dos, entre les deux épaules, les reins et les cuisses; *bouffées de chaleur* par la figure, *chaleurs intolérables* survenant pendant la nuit et empêchant même le sommeil, *palpitations, essoufflement* au moindre effort.

Tels sont les symptômes de ces maladies à leur début; plus tard, on voit souvent des accidents plus redoutables : *chutes, déviations, fongosités, tumeurs de mauvaise nature.*

Cependant, toutes ces maladies, si diverses dans leurs formes, reconnaissent une commune origine : la *congestion, l'engorgement.* Telle est la cause première, la cause véritable du mal; c'est elle qu'il faut attaquer et vaincre, si on veut arriver à une guérison certaine.

A quoi bon, en effet, combattre l'anémie par les ferrugineux et les toniques, le manque d'appétit par les amers, les névralgies par les calmants, les pertes blanches par les injections astringentes, les ulcérations par les cautérisations au nitrate d'argent, si on laisse subsister la cause première? C'est ainsi qu'il faut expliquer l'insuccès de la plupart des traitements employés jusqu'à ce jour et les succès de notre méthode.

Sous l'influence de cette nouvelle méthode, qui permet aux malades de se traiter eux-mêmes, les pertes disparaissent, les ulcérations se cicatrisent, la matrice se décongestionne, devient plus légère et remonte facilement à sa place primitive. En même temps, les tissus reprennent leur force; les ligaments trop lâches, qui avaient pour action de fixer la matrice et de l'immobiliser, retrouvent leur résistance perdue.

Comme conséquence, l'anémie et tous les accidents nerveux qu'elle entraîne disparaissent progressivement pour faire place au retour de la santé. La femme, naguère pâle, languissante, débile, incapable du moindre travail et qui semblait pour toujours frappée de stérilité, redevient forte, vigoureuse et féconde.   Dr SANYAS.

N. B. — Le Dr SANYAS visite très souvent votre contrée. — Pour être prévenu de son passage, lui écrire à Toulouse, boulevard de Strasbourg, 45.

Maladies de cœur. — Le malade, dans les cas d'étouffement, se trouvera bien de la préparation de Landry, pharmacien au Puy. Employer peu de digitale et faire un peu de gymnastique et de massage, mais modérément; surtout s'en remettre le plus possible à son docteur.

Maladies de foie. — Ce sont des maladies complexes ; les plus connues sont généralement les jaunisses (ictères), les coliques hépatiques. (Voir chacun de ces mots en particulier.) — En cas d'affection rebelle du foie, si le malade peut venir à Paris, il aura tout avantage à consulter un bon spécialiste.

Maladies d'oreille. (Voir à la fin du volume le traité spécial de ces maladies).

Malaises. — *Conduite à tenir en cas de malaises, etc.* — La première des choses à faire consiste avant tout à supprimer toute nourriture ou tout au moins à la limiter le plus possible. On évitera le froid aux pieds; on boira des boissons chaudes et légèrement alcoolisées avec du bon rhum. On assurera la liberté du ventre, soit au moyen de lavements, soit à l'aide de légers purgatifs. Pour éviter le froid aux pieds on prendra des bains de pieds assez fréquemment, ou encore on pourra employer les moyens suivants : porter des semelles de liège, ou entourer les pieds en dedans et en dehors des bas avec du papier. Un bon remède qui relève surtout le malade est notre potion à l'extrait mou de quinquina (4 grammes dans 150 grammes d'eau tiède), qu'on prendra en plusieurs fois dans la journée avec un peu de rhum. Éviter les excès de toute nature.

Massage. — Le massage a pour but de faire faire à chaque partie du corps, surtout celles qui échappent à un exercice salutaire suffisant, l'exercice qui leur manque. Il en résulte que le massage devra être utilisé lorsqu'il faudra redonner de la force à un membre atrophié, par exemple un bras resté longtemps dans une gouttière à la suite de fracture, etc. Chez les personnes obèses qui manquent d'exercice, chez les personnes constipées, le massage le meilleur est encore représenté par les douches comme on les donne à Roterham, Bourbonne-les-Bains, c'est-à-dire doucher le malade, celui-ci étant couché. On peut toujours se servir des appareils du Dr Madeuf (auto-doucheur, auto-masseur), qui ont l'avantage d'être pratiques comme tous les appareils construits par ce dernier, et qui permettent aux malades de se soigner eux-mêmes. Le massage, pour être efficace, n'a pas besoin d'être fait à heure fixe. Le principal est d'avoir un masseur. Grâce à l'appareil du Dʳ Madeuf, appareil qui se compose d'un rouleau pesant, que le malade promène lui-même sur l'organe à masser, quel qu'il soit, on peut arriver à se guérir soi-même. Cet appareil est appelé à rendre les plus grands services.

Méningite. — C'est une affection bien souvent confondue avec des abcès dans l'oreille, abcès qui s'ouvrent parfois dans le cerveau, ou même avec des affections des cavités annexes du nez (*sinus*). En tout cas, on fera bien de vérifier l'état des oreilles et du nez, les écoulements du nez et des oreilles ayant occasionné souvent des méningites. Le traitement se fait presque totalement par de la glace qu'on applique sur le crâne; on donnera des boissons rafraîchissantes et des laxatifs. Il appartient surtout au médecin consultant de suivre la marche du traitement.

MIGRAINE.

A tout propos, dans les familles, on a l'habitude de parler de migraine, alors que les maux de tête ainsi qualifiés ne cadrent pas avec les vrais accès bien connus de certaines personnes et qui constituent la vraie migraine, accès qui se renouvellent chez les dames tous les mois environ, et chez tous à intervalles plus ou moins réguliers; ils durent de quatre à six heures, et ne se prolongent pas au delà de quarante-huit heures. Au début, le malade présente des symptômes de dépression, des pertes d'appétit.

D'autres fois, au contraire, le malade présente des symptômes d'excitation de nervosité, un développement des facultés intellectuelles momentané, suivi tout de suite d'un grand abattement; puis, une fois que le malade a dormi d'un sommeil lourd et agité, l'accès se déclare subitement, presque toujours le matin ou le soir, rarement dans la journée. A cette période le mal de tête apparaît et donne une sensation de tension crânienne qui s'exagère aux régions orbitaires ou temporales, puis la douleur s'étend et ne se limite pas comme la névralgie à un centre nerveux. La douleur prend toute la tête et produit comme une sensation de perforation, de disjonction, de broiement des os du crâne, et elle est augmentée par le bruit, la marche, la parole. L'artère temporale bat avec violence du côté où la douleur s'est localisée. L'œil acquiert une grande sensibilité, et les moindres rayons de lumière ravivent la douleur du patient. Quelquefois la douleur se déplace et passe de droite à gauche ou réciproquement. Dès le début de l'accès, le malade éprouve des douleurs d'estomac, des nausées, qui arrivent à leur maximum d'intensité à la fin de la deuxième période, et qui sont en général suivies de vomissements. Ces derniers amènent quelquefois un soulagement, plus rarement ils augmentent la douleur. Lorsque les nausées cessent, le malade entre *dans un état de torpeur* qui ne cesse *qu'avec un sommeil* prolongé qui *clôt* la crise; mais *on n'est guéri de la migraine qu'après avoir mangé*. A côté de l'accès vrai que nous venons de décrire, il ne faut pas oublier que la migraine a quelquefois pour cause déterminante une affection du nez se rattachant à un rhume de cerveau accidentel ou chronique, à des polypes ou à des sécrétions nasales abondantes, de consistance variable, quelquefois sous forme de croûtes. Il n'est pas rare que nous ayons guéri des malades souffrant de maux de tête continuels qui provenaient d'une affection des fosses nasales, cette affection étant un ensemble de symptômes dont les causes sont multiples et dont les plus habituelles sont la gêne nasale.

Traitement. — En résumé, nous pouvons donc dire que la migraine en général et les maux de tête en particulier seront mieux traités par les spécialistes du nez que par les médecins ordinaires. Exception doit être faite pour les maux de tête d'origine syphilitique, souvent confondus avec la migraine. (Voir *Calme-Douleurs.*)

Muguet. — C'est une petite affection qui se déclare chez les enfants le plus souvent en bas-âge et qui provient du développement sur toutes les muqueuses d'un petit champignon. On fera bien de soumettre l'enfant au traitement par les alcalins et l'eau de Vichy; badigeonner la gorge avec du borax et du miel rosat en parties égales; user de douches dans l'intérieur de la gorge avec l'appareil hydrothérapique, qui fouille tous les recoins de la gorge. On surveillera le régime de l'enfant; on évitera la diarrhée et la constipation. En général, le muguet est un signe de faiblesse.

Névralgies. — Si les névralgies sont faciales, on s'assurera avant de donner des remèdes s'il n'y a pas de dents cariées causant la névralgie. On calmera la douleur par de l'antipyrine, du sulfate de quinine, du valérianate de caféine, des syphonnages de chlorure d'Éthyle, de Bengué, par le mélange de Chéron. Éther, 10 grammes; chloroforme, 10 grammes; alcool camphré, 35 grammes, en frictions sur les points douloureux. On donnera également de la tisane de valériane. On fera des pointes de feu.

S'il s'agit de névralgies costales, on se servira d'un tampon de coton que l'on appliquera sur la partie atteinte et que l'on maintiendra par une ceinture élastique.

Neurasthénie. — Maladie caractérisée par une grande faiblesse nerveuse. Le traitement sera hygiénique surtout. Nous recommandons l'aération de la chambre et le massage, ainsi que les douches par l'auto-masseur et l'auto-doucheur.

Prendre du vin de Malavant. Pour certains malades employer des calmants, pour d'autres des excitants, suivant l'état général. La neurasthénie, grâce aux procédés d'hygiène que nous conseillons, est bien plus guérissable qu'autrefois. Les voyages, la cessation de tout travail intellectuel, de tout surmenage sont indiqués. Souvent le port d'une ceinture bien comprise suffit à rendre la santé à un malade dans le cas surtout de grande faiblesse au lever et le soir.

Névrose. — Nom générique donné aux maladies qu'on suppose avoir leur siège dans le système nerveux. Ces maladies sont longues et généralement curables. Telles sont l'hystérie, l'épilepsie, la neurasthénie. Comme traitement général des névroses, on ordonne le repos, l'hydrothérapie, le massage, l'usage des calmants, opium, bromure, valériane, etc. (Voir *Neurasthénie* et *Maladies gastriques et nerveuses*.)

Obésité. — Le malade combattra l'obésité : 1° par l'exercice ; 2° en ne mangeant pas des substances farineuses, sucrées et de la viande ; 3° en buvant peu et en ne prenant jamais d'alcool. Il fera usage également de préparations iodées. Le traitement de la pharmacie Ramond (Mont-Dore), réussit bien si le malade l'observe avec soin.

Ongle incarné. — On enraye la douleur en mettant tous les jours entre l'ongle et la partie malade un peu de coton trempé dans la liqueur de van Swieten. Il est possible d'opérer l'ongle incarné sans la moindre douleur.

Ophtalmie. — (Voir *Conjonctivite*.)

Orchite. — C'est une inflammation du testicule qui survient à la suite de la blennorragie, des oreillons, etc. Pour la guérison de l'orchite, on se trouvera très bien d'employer un suspensoir en caoutchouc (suspensoir Morand) ; on fera des frictions à l'onguent napolitain. Nous recommandons également de prendre beaucoup de bains ; mettre des sangsues s'il y a lieu et garder le repos. (Voir *Maladies intimes*).

Orgelet. — C'est un furoncle des follicules pileux de l'œil. On le combat par des cataplasmes de fécule boriquée. On arrêtera aussi l'orgelet en faisant un léger badigeonnage avec une solution de nitrate d'argent ; dose, 1 pour 10, ou encore en le touchant à la teinture d'iode de la même façon que pour l'acné, en évitant que la teinture d'iode gagne l'intérieur des paupières.

Otorrhée. — (Voir les articles concernant les maladies des *Oreilles*, le *Nez* et la *Gorge*.)

Palpitations. — Les palpitations, en général, sont d'origine nerveuse. On les calme par le massage, l'hydrothérapie, une bonne hygiène ; éviter le surmenage et les excès. Nous conseillons de prendre un peu de bromure de potassium, 1 gramme par jour, dans de la tisane de camomille ou une tasse de valériane. Lorsqu'elles dépendent d'une affection cardiaque, il est bon de se soumettre au régime ordonné par le médecin.

Panaris. — On traite les panaris par des bains locaux et chauds d'eau de guimauve phéniquée; dose, 10 grammes par litre. Si les bains de guimauve ou les cataplasmes ne calment pas la douleur, il faut avoir recours à l'incision, qui se fait rapidement et sans douleur par l'emploi de corps qui insensibilisent la peau du doigt. L'intérieur de la plaie sera avantageusement traité par l'emploi du masseur hydrothérapique, qui permet non seulement de vider tous les recoins, mais encore de doucher chaque partie de la plaie avec la même facilité que s'il s'agissait de l'extérieur du doigt.

Paralysie. — Les paralysies, en général, devront être traitées d'après l'avis des médecins. On se trouvera bien d'employer l'électricité pour tonifier les muscles, l'hydrothérapie et le massage par le système du D͏ʳ Madeuf, système qui a l'avantage d'être pratique et exécutable par le malade lui-même.

Pelade. — C'est une affection du bulbe pileux qui fait tomber tous les poils (cheveux, barbe). Le meilleur traitement que nous recommandons, en ce sens qu'il a guéri plusieurs personnes de notre connaissance, est le traitement de Bénit, pharmacien à Toulouse.

Pertes. — On appelle *pertes* les écoulements abondants qui se produisent par la vulve. On distingue deux sortes de pertes : les *pertes blanches* (voir *Fleurs blanches* et *Maladies de matrice*) et les *pertes rouges* (voir les mêmes mots et le mot *Hémorragie*).

RÉGIME DES MALADIES DE PEAU.

Il y a le plus grand avantage à assurer le bon fonctionnement des voies digestives et à favoriser l'évacuation large et régulière des déchets que doivent donner les voies urinaires et le gros intestin. Si la constipation est rebelle, on devra essayer du massage par notre système qui permet aux malades de masser eux-mêmes l'intestin sans aucun effort et avec presque autant d'avantages que le plus habile des masseurs. Le massage combiné avec l'électricité offre l'avantage de ne pas imposer de médicaments au tube digestif. Il est de la plus haute importance de se tenir la bouche propre, de faire arracher les dents gâtées et de ne pas laisser dans l'amygdale des matières blanchâtres en putréfaction. Toutes ces matières et la substance qui reste autour des dents ou entre les dents se putréfient rapidement et ont la plus mauvaise influence sur la peau. Il en est de même pour les croûtes ou les mucosités nasales qui tombent dans la gorge et déterminent chez les malades les irritations de la peau. La sensation de corps étrangers provoquent des raclements qui ont beaucoup de peine à ramener en avant les mucosités fixées dans le fond de la gorge. Bien des maladies de peau ont été améliorées par des lavages d'estomac. Les personnes ayant la peau grasse ont toujours des digestions difficiles; elles éviteront dans leur régime les charcuteries, les viandes salées, le poisson de mer, les vins capiteux, les alcools et surtout les excès de toute nature, car toutes les maladies de peau sont sous la dépendance du mauvais état des voies digestives. C'est ce qui nous explique le succès que nous avions autrefois par les lavages de l'estomac. Deux pincées de sel dérivatif le soir constituent le meilleur préservatif. Le café, le fromage blanc sont permis; le gibier très frais est permis; faisandé, il est mauvais pour tout le monde.

Pharyngite. (Voir les articles consacrés aux *Maladies de la gorge et du nez.*)

Phlébite (*Phlegmatia alba dolens*). — On donne le nom de phlébite à l'inflammation d'une veine, inflammation consécutive à une blessure, à une chute ou même à un accouchement dans lequel l'antiseptie n'aurait pas été assez rigoureuse. On soumettra le malade à la diète, au repos absolu, à des cataplasmes de poudre de guimauve, de farine de lin boriquée sur la veine enflammée; on mettra quelques sangsues au besoin si l'inflammation est trop vive.

Phtisie. — On traitera la poitrine au début par des soins hygiéniques : aération continue, une bonne hygiène générale. Le procédé le plus pratique consiste à ne pas charger l'estomac des malades par une multitude de médicaments et à leur faire *respirer* ces médicaments surtout. C'est pourquoi l'*inhalateur nasal* représente l'idéal de cette médication, parce que, grâce à lui, le malade peut respirer quand il veut des médicaments créosotés (contre les sécrétions et la toux, voir plantes : *Bouillon blanc*). Lorsque le malade est fatigué par des sueurs nocturnes, on lui donnera du phosphate de chaux, de l'huile de foie de morue, de la pulpe d'os de veau et surtout de l'air pur. Les malades devront installer chez eux un système d'aération conformément à notre principe, qui consiste tout simplement en une conduite dans le genre de tuyaux de gaz amenant de l'air pur à la bouche du malade. Il est regrettable de constater qu'en France il n'existe pas des sanatoria comme on en voit en Suisse, en Allemagne même (à Falkeinstein), sanatoria construits exclusivement pour des poitrinaires.

Pituite. (Voir *Maladies d'estomac.*) — Souvent ces vomissements sont dus à la présence dans l'arrière-nez de mucosités qui provoquent de la part des malades des raclements interminables. (Voir *Raclements de gorge.*)

Plaies. — Les plaies seront soignées par des compresses et des lavages antiseptiques, à l'eau de sureau boriquée ou phéniquée (ou au salyphène). La lochlorhydrose de Bonjour, pharmacien à Roanne, est une bonne spécialité qui remplace très avantageusement l'arnica, jusqu'ici employé. Une plaie bien soignée ne doit jamais être suivie de fièvre ou de complications. L'application de petites douches dans les recoins de la plaie par le masseur hydrothérapique a l'avantage de nettoyer cette plaie et d'activer la guérison en amenant la circulation plus rapide.

Pneumonie. (Voir *Fluxion de poitrine*.)

Point de côté. — Le point de côté, dont nous avons déjà parlé (voir *Fluxion de poitrine, névralgie*), sera traité par une ceinture élastique ordinaire munie d'une pelote en coton, ou encore par des frictions avec le mélange de Chéron : chloroforme, 10 grammes; alcool camphré, 35 grammes; éther, 10 grammes. On le calme encore par l'application de mouches volantes. On aura recours au besoin à l'emploi de cataplasmes sinapisés si le malade souffre trop. En général, si le point de côté n'est pas le symptôme de maladies graves (pleurésie, etc.), le malade se trouvera mieux de ne pas employer de vésicatoires.

Polypes. — On donne ce nom à des végétations, des excroissances des tissus qui se produisent sur tous les organes (nez, gorge, oreilles, urètre, matrice, etc.). On pratique si bien l'extraction des polypes sans épanchement de sang et aussi sans douleur aucune, qu'il nous arrive d'enlever des poly   des malades sans qu'ils s'en aperçoivent. Sitôt que les polypes para   il faut avoir recours à l'opération afin d'éviter leur trop grande exte   . (Voir l'article *Polypes du nez*.)

Rachitisme. — Le rachitisme est, en général, moins fréquent qu'on ne le croit. Souvent la poitrine des enfants est déformée par suite de mauvaise respiration et non par rachitisme, principalement quand ces enfants ronflent en dormant la bouche ouverte. Le mauvais développement des os et du corps est dû à une mauvaise nourriture et à une mauvaise hygiène.

Quoi qu'il en soit, le traitement à suivre est celui-ci : donner à l'enfant de l'os de veau pulpé, c'est-à-dire écrasé avec un marteau, de l'huile de foie de morue, une nourriture saine et régulière, des farineux; l'été, lui donner des bains de mer, l'étendre ensuite au soleil dans le plus grand repos, et le laisser dormir la fenêtre ouverte, tout en le couvrant bien.

Rage. — Voir les soins à donner et les renseignements utiles à l'article *Morsures;* diriger ensuite le malade sur l'Institut Pasteur.

Rétention d'urine. (Voir *Difficulté d'uriner*.)

Surdité. (Voir *Maladies des oreilles*.)

Régimes des maladies de peau, de la goutte, des plaies. (Voir ces articles en particulier.)

Rhumatisme aigu. — Aujourd'hui, on soigne les rhumatisants malades en leur donnant du salicylate de soude à la dose de 4 grammes par jour. C'est un des médicaments qui jugulent le mieux l'attaque de rhumatisme. On mettra sur la partie malade du liniment cité à l'article *Douleurs* et aussi de la teinture d'iode.

Rhumatisme chronique. — Lorsqu'il y a eu douleur prolongée dans une articulation, le mouvement, accompagné de douleurs plus ou moins vives, devient difficile. Le meilleur remède contre ces sortes de rhumatismes consiste à prendre les bains de boue de Saint-Amand (Nord) ou de Dax, ainsi qu'à user du massage fait suivant le système du Dr Madeuf par le malade lui-même (auto-masseur); les douches dans la position couchée sont encore utiles (comme à Bourbonne). Faire des frictions sur la partie atteinte, porter de la flanelle afin de garder chaude l'articulation malade. Mener une vie régulière, manger beaucoup de légumes, boire du lait et surtout s'entraîner par l'exercice.

Rougeole. — En cas de rougeole, on tiendra l'enfant à une température moyenne pour éviter en sortant le refroidissement. On lui bourrera le nez de pommade boriquée pour éviter les complications de l'oreille; s'il est assez grand, on le fera se gargariser avec de l'eau boriquée. On lui fera des douches de gorge, et à la moindre complication on appellera un médecin. Décoction d'orge coupée de lait comme boisson.

Sanatorium. — On donne ce nom à des établissements dans lesquels l'aération des appartements est aussi parfaite que possible. L'utilité de ces établissements est de ne faire respirer aux malades que de l'air pur, très pur. Il existe des malades dont le nez est disposé de façon à ne pouvoir respirer d'air froid sans s'enrhumer. Ces sanatoria ne peuvent admettre ces malades, car on ne chauffe même pas l'air. Notre système y pourvoit. Néanmoins, il est regrettable d'aller chercher à l'étranger un air qui n'est ni plus ni moins pur que le nôtre, alors qu'il serait si facile de le trouver en France et chez soi en général si les architectes changeaient le système d'aération des appartements.

Sangsues. — On appliquera les sangsues de la façon suivante : bien nettoyer à l'alcool la partie sur laquelle on veut les appliquer, laver ensuite à l'eau; placer les sangsues dans un verre à liqueur, et si l'on doit appliquer les sangsues sur un endroit plus limité, se servir d'un tube à sangsues. Pour les faire tomber, il suffit de mettre un peu de sel dessus. On arrête le sang par la compression ou encore par une solution d'antipyrine 1 pour 12. Si la plaie est tenue propre, *elle guérira sans laisser de marque*. On peut donc mettre des sangsues à la figure. Le massage contribuera à faire disparaître les traces de la piqûre.

Scarlatine. — On prendra les mêmes précautions que pour la rougeole. La scarlatine est une affection assez grave pour laquelle nous engageons le malade, s'il se trouve à Paris, à se faire conduire à un hôpital spécial. On recommande surtout de ne pas sortir trop vite une fois la maladie guérie. Il peut, dans ce cas, survenir des complications des reins et une mort rapide.

Sciatique. — On donne le nom de sciatique à une affection caractérisée par une douleur très vive partant du milieu de la fesse, suivant la partie postérieure de la cuisse, de la jambe pour arriver au pied. Dans le cas de sciatique, nous recommandons de porter un bas à varices fait de toile forte ou de caoutchouc. Des siphonnages au chlorure d'éthyle sur la partie atteinte sont utiles. Un bon remède consiste également à essayer de rapprocher violemment la jambe du malade de son visage (extension forcée du nerf sciatique). Comme remède à appliquer sur l'endroit où se manifeste la douleur, un liniment fait d'essence de térébenthine, 32 grammes ; huile de camomille, 64 grammes ; laudanum, 2 grammes. On frictionne avec ce mélange. Contre la récidive, on évitera le froid aux pieds ; on usera du massage soit fait par un professionnel, soit obtenu par le système du Dr Madeuf. L'hydrothérapie, par le même système, est également un bon préventif contre la sciatique. Les demi-bains très chauds, comme on les prend au Mont-Dore, sont utiles. Nous conseillons aussi au malade de faire suer la partie malade. Pour cela, il suffit de déposer un chauffe-pieds sous la jambe et avec un jeu de cerceaux ou entourer cette jambe de couvertures.

Scorbut. — Le scorbut est une affection qu'on observe rarement, si ce n'est sur les vaisseaux. On prescrit en général les soins d'hygiène. On donnera aux malades des végétaux frais, des oranges, des plantes anti-scorbutiques, du raifort, des ferrugineux ; on évitera des viandes fumées et salées. On enlèvera avec soin le tartre des gencives, on prendra les plus grands soins de bouche. Se servir de notre poudre saponine.

Scrofule. — Depuis la découverte du microbe de la tuberculose on n'attribue plus à la scrofule beaucoup de manifestations de la tuberculose ; de même, depuis qu'on connait davantage la syphilis, on retranche de la scrofule beaucoup de manifestations qu'on attribuait à cette maladie. Les scrofuleux ne sont pas des gens atteints d'une maladie spéciale : ils sont seulement plus aptes à prendre le germe de certaines maladies, telles que coryzas, rhumes, bronchites, affections du nez, des oreilles et de la peau. En général, les scrofuleux ont le teint pâle et les lèvres grosses, les glandes du cou tuméfiées. On leur donnera un air pur, on leur fera faire de la gymnastique. Le séjour au bord de la mer donne contre cette maladie des résultats surprenants. Nous sommes persuadé que par l'aération continue, même dans les villes, on arriverait à d'excellents résultats. Nous recommandons le vin de Malavant et l'hydrothérapie par l'auto-doucheur, et le massage soit par le système du Dr Madeuf, soit par un masseur de profession. L'huile de foie de morue devra être employée en grande quantité.

Sérum. — On donne ce nom au liquide qui reste lorsque le sang est coagulé. Nous recommandons les « sels du sérum » pour faire des injections des cavités vaginales, buccales, nasales et auriculaires. Depuis les travaux de Behring, Kitagalo, Roux, on a traité le croup avec les injections de sérum et avec grand succès, et tout nous fait croire que l'on traitera avec le même succès beaucoup d'autres maladies.

Sueurs nocturnes. — (Voir *Phtisie*.)

Syncope, Évanouissement. — En cas de syncope, coucher le malade, au besoin la tête plus basse que le corps, les pieds en l'air. On recommande surtout de donner la liberté de la respiration ; on enlèvera tout ce qui peut comprimer (corset, ceinture). Faire respirer de l'éther ; jeter avec force de l'eau très froide sur la figure ou la poitrine: faire respirer du vinaigre ou de l'eau de Cologne, de manière à provoquer les réflexes respiratoires ; ne pas avoir peur de flageller la figure du malade avec de l'eau froide en évitant de frapper les yeux ; lever les bras de manière à opérer la respiration artificielle. Lorsque le malade est revenu à lui, ne pas le remuer, car on provoquerait de nouveau la syncope.

Surdité. — (Voir article spécial.)

Teigne. — (Voir *Pelade*.)

Ténia. — (Voir *Ver solitaire*.)

Torticolis. — Le torticolis, que tout le monde connait, est rapidement guéri par un massage très doux de la région malade, en appliquant des compresses chaudes et en enveloppant de coton la partie atteinte. En cas de torticolis chronique, on fera une opération qui peut très bien guérir le malade : il s'agit de la section du muscle sterno-mastoïdien, section qui doit être faite par un chirurgien habile, à cause du voisinage des gros vaisseaux sanguins.

Toux. — (Voir *Bronchite*.)

Tumeurs. — Le mot *tumeur* est trop vague pour qu'il soit possible de donner soit une définition exacte, soit un traitement rationnel spécial. Se rapporter pour le traitement aux différents articles traités (cancers, chancres, lipomes, goitres, etc.)

Urticaire (*Fièvre ortiée*). — Dans cette maladie, le régime sera des plus importants. Éviter le poisson frais ou salé, boire quelques gouttes acidules ou du jus de citron. On se mettra à la diète lactée. Surveiller la constipation. Prendre du naphtol pour assurer la désinfection du tube digestif. Le régime seul guérit mieux que les remèdes. Si les places atteintes sont le siège de fortes démangeaisons, le malade y mettra de la poudre d'amidon et des compresses vinaigrées.

Varicocèle. — La varicocèle est un développement exagéré de toutes les veines du testicule. La circulation de retour est gênée, outre que la tumeur peut prendre un développement assez grand pour comprimer le testicule et en supprimer les fonctions (impuissance). Le malade se guérira par le port d'un suspensoir. On pourra faire mettre quelques pointes de feu sur la partie malade et même soumettre le malade avec précaution à l'hamamelis virginica.

Varices. — Dilatations veineuses. S'applique plus spécialement à la dilatation des veines de la jambe et des cuisses. Traitement : suppression des jarretières, port de ceinture abdominale, lotions froides.

Ventouses. — On applique très vite les ventouses en fixant par écrasement de son extrémité une allumette-bougie sur une pièce de 10 centimes posée sur la peau, de manière que la bougie soit perpendiculaire à la surface de la pièce. Enflammer l'allumette et la couvrir avec un verre. Pour aller plus vite, on entoure un crochet à dentelle d'un peu de coton hydrophile trempé dans l'alcool où l'on enflamme et on le passe dans un verre qu'on applique immédiatement après sur la peau.

Vers intestinaux. — Contre ces vers on donne du semen-contra ou des infusions de plantes vermifuges; on donnera aussi des lavements sucrés et des purgatifs. Par des lavements à la glycérine on peut débarrasser le rectum des oxyures ou petits vers blancs.

Verrues. — On traite les verrues par l'acide nitrique appliqué avec l'extrémité d'un bout de bois taillé en crayon; application tous les deux jours. On emploie aussi la chélidoine ou grande-éclaire; on peut encore gratter la verrue et la cautériser sans douleur, c'est la méthode la plus sûre et la plus rapide.

Vertiges. — Vertiges stomacaux, accompagnés de troubles de la vue, sont en général d'origine nerveuse ou auriculaire, etc. (Voir *maladies gastriques, nerveuses et d'oreilles*.)

Vérole. (Voir *Maladies intimes, syphilis*.)

Vomissements. — On donnera comme remèdes des boissons glacées, du champagne frappé; employer aussi la potion de Rivière; les gouttes acidules sont bonnes également. On vérifiera l'état du ventre, et quelquefois l'application d'une *ceinture* sera utile pour guérir les nausées constantes. On peut prendre également de la noix vomique; on fera avec succès des piqûres de strychnine et on aura surtout soin de bien aérer les appartements.

Vulvite. — On nomme ainsi une inflammation de la vulve. On lavera la vulve avec de l'eau d'écorce de chêne, on prendra des bains d'amidon, des injections fréquentes, et surtout on aura soin de maintenir sur la vulve un tampon de coton hydrophile qui absorbera le liquide au fur et à mesure qu'il se produira. On évitera avec le plus grand soin que les lèvres ne se touchent mutuellement. En général, il faut observer une hygiène des plus rigoureuses.

MALADIES DES YEUX.

Les maladies des yeux présentent souvent de nombreuses relations avec celles du nez. Les malades ne seront plus étonnés quand nous leurs dirons encore que les plus grands spécialistes, parmi lesquels nous citerons Galezewski, n'hésitent pas à conseiller l'extraction d'un chicot dentaire pour la guérison de certaines conjonctivites et du larmoiement. Ce qui prouve que souvent une affection est sous la dépendance d'une autre affection plus éloignée. Nul n'ignore qu'une écorchure faite au doigt du pied amène à l'aine un ganglion, ou qu'une piqûre faite au doigt amène sous le bras une grosseur et parfois un abcès. C'est pourquoi le malade qui sera atteint de blépharite, de larmoiement, de suppuration des glandes lacrymales, d'affections de la cornée, devra bien considérer que ces affections sont souvent sous la dépendance directe du nez. Si le malade mouche fréquemment, si la sécrétion nasale se fait plus abondante par une narine que par l'autre, s'il mouche des croûtes, ou enfin si les sécrétions sentent mauvais, il peut être certain que l'affection qu'il a aux yeux provient d'une de ces causes différentes. Les malades oubliant généralement cela, de même que la plupart des médecins, il nous est arrivé de guérir des affections rebelles des glandes lacrymales, de la paupière, en ajoutant simplement au traitement oculaire le traitement des fosses nasales par la douche intra-nasale. Mais pour le traitement il faut des appareils spéciaux comme ceux dont nous sommes l'inventeur et qui permettent d'atteindre non seulement l'intérieur du conduit nasal, mais aussi tous les culs-de-sac, tous les coins et recoins des muqueuses du nez.

Traitement des maladies des yeux. — Les affections des paupières, rougeurs, congestion, démangeaison, seront soignées avantageusement avec de l'infusion de plantain, une poignée dans un litre d'eau que l'on fera bouillir et qu'on emploiera très chaude. On se servira aussi avec avantage d'eau de camomille, d'eau de vigne, de mélilot, toujours très chaude; il sera bon de la boriquer en ajoutant deux cuillerées à bouche d'acide borique par litre et une cuillerée à café de sel de cuisine.

Le soir, on enduira les paupières de vaseline boriquée, que le malade fera soi-même. (Voir *Pharmacie pratique*.)

S'il s'agit d'un petit furoncle (compère loriot), les mêmes lotions seront employées; mais on maintiendra des cataplasmes de fécule ou de pulpe de guimauve boriquée ou non. On empêchera la récidive en touchant la rougeur avec un tampon de coton hydrophile (coton qui absorbe l'eau) enroulé autour d'une tige et à moitié trempé dans de la teinture d'iode. Boire de la tisane de gentiane et de saponaire. En cas de conjonctivite simple « courant d'air », on ajoutera au traitement par les plantes deux ou trois gouttes du collyre suivant :

Sulfate de zinc............ 0,10.
Eau .... 10.
Laudanum de Sydenham.. 5 gouttes.

Les personnes qui habitent les pays où il y a de l'aloès pourront employer « le *liquide vert* qui en coule »; elles en ressentiront le le plus grand bien. Nous leur demandons de nous communiquer le résultat pour l'ajouter à nos observations.

En cas d'ophtalmie purulente des nouveau-nés, on lavera les yeux à l'eau bien froide fréquemment, et on appellera le médecin au plus vite.

Pour les blessures de l'œil, voir *Corps étrangers*. Pour les autres affections, nous conseillons de voir un bon oculiste. Le malade peut s'adresser à nous pour lui en indiquer un excellent et sérieux, même à l'étranger.

CONSEILS ET RECETTES

CHAPITRE PREMIER.

Alimentation.

Boissons économiques.

Dans un tonneau de 230 à 240 litres, on met 25 litres d'orge germé ou drèche des brasseurs, introduit par la bonde (il est essentiel que dans le fond du tonneau, sur le robinet, il y ait un bouchon de paille ou toute autre chose qui empêche le robinet de s'engorger, ou mieux encore un robinet à pomme d'arrosoir); quatre jours après, on met neuf litres de graines de genièvre ou un kilogramme de coriandre qu'on laisse fermenter un mois, en prenant garde que le tonneau ne soit tout à fait plein. Cette boisson revient à 3 centimes le litre, et on a la faculté de pouvoir remettre de l'eau sur le marc avant que le tonneau soit épuisé.

Pendant les grands travaux de la moisson, on ne saurait trop recommander aux travailleurs d'éviter avec soin de boire de l'eau seulement. Voici une recette facile et économique dont on se sert avec avantage dans plusieurs fermes :

Pour 100 litres d'eau, on met 12 kilogrammes de mélasse, 125 grammes de fleur de sureau, 60 grammes de houblon, 500 grammes de baies de genièvre et 3 litres de vinaigre ou alcool. On mélange à froid dans un tonneau, après avoir préalablement délayé la mélasse. On laisse infuser quarante-huit heures sans boucher; on a seulement soin de remuer une ou deux fois. On peut ensuite mettre en bouteilles pour boire huit jours après. Il faut alors bien boucher les bouteilles et les laisser debout. Si la boisson reste dans le tonneau, on bouche également, et quinze jours après on peut tirer à la cannelle, qui sera munie d'un objet quelconque servant de passoire. On doit éviter avec soin les suintements du tonneau.

Cidre (altérations du).

L'*acidité*, qui provient de l'emploi en excès, lors de la fabrication, de pommes acides. Elle se produit aussi quand les fûts sont trop longtemps en vidange ou insuffisamment bouchés, surtout pour les cidres faibles ou de première récolte.

Le *trouble*, qui se produit dans les années froides et pluvieuses lorsqu'on a fait usage de pommes insuffisamment mûres. Dans ce cas, la fermentation est toujours incomplète et le cidre est bourbeux ou limoneux. Le remède consiste à développer une nouvelle fermentation alcoolique, en ajoutant, par hectolitre de cidre, 200 grammes de sucre dissous dans 2 litres; il ne reste plus après qu'à coller le liquide.

La *pousse*, qui est une fermentation secondaire qui se développe au printemps. On l'arrête en collant le cidre avec 60 grammes de cachou par hectolitre et en transvasant ensuite dans un fût bien soufré; l'acide sulfureux empêche de la sorte le fonctionnement des ferments nuisibles.

La *graisse*, qui produit des cidres visqueux et filants comme de l'huile, en même temps qu'ils acquièrent une odeur désagréable. Cette altération est due à l'insuffisance du tannin. Pour y remédier, on ajoute au liquide 10 grammes de tannin ou 30 grammes de cachou par hectolitre.

Le *noircissement*, qui se manifeste par une coloration noire ou brunâtre du liquide; on dit alors que le cidre *se tue*. Cette maladie est due à l'emploi, dans la fabrication, d'eau malpropre ou encore à la qualité des pommes employées renfermant beaucoup d'oxyde de fer, etc. On remédie à cette altération en ajoutant au cidre 20 grammes de tannin par hectolitre; ce corps se combine avec les oxydes de fer et forme un précipité noir au fond du fût; il ne reste plus alors qu'à soutirer, en ayant soin d'éviter toute agitation.

La *fleur*, qui est une maladie moins commune que les précédentes. C'est une moisissure formée de petits champignons blancs qui se développent surtout dans les fûts en vidange lorsque la température est élevée. Le cidre perd son alcool et devient plat. Pour éviter la fleur, il faut remplir complètement les tonneaux. Quand elle est déclarée, on soutire dans un autre tonneau soufré qu'on a soin de remplir complètement jusqu'à la bonde; mais il ne faut pas transvaser les moisissures qui se trouvent dans le premier fût.

Confitures de courges vertes.

On fait de bonne et saine marmelade, très nourrissante, avec les courges vertes à chair jaune, rappelant extérieurement les pastèques. On ôte la queue et les pépins, on pèle le fruit et on coupe la chair en très petits morceaux que l'on laisse cuire longtemps à feu doux avec leur poids de sucre, très peu d'eau, et le jus d'un ou de plusieurs citrons, suivant la quantité de courge.

Cure d'oranges (pour faire une).

On prend avant et après déjeuner le jus de deux ou trois oranges.

Farine (pour découvrir la falsification de la).

Prenez une tasse de farine et faites-la brûler. Le plâtre et la chaux se retrouvent seuls.

Farineux (composition des).

Les pois, les haricots et les lentilles contiennent moins d'amidon que les céréales, mais plus de substance azotée, et sont riches en phosphates et en sel; ils sont très nourrissants, mais ils ont besoin d'être bien cuits. Dans les climats chauds, on doit manger plus de légumes que de viande;

dans les climats froids, la nourriture animale et les graisses doivent être prises en plus grande quantité que les légumes. C'est d'ailleurs ainsi que le font les indigènes. L'Arabe mange des dattes, de l'orge ou du blé; l'Esquimau mange du lard.

Conservation des pommes.

Pour conserver les pommes, on peut les serrer dans une caisse les unes à côté des autres, sans pour cela qu'elles se touchent; il suffit ensuite de les séparer par de la sciure de bois passée au four pour qu'elle ait perdu son humidité. Les pommes conservées de cette manière, même à la cave, peuvent se garder jusqu'en mai et juin.

Fruits (usage de quelques).

Les figues ouvertes constituent d'excellents cataplasmes pour les brûlures et les petits abcès. On emploie pour le même usage une décoction de figues dans du lait. Les fraises et les citrons, appliqués localement, enlèvent le tartre des dents.

Les pommes soulagent les nausées, les vomissements causés par la grossesse et même le mal de mer. Elles calment immédiatement les nausées causées par le tabac. Les amandes amères contiennent de l'acide cyanhydrique et sont utiles dans le rhume, mais elles produisent assez fréquemment une sorte d'urticaire. L'huile de noix de coco est recommandée comme succédané de l'huile de foie de morue; elle est beaucoup employée en Allemagne contre la phtisie. L'épine-vinette, sous forme de boisson, est très agréable pour les fiévreux. La cure de raisins est très recommandée dans les congestions du foie et des maladies de l'estomac, dans la scrofule, la tuberculose, etc. Les semences de coing sont adoucissantes et astringentes : bouillies dans de l'eau, elles constituent une lotion adoucissante dans les maladies inflammatoires des yeux et des paupières.

Herbes (jus ou suc d').

On prend les plantes les plus fraîches, on les pile dans un mortier, on les passe dans un linge, on laisse reposer une nuit dans un vase long, étroit, on décante ou bien l'on filtre au papier. La chicorée, le pissenlit, le fumeterre, le trèfle d'eau dépurent le sang en fortifiant; le cochléaria, le cresson, le bécabunga dépurent en excitant; la laitue, la poirée, le cerfeuil, le pourpier, l'oseille dépurent en rafraîchissant.

Lait stérilisé.

On stérilise le lait en mettant des bouteilles en verre fort, bien bouchées, dans un bassin d'eau froide salée fortement; on met le bassin sur le feu, on fait bouillir l'eau un quart d'heure, on laisse refroidir l'eau du bassin avant d'en tirer les bouteilles. Le lait stérilisé est employé dans l'allaitement artificiel.

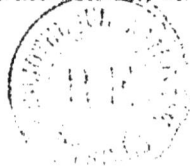

4

LACTO-STÉRILISATEUR SOUS PRESSION
DU PARFAIT NOURRICIER.

Seul appareil qui conserve au lait toute sa saveur, toutes ses qualités digestives, et détruise tous les microbes dangereux.

Principe de la stérilisation du lait. — Les microbes du choléra infantile, de la diarrhée verte, de la diarrhée infectieuse et des autres maladies qui font périr les nourrissons, sont tués, ainsi que leurs germes, par une température supérieure à 70 degrés centigrades. Du lait chauffé au-dessus de 70° est donc stérilisé.

Principe de la chauffe sous pression. — Malheureusement, on

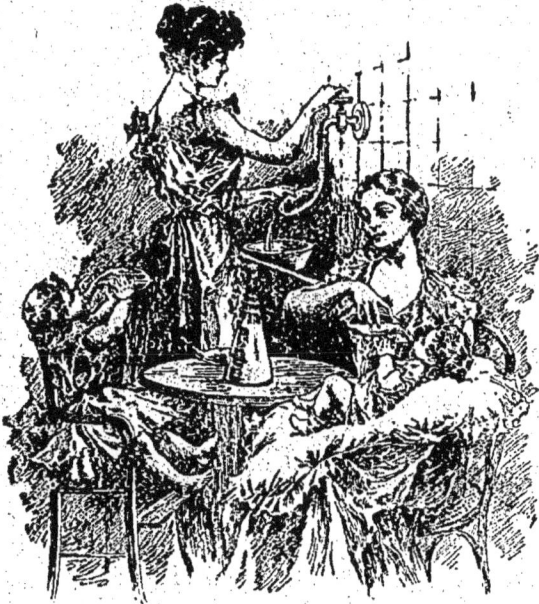

ne peut pas chauffer du lait à l'air libre sans dénaturer ce liquide délicat et le rendre ainsi beaucoup moins digestible pour le nourrisson. Une partie de son eau de constitution s'évapore, ses albumines se transforment, ses graisses s'oxydent, ses lactoses se caramélisent. Ce n'est plus du lait naturel. Il rend malades beaucoup d'enfants.

En pratiquant, au contraire, la chauffe en vase clos et par conséquent sous pression, le lait ne se dénature pas. Il reste après la chauffe ce qu'il était avant au point de vue de sa constitution, et il est, en outre, débarrassé de tous ses germes malsains et dangereux. Il est stérilisé tout en demeurant naturel.

Le Lacto-Stérilisateur sous pression est donc le seul stérilisateur dont on doive se servir. Il est le complément du biberon le Parfait Nourricier. Avec ces deux instruments, un nourrisson est à l'abri de tout danger.

Conservation indéfinie du lait. — Pour obtenir la conservation du lait pendant plusieurs jours et même pendant des semaines, il ne suffit pas de tuer tous les microbes des maladies dangereuses. Ces microbes périssent, comme on l'a vu plus haut, lorsque la température du lait a dépassé 70° C. Il faut encore détruire les divers ferments qui, sans être dangereux par eux-mêmes, amènent en peu de temps la décomposition du lait. Ces agents de la fermentation lactique ne périssent qu'au delà de 100° C. Il faut donc maintenir le lait sous pression, pendant au moins une heure, à une température supérieure à 100°, de manière à tuer non seulement les microbes, mais encore leurs germes qui sont plus résistants.

Mode d'emploi du Stérilisateur sous pression. — On remplit de lait la bouteille jusqu'à la bague qui se trouve sur le goulot, afin de laisser un espace vide pour la libre dilatation du liquide, et, après l'avoir soigneusement fermée, on place ladite bouteille au bain-marie, en ayant soin, pour éviter la casse, de la faire reposer sur un fond de bois et de faire chauffer progressivement l'eau dans laquelle elle est plongée.

La bouteille est fabriquée et construite de telle sorte que, lorsque l'eau du bain-marie a été en ébullition *pendant une demi-heure,* la température du lait a dépassé 75° C. On peut alors retirer la bouteille. Le lait est sain désormais. Il est stérilisé suffisamment pour la consommation du nourrisson.

Si l'on veut conserver longtemps le lait et, pour cela, tuer tous les ferments qu'il peut contenir, il faut alors jeter dans l'eau du bain-marie quelques grosses poignées de sel de cuisine, environ 400 grammes par litre d'eau. Dans ce cas, la température d'ébullition de l'eau s'élève au-dessus de 100°. Quand le *Lacto-Stérilisateur* est demeuré *une heure* dans cette eau, le lait qu'il contient a dépassé lui-même 100°. Il est absolument débarrassé de tous les germes vivants. Il n'y a plus qu'à le tenir très rigoureusement bouché jusqu'au moment où on veut le consommer.

Le *Lacto-Stérilisateur sous pression* du Parfait Nourricier est aujourd'hui d'une perfection si complète et d'un maniement si simple qu'on peut le mettre entre les mains des nourrices les plus stupides. Il leur suffit de savoir ce que c'est qu'une *demi-heure* pour pouvoir le faire fonctionner. Le lait stérilisé sans être dénaturé se trouve mis ainsi, sans frais, à la portée de tout le monde.

On peut toujours se procurer un Lacto-Stérilisateur du Parfait Nourricier, quand il ne s'en trouve pas dans la localité où l'on habite, en s'adressant au Parfait Nourricier, rue Rochechouart, 70, Paris.

Lait (précautions pour faire bouillir le).

Voici un moyen pour faire bouillir du lait sans avoir besoin de le surveiller pour l'empêcher de *monter :*

Dans votre vase, mettez dans le lait un entonnoir, la partie aiguë en l'air, et faites bouillir votre lait qui montera dans l'entonnoir, sortira par l'orifice et retombera le long du cône jusque dans le récipient sans jamais se renverser.

On rend le lait, bouilli ou non, plus facile à digérer en le buvant par cuillerées à café.

Lait de poule.

A la suite d'un rhume persistant, d'une maladie de poitrine, d'une convalescence mal terminée, d'une cause quelconque d'épuisement enfin, on éprouve le besoin d'un réconfortant.

Mettre dans un bol deux jaunes d'œufs bien frais ; sur ces jaunes, verser une petite cuillerée d'eau froide, avec laquelle on les délaye, en fouettant.

D'autre part, faire chauffer l'eau en quantité correspondant à la contenance du bol, et dans laquelle vous aurez préalablement mis cinq cuillerées à bouche de sucre pilé ou cinq gros morceaux de sucre ordinaire.

Avant que cette eau soit bouillante, la jeter lentement sur les jaunes d'œufs battus, en ayant soin de tourner le mélange sans interruption.

Ajouter enfin une cuillerée de bonne eau-de-vie, en continuant d'agiter, et boire tout chaud.

Prendre régulièrement ce lait de poule le soir au coucher et le matin avant le lever.

Ortie.

L'ortie, qui est fort mal vue des agriculteurs, rend cependant des services. On en peut manger les jeunes feuilles, en tisser la tige, et les jockeys en mêlent la graine à la nourriture de leurs chevaux, afin de donner à ceux-ci un poil lisse. Les racines lavées ou mêlées de sel commun fournissent une teinture jaune. L'ortie constitue un aliment très sain pour les jeunes bêtes à co... . l' croit dans les sols les plus arides, ne demande aucune culture, tous   t mps lui sont bons et elle apparaît de bonne heure au printemps. Pour les bestiaux, il faut qu'elle soit nouvelle, car si les tiges sont trop dures et trop sèches, les bêtes n'en veulent pas. En Irlande, on mange l'ortie comme légume pour se préserver de la fièvre.

Oseille.

L'oseille a, par son acidité, des propriétés tempérantes qui la font employer en tisane dans les fièvres bilieuses et inflammatoires.

Le bouillon aux herbes, fait ordinairement avec des feuilles d'oseille, est un excellent laxatif, et il serait bon d'en boire quelques tasses aux changements de saisons. Son usage est interdit aux goutteux.

CHAPITRE II
La Beauté.

Acné rosacé.

La couperose ou acné rosacé est une affection de l'épiderme assez difficile à guérir radicalement; on peut néanmoins la modérer au moyen de la préparation suivante :

Magistère de soufre........................	4 grammes.
Tannin pur................................	2 —
Glycéré d'amidon..........................	50 —
Eau de Cologne............................	quelques gouttes.

Renouveler l'application de cette pommade au moins quatre fois par jour.

Cheveux.

Ne vous frisez pas les cheveux au fer, cela les crispe et les dessèche.

Cheveux.

Il est bon de se laver la tête une fois la semaine avec du vinaigre distillé délayé dans de l'eau; cela nettoie bien la tête et fait croître les cheveux. Il vaut mieux employer pour se frotter la tête un morceau de flanelle qu'une éponge. Notre auto-doucheur spécial pour le lavage de la tête est l'appareil le plus commode et le meilleur marché.

Cheveux (contre les pellicules des).

Pour enlever les pellicules du cuir chevelu et en même temps entretenir la vitalité du cheveu, rien ne vaut les frictions d'alcool à 96°. Si les cheveux sont devenus rares, on pourra, pour exciter leur pousse, ajouter à l'alcool un dixième de son poids d'acide salicylique.

On parfumera à volonté avec quelques gouttes d'essence de rose ou de bergamote.

Cheveux (pommade pour la conservation des).

Les pommades et les cosmétiques fabriqués avec des produits d'une qualité douteuse attaquent le cuir chevelu.

Les matières rances qui entrent dans leur composition produisent souvent une desquamation de la peau.

Voici une pommade pour la conservation des cheveux, aussi simple que salutaire :

Moelle de bœuf...........................	70 grammes.
Huile de ricin............................	30 —
Teinture de benjoin.......................	10 —

Faites fondre au bain-marie et laissez refroidir.

Cold-cream.

Le cold-cream d'un aspect satisfaisant et qui présente sur les autres l'avantage de ne pas rancir, se compose ainsi :

Mucilage de coing. .... 40 grammes.
Savon amygdalin. .... 1 —
Acide stéarique....................... 10 —
Glycérine. .... 2 —

Le cold-cream, souvent mal préparé et toujours fort cher, se prépare de la façon suivante :

Huile d'amandes douces................. 500 grammes.
Eau distillée de roses. .... 500 —
Cire blanche........................... 28 —

Essence de roses, quelques gouttes.

Dans le cold-cream à l'amande on remplace l'essence de roses par l'essence d'amandes, dans celui à la violette on se sert d'eau de violettes et d'huile.

Dents. (Voir *Calme-Douleurs*.)

La première chose nécessaire pour se conserver saines et belles les dents et les gencives, c'est d'éviter l'usage des dentifrices dont on ne connaît pas absolument la composition. Quelques personnes usent de temps en temps de charbon de bois; mais cette pratique ne peut être trop recommandée, car toute substance rude altère l'émail des dents, lesquelles sont alors dans les meilleures conditions pour se couvrir de tartre. Le grand point, c'est de conserver l'émail intact et parfaitement lisse.

Ne vous brossez pas les dents avec de l'eau chaude; l'eau froide ou tiède est un meilleur tonique pour les gencives. Brossez toujours avec un mouvement de haut en bas et jamais latéralement, et évitez avant tout les brosses très rudes et très larges. Les brosses douces et de moyenne taille sont meilleures pour les gencives.

Si l'on a des dents malades, il se mêle continuellement à la nourriture des bactéries et du pus, et il est logique de supposer que beaucoup de troubles gastriques sont aggravés et peuvent même être causés par ce mélange. Que ceux qui connaissent le prix de l'air pur et d'une nourriture saine se rendent bien compte que l'air qui passe par des bouches mal entretenues, aux dents négligées, est presque aussi pollué que celui qui circule dans une foule, et que chaque bouchée amène dans l'estomac des millions de bactéries. La stérilisation des aliments devient inutile pour les malades qui ont des abcès dans la bouche ou dont les dents sont couvertes de tartre mêlé de mucus et de pourriture en décomposition.

Dentifrice.

Prenez :

Quinquina surfin en poudre très fine...... 15 grammes.
Charbon de saule...................... 15 —
Cannelle fine.......................... 4 —
Essence de menthe anglaise.............. 1gr25

Mêlez exactement pour une poudre homogène.

Mode d'emploi. — Imbibez une brosse à dents très douce dans de l'eau-de-vie pure ; prenez la poudre et nettoyez les dents, non pas en frottant en travers, ce qui les déchausse, mais nettoyez les dents de la mâchoire

supérieure, en les frottant de haut en bas, et celles de la mâchoire inférieure, de bas en haut. Par ce procédé, vous conservez les gencives intac-
tes et ne déchaussez pas les dents.

Eau de Botot.

Semences d'anis........................ 80 grammes.
Girofle................................ 20 —
Cannelle concassée...................... 20 —
Huile volatile de menthe................ 10 —
Faites infuser pendant sept à huit jours dans :
Alcool................................. 1 litre.
Filtrez et ajoutez :
Teinture d'ambre....................... 10 grammes.
Quelques gouttes dans un verre d'eau pour rincer la bouche.

Eau de toilette.

Lorsque vous mangez des oranges, gardez les écorces. Lavez-les bien et
jetez-les dans votre broc à eau de toilette, pendant quelques heures.
Vous vous procurerez ainsi à peu de frais une eau de toilette rafraîchissante et tonifiante.

Émanateur héliçoïdal.

Cet **Émanateur,** appareil qui développe 3m2500 d'évaporation, est
ordonné par les méde-
cins pour saturer l'air
des principes balsami-
ques et antiseptiques
renfermés dans le gou-
dron de Norwège pur,
auquel ils font ajouter
souvent de la créosote,
de l'essence de térében-
thine, de l'eucalyptol et
tous produits donnant
de si beaux résultats
dans les affections de la
gorge, des *voies respi-*
ratoires et *affections de*
poitrine, angines, bronchites, asthmes, coqueluches, etc., ainsi que
dans toutes les maladies contagieuses qui se transmettent par les microbes de ces maladies. L'appareil se trouve chez M. Delage, parmacien,
7, rue de la République, Paris.

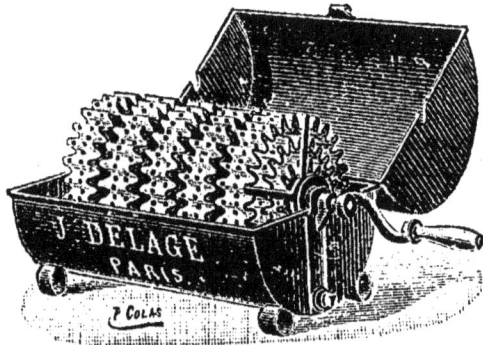

Gencives *(soins à donner aux).*

Lorsque les gencives se ramollissent et se détachent pour ainsi dire
des dents, il faut se hâter d'enrayer le mal, car les dents tomberaient en
très peu de temps.

Dans ce cas, on fera pénétrer entre les dents, à l'aide d'un petit pin-
ceau, de la teinture d'iode. On renouvellera cette opération plusieurs fois

par jour, après avoir eu le soin de bien se nettoyer la bouche. Si on n'est pas bien sûr de sa main, il faut confier l'opération à un dentiste habile.

Lèvres (pommade pour les).

La pommade la plus simple pour rendre aux lèvres la souplesse que le hâle ou le froid leur aurait fait perdre, est un cérat composé d'huile d'amandes douces et de cire blanche, coloré par l'orcanette, et aromatisé d'essence de roses.

Mains (contre la sueur des).

Onction avec :

Eau de Cologne. . . . . 120 grammes,
Teinture de belladone. . . . . 15 —

Mains.

Les femmes qui ont les mains rudes feront bien d'observer les règles suivantes : « Ne mettez jamais les mains dans de l'eau très chaude ou très froide; si le temps est froid, n'exposez pas à l'air vos mains humides. Cela ne prend pas une seconde de les rincer et de les essuyer avec un essuie-mains bien doux. Le soir, enduisez-les de vaseline. »

Mains gercées (pâtes pour les).

Mélanger 100 grammes de graisse de porc non salée et bien lavée d'abord dans de l'eau ordinaire, puis dans de l'eau de roses, avec deux jaunes d'œufs frais et une cuillerée à soupe de miel. Battez le tout et y mettez assez de farine de seigle ou d'amandes pour faire une pâte épaisse dont on s'enduira les mains le soir en se couchant,

Mêlez un quart de livre de lard doux et de l'eau de roses, deux jaunes d'œuf et une grande cuillerée de miel; ajoutez autant de farine d'avoine ou de pâte d'amandes qu'il en faut pour faire une pâte molle. Si vous en usez constamment, vous entretiendrez la douceur et la blancheur de vos mains.

Ongles (les).

L'usage interne du soufre est excellent quand les ongles sont ternes et cassants.

L'habitude de se ronger les ongles est préjudiciable à leur beauté et peut même amener à la longue une déformation de la dernière phalange.

On peut contrarier le développement de cette habitude en frottant l'extrémité des doigts avec une substance amère, aloès, pied d'artichaut, sulfate de quinine, macération de *quassia amara*.

Ces deux dernières substances valent mieux parce qu'elles sont incolores.

Si l'enfant s'obstine dans cette habitude, faites-lui porter des gants dans la maison.

La meilleure manière de se blanchir les ongles consiste à les frotter chaque soir avec une tranche de citron fraîchement coupée et les laver à l'eau chaude le matin.

Peau.

Pour les taches sur la peau, mêlez le jus d'un citron avec de la crème et appliquez.

Aucun inconvénient à l'usage du jus de citron et de l'alcool pur quand on a la peau huileuse. L'emploi de la fécule est aussi rafraîchissant et recommandable, mais les poudres ne sont utiles qu'après les onctions de corps gras.

Un peu d'ammoniaque dans de l'eau tiède adoucit et nettoie la peau.

Rides.

Pour retarder l'apparition des rides, il est très recommandé de s'asperger, avant de se mettre au lit, le visage pendant un quart d'heure avec de l'eau chaude. Il est bon aussi, six ou sept fois par jour, de laisser le visage en repos pendant cinq minutes, en fermant les yeux et en ne pensant à rien. Le meilleur système est le massage.

Taille (beauté de la).

Il n'est pas toujours possible de surveiller d'assez près la tenue d'un enfant pour empêcher ces déformations de la taille, qui sont toujours disgracieuses lorsqu'elles ne sont pas suivies d'accidents graves.

On en viendra facilement à bout en obligeant l'enfant à faire, chaque matin, pendant quelques minutes, l'exercice gymnastique, qui consiste à élever et à abaisser, sans flexion, les bras au-dessus de la tête en tenant dans chaque main une haltère d'un poids proportionné à la force de l'enfant.

Cet exercice produit les plus heureux effets.

Teint (beauté du).

Quelle est la femme qui ne désire pas avoir un teint « où les lys le disputent aux roses? »

Il est facile d'obtenir ce résultat en se lavant habituellement le visage avec de l'eau chaude, additionnée de quelques gouttes de *teinture de benjoin*.

En laissant cette lotion sécher sur la peau, elle la rend claire et brillante et la protège efficacement contre le hâle.

Vinaigre des Quatre-Voleurs.

30 grammes de sommets de romarin séché, 30 grammes de feuilles de sauge, 16 grammes de fleurs de lavande séchées, 6 grammes de clous de girofle, un quart de vinaigre distillé. Laissez reposer pendant sept jours, pressez et filtrez.

Yeux (conseil pour conserver l'éclat des yeux).

Un certain nombre de dames, à l'imitation des femmes d'Orient, cherchent à donner à leur regard l'éclat qui lui manque en faisant usage de noir qu'elles étendent autour des paupières. Ce maquillage est rarement réussi; il est préférable d'avoir recours aux moyens hygiéniques, d'éviter les longues veilles et le port des voiles blancs.

CHAPITRE III.

Hygiène de l'individu.

Conseils d'un docteur du dix-huitième siècle à une femme nerveuse.

Aucune drogue, mais beaucoup de précautions. Avez-vous une maladie aiguë? Point du tout. Qu'avez-vous donc? L'énervement d'une vie trop échauffante et trop facile. Vous avez employé à satiété les antispasmodiques, l'eau de la reine de Hongrie et les gouttes d'Hoffmann, le musc et l'éther. Vous avez vécu, sous prétexte de vous réconforter, de coulis savants et de viandes à sauces compliquées. Pour éviter toute fatigue, il vous a déplu de vous déplacer autrement qu'en carrosse. A ce jeu, vous avez gagné l'épuisement. Croyez-moi, renoncez à un tel régime. Ne mangez que des viandes préparées à la façon des pauvres. Sevrez-vous d'excitants et, par-dessus tout, marchez, marchez sans cesse, exténuez-vous. Rien ne vaut, pour se fortifier, l'exténuation du mouvement. Et puis, couchez-vous de bonne heure et levez-vous de bon matin; élevez vos enfants vous-même, si vous en avez. Ne vous agitez plus, mais occupez-vous; bêchez votre jardin si vous n'avez pas mieux à faire; revenez, enfin, aux naturelles disciplines, et je vous promets que vous vous porterez à ravir. Une société où l'on vit mal est une société où les santés se perdent.

Contusions.

Si vous voulez qu'une contusion ne devienne pas noire, appliquez-y un linge trempé dans de l'eau de guimauve aussi chaude que possible. Faites cela immédiatement et massez la partie contuse.

Corset.

L'Académie s'étant beaucoup occupée dernièrement des causes de la dépopulation de la France, nous croyons devoir attirer l'attention sur une cause qui paraît exercer une grande influence sur la diminution de la population indigène de la Nouvelle-Zélande. C'est, croit-on, le corset qui est cette cause. Voici comment :

Les associations de femmes missionnaires anglaises se sont singulièrement multipliées dans les tribus maories. L'un des premiers enseignements que ces femmes missionnaires ont donnés à leurs sœurs des mers du Sud a été l'usage du corset.

Les Maories, avec leur nature primitive, ont tout naturellement porté à l'excès le serrage du corset qui est devenu pour elles une véritable machine à compression. De là les avortements de plus en plus fréquents et une diminution notable de la natalité.

Nous reconnaissons pourtant que les femmes ayant toujours porté des corsets sont dans l'impossibilité absolue de se passer de cet appareil; mais qu'elles aient alors recours à un corset bien compris, qui soutienne sans comprimer. Il est encore une manière de mettre le corset de façon à paraître avoir la taille très fine **sans** être aucunement serrée. S'adresser pour les corsets hygiéniques et la manière de s'en servir à Mme Paugam, 51 *bis*, avenue de la République, Paris.

Douche.

Il faut qu'une douche ne soit pas trop forte; un réservoir placé à douze mètres de haut suffit. La température de l'eau doit être de 4 à 8°. Pour avoir une telle eau en été, il suffit d'avoir un réservoir souterrain profond, c'est-à-dire un puits. N'importe quelle eau, même l'eau de mer, peut servir.

La douche est bien préférable au bain. Se servir pour l'usage courant de l'auto-doucheur du Dr Madeuf, qui règle la durée de la douche.

Il ne faut pas perdre de vue que les bains, quelque hygiéniques qu'ils soient, ne sont pas sans comporter certains risques, surtout lorsqu'il s'agit de bains froids.

Même en plein été, il faut éviter de se baigner trop souvent ou de rester dans l'eau trop longtemps.

Les mères feront bien de défendre à leurs jeunes enfants de se baigner plusieurs fois par jour, surtout s'ils sont délicats et portés aux maladies de cœur ou aux maux de tête.

Digestion.

Les digestions défectueuses sont souvent dues à de la faiblesse musculaire. Lorsque tel est le cas, favorisez le développement musculaire par un exercice régulier en plein air. S'il y a une altération du suc gastrique, il faut observer un régime sévère.

La régularité dans les repas est de première importance. Si vous vous sentez l'estomac chargé et une lourdeur dans la région gastrique, mangez peu. Si le lait paraît vous donner de bons résultats, nourrissez-vous pendant une ou deux semaines seulement de lait avec du pain, grillé ou non, et promenez-vous. Quelquefois, il est bon de se reposer une demi-heure après chaque repas en se mettant sur l'estomac une compresse d'eau chaude. Il est bon aussi de frictionner l'estomac et le ventre.

Le massage abdominal (appareil du Dr Madeuf) produit aussi contre les mauvaises digestions habituelles et la constipation les plus heureux effets.

Eau chaude.

L'eau chaude est un des meilleurs agents thérapeutiques.

Un bain chaud en se mettant au lit, même par les brûlantes soirées d'été, guérit mieux de l'insomnie que la plupart des drogues.

L'inflammation cède presque toujours à des compresses d'eau très chaude, compresses entretenues continuellement.

De l'eau très chaude cicatrise les blessures et, en outre, si elle est propre, et elle doit l'être, elle aide à stériliser la plaie. L'eau bouillie peut être employée pour laver toutes les plaies.

Un mauvais estomac se trouvera presque toujours bien d'un verre d'eau chaude.

Écorchures.

Laver la plaie à l'eau chaude bouillie et recouvrir de vaseline boriquée.

Fenêtres ouvertes la nuit (les).

Tenez votre fenêtre ouverte ou entr'ouverte pendant la nuit, de façon toutefois que l'air n'arrive pas directement sur votre lit. Combien de gens s'obstinent à respirer un air vicié et souillé pendant leur sommeil, quand il leur serait si facile de s'habituer tout doucement à laisser leur fenêtre entr'ouverte. C'est un préjugé que l'air nocturne est malsain.

Ce qui a donné lieu à cette opinion, c'est que l'air de la nuit, étant généralement humide et froid, peut donner lieu à des refroidissements, des courbatures, des maux d'yeux et d'oreilles, etc.

Le système du Dr Madeuf, célèbre spécialiste pour les maladies de la gorge, du nez et des oreilles, permet à tous de se procurer la nuit de l'air très pur artificiellement réchauffé.

Froid aux pieds.

On se garantit du froid aux pieds l'hiver, dans les appartements, en se servant de petits bancs un peu hauts : on garantit ainsi les pieds des courants d'air qui passent sous les portes.

Le massage, les lotions froides (auto-doucheur du Dr Madeuf), faites quotidiennement, rendent beaucoup moins sensibles au froid.

Manger trop vite (danger de).

Tôt ou tard on se trouve mal de manger en hâte, l'esprit préoccupé, de mastiquer imparfaitement, de faire des repas à heures irrégulières, de consommer avec excès, de manger au milieu de la nuit. La nature avertit qu'on transgresse ses lois par de mauvaises digestions, des vomissements, des coliques, de la diarrhée.

Nerfs (pour calmer les).

Cette méthode ne serait probablement pas bonne s'il s'agissait de personnes faciles à congestionner. Elle consiste à exercer avec les doigts une pression de chaque côté du cou au-dessous de l'oreille : on comprime ainsi les vaisseaux sanguins qui charrient le sang au cerveau. On peut aussi nouer un essuie-mains de façon à ce que les nœuds compriment les veines au-dessous de l'oreille. Mettez au repos la tête dans une position commode et le sommeil viendra bientôt vous visiter.

Comme moyen plus efficace, nous conseillons de prendre avant de se coucher une douche tiède, ou mieux froide, avec l'auto-doucheur du Dr Madeuf.

Pieds (hygiène des).

La marche échauffe les pieds, la station debout les fait enfler. Il y a différentes sortes de bains de pieds, et les médecins ne sont pas toujours d'accord sur la valeur qu'on leur attribue. L'eau chaude rend les pieds plus gros parce qu'elle y attire le sang; aussi, si l'on veut mettre des souliers étroits, il ne faut pas le faire en sortant les pieds d'un bain. Un bain de pieds chaud avec du sel repose presque autant qu'un somme.

Remuez les pieds dans l'eau jusqu'à ce que celle-ci refroidisse un peu, séchez-les avec un essuie-mains rude, mettez des bas blancs, d'autres chaussures. Il y a des personnes qui, pour se défatiguer, se plongent les pieds dans de l'eau très froide et les y laissent jusqu'à ce qu'elles éprouvent une sensation de chaleur. Les bains de pieds, avec un liquide spiritueux, sont en usage parmi les danseurs, les acrobates, et les grands marcheurs.

Les lotions à l'alcool sont excellentes contre la transpiration des pieds.

Repas (le repos avant et après les).

Reposez-vous une demi-heure avant et après chaque repas.

Saisons (influence des).

Vers la fin de l'hiver et la venue du printemps, presque tout le monde se sent languissant, perd l'appétit, et éprouve une sorte de répulsion pour les mets habituels. Ceci doit être interprété comme un avertissement de la nature. Il faut changer son alimentation, manger le plus possible de fruits frais et de légumes. Le cresson d'eau se trouve un peu partout et c'est un des meilleurs aliments de printemps. Chacun peut facilement se procurer des laitues et des légumes verts.

Sommeil (puissance curative du).

Le sommeil prolongé peut être considéré comme le pivot du repos cérébral physiologique. Il peut être combiné avec une suralimentation scientifique et systématique, de telle sorte que la réfection du cerveau épuisé s'opère d'une façon physiologique dans l'intervalle d'un repos inconscient. Comme la quantité de sommeil est en rapport direct avec l'activité vitale des organes, plus l'épuisement cérébral est considérable, plus le sommeil doit être prolongé, joint à une médication modérée et à l'hydrothérapie. Le sommeil n'est jamais provoqué artificiellement par l'emploi des sédatifs.

Comme appareil d'hydrothérapie, nous recommandons l'auto-doucheur du Dr Madeuf. Il est essentiel pour bien dormir de coucher sur un lit dur et de manger peu au repas du soir.

Tabac.

Le tabac contient une huile volatile, un alcali volatil et une huile empyreumatique. Nous savons que cet alcali volatil c'est la nicotine. Les trois sont dangereux. La proportion de poison est moindre dans les meilleurs cigares de la Havane. Si vous avez le cœur malade, abandonnez absolument le tabac.

Le fumeur qui crache beaucoup provoque chez lui des digestions défectueuses, avec toutes leurs suites.

Le fumeur qui avale sa salive aussi vite qu'elle est sécrétée, absorbe plus de poison que le fumeur qui crache.

Avant de rallumer un cigare en partie brûlé et qui s'est éteint, soufflez dans le cigare de tous vos poumons.

Le tabac fumé dans une pipe neuve à longue tige ou suivant la mode turque du filtrage par l'eau, est moins nuisible que le tabac du cigare.

Tabac à jeun

Quel que soit le mode de fumer dont on fasse usage, fumer à jeun, sous prétexte « de chasser le mauvais air », est une fort mauvaise chose. C'est une habitude qui peut porter une atteinte considérable à la santé.

Avis aux fumeurs.

Ventilation (nécessité de la).

Ouvrez vos fenêtres, ne fût-ce qu'une heure, et quelque temps qu'il fasse. Une foule de gens meurent lentement empoisonnés par l'air vicié. L'haleine condensée sur les vitres dans une chambre dont les fenêtres sont restées closes présente au microscope une foule de microbes identiques à ceux qui pullulent sur les ordures et exhale, lorsqu'on la brûle, une odeur de cheveux roussis. Dans la plupart des maisons on ne tient pas compte de la nécessité de ventiler, les fenêtres sont rarement ouvertes quand il fait froid, et l'inhalation des matières putrescentes est continuelle.

Vie rustique.

La vie rustique est très favorable à la santé quand on habite la campagne, en joignant à la pureté de l'air, aux exercices virils, à l'absence de fatigues intellectuelles tous les avantages d'un grand confortable et d'une nourriture excellente.

L'absence de surexcitation cérébrale et nerveuse est surtout, pour l'homme qui habite la campagne, une cause de bonne santé et de longévité.

Voix.

Cultiver sa voix, c'est améliorer sa santé. En travaillant à corriger les organes vocaux, en apprenant à détruire les défectuosités de la parole, en cultivant enfin sa voix avec méthode, on surmonte très souvent une faiblesse chronique des poumons et l'on vient à bout des maux de gorge invétérés.

Si vous avez l'haleine courte, que vous vous fatiguiez aisément, que vous soyez délicat et enclin à tousser, mettez-vous entre les mains d'un professeur de chant judicieux ; cela vaudra mieux que les soins de n'importe quel médecin. Cherchez un homme ou une femme qui ait appris comment se servir des poumons et comment travailler jusqu'à ce que la nouvelle respiration devienne une habitude. La respiration est au système en général ce qu'est la pureté de l'air à la salubrité d'une chambre. Des médecins bien connus envoient à des professeurs de chant leurs malades de la gorge et des poumons pour leur faire enseigner la manière de respirer.

CHAPITRE IV.

Alimentation des enfants et soins à leur donner.

Allaitement.

La majorité des mères est apte à nourrir le petit enfant et doit considérer cela comme un devoir sacré. Peu de mères se préoccupent suffisamment de l'influence que peut avoir leur propre état de santé sur la nature et la quantité de lait fournie à l'enfant. Le lait n'est pas un liquide qui demeure toujours identique à lui-même. Il ressemble au sang, en ce sens qu'il est plus ou moins nourrissant suivant la nature de ses composés.

Bouillie des enfants.

Les bouillies de farine que l'on donne aux jeunes enfants constituent souvent une nourriture trop forte pour leurs petits estomacs; la fécule elle-même n'est pas toujours assez légère. Lorsqu'un enfant est délicat, il est préférable de lui préparer de la bouillie avec de la fine fleur de farine de maïs ou d'avoine maltée, qui offrent un aliment léger et nutritif. Jamais il n'est permis de donner de la bouillie à un enfant dont la dentition n'est pas commencée.

Jusqu'à l'apparition des premières dents, le bébé ne doit prendre que du lait, rien que du lait. C'est parce que cette règle est constamment oubliée que l'athrepsie emporte tant de petits enfants au cimetière.

Eau froide (effets de l').

Lavez vos petits enfants le matin à l'eau froide avec l'auto-doucheur du Dr Madeuf, et, le soir, avec de l'eau tiède.

Donnez aux petits enfants de l'eau à boire pendant les chaleurs pour compenser les pertes subies par la transpiration.

Pour combattre les insomnies de l'été, prenez une lotion froide à l'auto-doucheur avant de vous mettre au lit.

Nourrice (choix d'une).

Trop souvent, à notre époque, la jeune mère est obligée de renoncer au plus doux des devoirs de la maternité; elle confie son enfant à une nourrice mercenaire. Les précautions qu'on doit apporter dans le choix d'une nourrice sont des plus minutieuses. La nourrice ne doit pas être âgée de plus de trente ans; ses seins ne doivent être ni trop petits, ni trop développés. Les femmes brunes sont préférables. Le lait doit se rapprocher le plus possible de la naissance de l'enfant. Le premier lait est aqueux et laxatif; plus tard, il devient plus épais et se charge de beurre. Après treize ou quatorze mois, la sécrétion diminue.

L'altération du lait a toujours une influence sur la santé de l'enfant, et les émotions vives sont aussi nuisibles à la nourrice qu'une mauvaise nourriture. C'est une opinion très répandue que la bière, le vin, augmentent la sécrétion du lait; mais accroissement dans la quantité ne signifie pas amélioration des propriétés nutritives de cette sécrétion.

La bière, le vin rendent le lait irritant, et l'estomac faible et délicat du nourrisson souffre de l'introduction d'une substance étrangère. La nourrice doit boire du lait à volonté; c'est l'aliment idéal. Le gruau, le chocolat, les œufs, les légumes de toutes sortes sont bons; mais le vinaigre, les tomates et les fruits acides, on doit autant que possible les éviter, à moins que l'expérience n'ait prouvé qu'ils ne font point de mal.

Positions pour les enfants.

N'emmaillotez pas les enfants et couchez-les sur la dure.

Quand vous couchez un enfant, placez-le sur le côté droit plutôt que sur le côté gauche. Deux fois au moins dans les vingt-quatre heures, il doit être remis sur le côté gauche.

Quand un enfant est éveillé, laissez-le sur le dos. C'est la seule posture qui lui permette de remuer librement les jambes et les bras.

Placez le berceau d'un enfant de manière que la lumière tombe également sur les deux yeux, ce qui l'empêche de prendre l'habitude de loucher.

Procréation volontaire d'enfants de l'un ou l'autre sexe.

Le Dr Clément, à Saint-Étienne, dit avoir trouvé à ce sujet une méthode infaillible.

Purgatifs pour les enfants suivant leur âge.

De deux à quatre ans, le quart d'un purgatif d'adulte.
De quatre à huit, le tiers.
De huit à quinze, la moitié.

Superstitions (Dangers des).

Rien n'est plus inintelligent que de menacer les enfants du « loup-garou » ou de Croquemitaine. Ce moyen d'intimidation peut produire de pitoyables résultats : on rend ainsi les enfants craintifs et pusillanimes. Les mères de famille vraiment intelligentes feront bien de renoncer à cet artifice grossier.

CHAPITRE V.

Médicaments usuels.

Cataplasmes.

Les cataplasmes qu'on emploie le plus souvent sont ceux de farine de graine de lin ou de pain. Il n'y a qu'une bonne façon de fabriquer les premiers. Prenez un large vase et chauffez-le bien en y mettant de l'eau chaude, retirez cette eau et versez dans le vase la quantité d'eau bouillante correspondant à la quantité de farine que vous voulez employer ; ensuite, répandez peu à peu, dans l'eau bouillante, la farine, en ayant soin de tourner doucement, et continuez à ajouter de la farine jusqu'à ce que la masse soit devenue demi-solide ; puis étendez avec une spatule qu'auparavant vous aurez chauffée dans l'eau bouillante afin que la farine ne s'attache pas, étendez enfin le cataplasme sur un linge, toile ou calicot, ou sur du papier gris, etc. A moins d'instructions spéciales du médecin, le cataplasme doit être appliqué aussi chaud que le malade peut le supporter et changé toutes les trois ou quatre heures, en ayant soin de placer entre le cataplasme et la bande qui le tient une couche épaisse de ouate non absorbante. Un large cataplasme appliqué sur la poitrine ne tient suffisamment que si l'on fait plusieurs tours autour du corps avec un bandage de flanelle : ce bandage doit avoir quatre pouces de large et être muni de liens qui passent par-dessus les épaules et soient attachés par les bouts au bandage.

Contre les affections de poitrine, on sinapise le cataplasme en employant un tiers de farine de moutarde pour deux tiers de farine de lin lors de la confection du cataplasme. Délayer préalablement la moutarde dans un peu d'eau tiède.

Collyre pour les yeux.

Nous recommandons l'emploi du collyre suivant principalement à ceux qui, à la suite d'un travail prolongé, éprouvent une inflammation des paupières :

Vin blanc. . . . . } parties égales.
Eau de roses. . . . . }

Une ou deux lotions suffisent pour ramener les paupières à leur état normal et raffermir les muqueuses. La personne qui nous donne cette recette s'est promptement guérie d'une douloureuse ophtalmie à l'aide de ce remède si simple. (Voir *Maladies des yeux.*)

Eau boriquée.

Faire dissoudre dans un litre d'eau bouillante *deux grandes cuillerées d'acide borique* en paillettes et passer. L'eau boriquée ainsi préparée a une composition à peu près normale et suffisante pour laver les plaies, pour les injections de toute nature, pour les injections vaginales, nasales, rectales, buccales, auriculaires, pour lotionner les paupières, faire la toilette intime, etc. En y ajoutant une cuillerée à café de sel de cuisine, l'eau boriquée devient préférable.

L'eau boriquée revient dans ces conditions à 10 ou 15 centimes le litre, l'acide borique valant de 3 à 5 francs le kilogramme.

Eau de Cologne.

Une femme peut faire elle-même son eau de Cologne à la moitié du prix nécessaire pour se la procurer chez les marchands; de plus, cette eau est de qualité bien supérieure, mais on ne doit s'en servir que deux semaines au moins après l'avoir faite. En voici la recette : 40 gouttes d'essence de bergamote, 40 gouttes d'essence de citron, 10 gouttes d'essence de néroli, 10 gouttes d'essence de romarin, 2 grammes d'essence de menthe, 4 grammes de teinture de graines de cardamome, un tiers de litre d'alcool rectifié, 4 grammes d'essence de musc (on peut n'en pas mettre si on le préfère); mêlez. Vous pouvez faire faire, avec cette recette, votre eau de Cologne par le pharmacien.

Eau sédative.

Pour préparer de l'eau sédative, on introduit dans une bouteille d'un litre un demi-litre d'eau filtrée et une poignée de sel gris. Remuer violemment la bouteille pour faire fondre le sel. Ensuite, ajouter trois verres à liqueur d'ammoniaque et un verre de même contenance d'alcool camphré. Remuer fortement et remplir la bouteille avec de l'eau.

Eau-de-vie.

Dans les campagnes, où l'on est parfois éloigné du pharmacien et de tout secours, il est prudent d'avoir un approvisionnement de médicaments pour parer aux premiers besoins en cas d'accident. Contre les coupures, blessures avec hémorragies, on aura en réserve une bouteille d'eau-de-vie très pure, de l'eau-de-vie blanche, dans laquelle on aura fait infuser longuement une poignée de millepertuis. On décante soigneusement afin qu'il ne reste pas dans le liquide des fragments de plante qui pourraient s'arrêter dans la plaie.

Eau-de-vie camphrée.

Réduisez en poudre 32 grammes de camphre et mettez cette poudre dans une bouteille d'eau-de-vie bien bouchée. On obtient la poudre de camphre en triturant ce dernier dans un mortier et en y ajoutant quelques gouttes d'éther ou d'alcool.

Eau vulnéraire.

On fait macérer à froid pendant quinze jours, dans un litre et demi d'eau-de-vie, 8 grammes de chacune des plantes suivantes : sommités sèches d'absinthe, de lavande, de fenouil, d'hysope, de sauge, de marjolaine, d'origan, de menthe aquatique, de thym, de romarin, de mélisse et de fleurs de camomille, de basilic et d'angélique. Toutes ces plantes doivent être hachées avant d'être infusées.

Après le temps voulu de macération, on les passe en les exprimant, puis on filtre au papier gris le produit ainsi obtenu. Cette liqueur, qu'on doit conserver, comme les liqueurs, bien bouchée, s'emploie extérieurement dans les cas de contusions, de coups et de foulures : on en imbibe des compresses qu'on applique sur la partie affectée. Elle peut aussi être donnée intérieurement par cuillerées dans les cas d'évanouissement et de syncope.

Hydrothérapie.

La meilleure saison pour faire de l'hydrothérapie, c'est l'hiver; mais il faut se donner ensuite force mouvement afin que la réaction s'accomplisse.

Le meilleur appareil d'hydrothérapie, le plus économique et le plus commode, c'est l'auto-doucheur du Dr Madeuf.

Lait vermifuge (Bouchardat).

Mousse de Corse......................	5 grammes.
Jetez dessus :	
Lait bouillant........................	100 —
Passez et ajoutez :	
Sucre...............................	20 —

Prendre en une fois, le matin à jeun. Cette dose convient à un enfant de deux ans.

Poudre vermifuge.

Poudre de mousse de Corse.............	2 grammes.
Poudre de semen-contra................	2 —
Magnésie anglaise....................	1 —

Pour un paquet à prendre le matin à jeun, délayé dans du miel ou du lait.

Riz.

Le riz grillé comme le café, moulu, et préparé comme le café, est excellent contre la diarrhée.

Sinapismes.

On doit les faire avec de l'eau froide. On remue la moutarde dans une quantité d'eau suffisante pour produire un liquide ayant l'épaisseur de la crème; on répand ce liquide sur des couches de papier, de toile, ou moins avantageusement sur un linge, les bords tournés par-dessus; on place deux couches de mousseline sur la surface de la moutarde et on applique sur la partie du corps indiquée. Lorsqu'on ordonne ce cataplasme pour les enfants, il faut délayer avec la moutarde trois ou quatre fois son volume de fleur de farine, parce que la peau des enfants est très sensible. Le temps que l'on doit laisser le cataplasme sur le corps varie avec la sensibilité de la partie où on l'applique; de dix à trente minutes suffisent ordinairement. Lorsqu'on l'enlève, il faut débarrasser la peau de toutes les parcelles de moutarde qui pourraient s'y être attachées et appliquer un peu de vaseline ou quelque chose d'analogue.

On ordonne quelquefois de saupoudrer un cataplasme avec de la moutarde. Ceci doit être un simple saupoudrement; une cuillerée à café environ répandue sur tout le cataplasme. Le malade ne peut pas supporter ce cataplasme aussi longtemps qu'un cataplasme simple.

Sirop d'écorces d'oranges.

Prenez trois belles écorces d'oranges, versez dessus un demi-litre d'eau bouillante et laissez infuser pendant vingt-quatre heures, puis passez le liquide avec soin.

Faites ensuite fondre au bain-marie un kilogramme de sucre que vous mêlez bien au liquide; mettez en bouteilles et ne bouchez qu'après que le sirop sera refroidi.

Vin tonique amer.

Quinquina concassé...................	15	grammes.
Racine de gentiane concassée..........	10	—
Écorce d'oranges amères..............	5	—
Vin rouge.........................	1,000	—

Laissez macérer quelques jours jusqu'à ce que l'amertume soit suffisante, puis filtrez. Un petit verre avant les deux principaux repas pour stimuler l'appétit.

CHAPITRE VI.
Malaises et accidents.

Aphtes (remède contre les).

Pour faire disparaître presque instantanément les aphtes ou les petits abcès qui se forment sur la paroi inférieure des joues ou sur les gencives, il n'est pas de meilleur remède que l'eau boriquée salée ou du jus de citron. Il suffit de s'en gargariser une ou deux fois pendant quelques instants, après quoi on se rince la bouche avec de l'eau pure.

Artère (blessure d'une).

Si, par suite d'accident, une artère venait à s'ouvrir, ce qu'on reconnaît lorsque le sang a la couleur vermeille et qu'*il sort par jets saccadés*, il faut se hâter d'appeler un médecin; mais en attendant son arrivée, il faut chercher à comprimer le tronc artériel d'où vient l'hémorragie; pour cela, il faut appuyer fortement à l'endroit d'où sort le sang, et appliquer dessus un bandage fortement serré.

Si une veine est ouverte, ce que l'on reconnaît à la couleur noire du sang qui s'en échappe en *bavant*, il suffit de la comprimer avec le doigt et d'y appliquer une compresse mouillée dans l'eau froide, à laquelle on peut ajouter (si l'on en a), quelques gouttes de perchlorure de fer, et de l'y maintenir fortement avec une bande bien serrée. On peut également remplacer la compresse mouillée par de l'amadou.

Coupures (remède contre les).

Le mélange suivant, dont on imprègne une petite compresse qu'on applique sur la coupure, réussit très bien :

Teinture de benjoin,...............	
Teinture d'aloès...................	parties égales.
Teinture d'arnica,.................	

On peut se procurer ces ingrédients chez tous les pharmaciens.

Blessures (traitement des blessures en général).

Il faut :

1° Laver la plaie à l'eau bouillie et en extraire proprement les corps étrangers ;

2° Tenir élevée la région blessée ;

3° Rapprocher les bords de la blessure et les réunir avec du taffetas gommé, de la baudruche ou du diachylum. — Ces divers pansements forment un épiderme artificiel qui favorise puissamment la cicatrisation.

Brûlures récentes.

Lorsqu'on vient de se brûler, ce qui calme le mieux la douleur, c'est le pétrole.

Pour les brûlures légères, l'eau froide est ce qu'il y a de mieux. On plonge le bras ou la jambe dans l'eau fraîche et on l'y laisse longtemps ; cela soulage beaucoup.

Les brûlures par les alcalis doivent être traitées par le vinaigre, puis par des applications d'huile.

Les brûlures par les acides doivent être inondées d'eau, puis traitées comme les autres brûlures.

Si une brûlure a été causée par de la poix chaude, on ne doit pas enlever la poix immédiatement, à moins qu'il n'y en ait une grande quantité.

Brûlures.

Le Dʳ Thierry vient de faire une précieuse découverte qui rendra de grands services. Dans un litre d'eau, mettre une petite poignée d'acide picrique (on peut, moyennant 20 centimes, s'en procurer, dans toutes les pharmacies et drogueries, la dose pour un litre d'eau ; on la trouve en sel et en liquide ; refuser celle en liquide), la faire fondre, et bien vite laver la partie brûlée. Toute douleur est supprimée instantanément, les plaies et les ampoules ne se forment pas et la guérison est complète en quatre à cinq jours, sans laisser de traces. Seule la peau est jaunie ; mais on peut faire disparaître cela en se lavant avec de l'eau mélangée avec de l'acide borique.

Chambre de malade.

Une chambre de malade doit, autant que possible, être dégarnie de tout meuble qui n'a pas son utilité directe pour le malade.

On a toujours trop de meubles et rarement assez de place.

Une propreté scrupuleuse doit y régner. Sans balayer, passer un torchon légèrement mouillé, et si l'on peut avoir une pièce contiguë de telle façon que l'une des chambres puisse être largement aérée pendant les heures où l'autre sera occupée par le malade, on aura réalisé ce que l'hygiène est en droit de réclamer.

Cœur (palpitations de).

Un médecin célèbre attribue la plupart des maladies de cœur dont sont atteints les Parisiens aux nombreuses ascensions qu'ils font à des étages élevés et qui finissent par déterminer des palpitations.

Règle générale, il ne faut jamais monter précipitamment un escalier ni enjamber deux marches à la fois : il faut aller lentement et en retenant légèrement sa respiration. On doit aussi boire fréquemment la préparation de Landry, pharmacien au Puy (Haute-Loire).

Cors aux pieds.

Quelle est la personne qui ne souffre d'une terrible infirmité ou qui ne soit menacée d'en souffrir, celle des cors, qui déforment, en outre, le pied, si joli que la nature l'ait fait ? Voici un très simple remède pour faire disparaître à jamais les plus enracinés. Pendant toute la saison où le chèvrefeuille a des fleurs et des feuilles, servez-vous des unes ou des autres pour en frotter le pied affecté.

Excellente préparation contre les cors : la *Nélinite Fargeix*, préparée par la pharmacie Fargeix, à Clermont-Ferrand.

Coryza (pour prévenir le).

Généralement précédé d'une sensation de malaise, de sécheresse de la gorge, de mal de tête frontal et d'éternuement.

Ce que vous avez de mieux à faire au début d'un rhume de cerveau, c'est de vous faire suer la nuit, et cela au moyen d'une addition de couvertures, d'un bain chaud ou de boissons sudorifiques. On coupe court ainsi au mal la plupart du temps, ou mieux respirer de la créosote au moyen de l'inhalateur nasal.

Dans beaucoup de régions, on se contente de respirer fortement le suc d'un citron. Les résultats sont merveilleux.

Dents (les mauvaises).

Lorsque vous avez de mauvaises dents et ne pouvez mâcher que difficilement, hachez votre nourriture solide, et surtout la viande, ou servez-vous de l'appareil connu sous le nom de *Masticateur de Dôle* que nous avons très heureusement modifié.

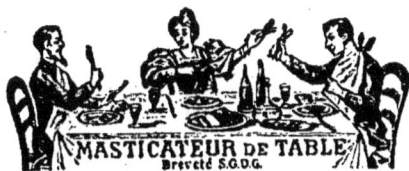

MASTICATEUR DE TABLE
Breveté S.G.D.G.

LE MASTICATEUR GÉRARD, permet de couper, broyer soi-même sur l'assiette, au moment de manger, la viande et les aliments, mieux et plus rapidement qu'avec la meilleure mâchoire.
PRIX 15 FRANCS,

Garde-malade.

Le devoir d'une garde-malade est non seulement de prendre soin du patient, mais aussi d'elle même. Combien de fois entend-on dire à la mère, au père, au frère, à la sœur, à l'enfant, etc. : « Il ou elle a été malade pendant tant de semaines, et je l'ai soignée jour et nuit ; je ne me suis pas déshabillée pendant tout ce temps-là, et je n'ai pas dormi chaque jour plus de deux ou trois heures. » Un tel dévouement fait honneur à la personne qui en est capable ; mais on doit insister sur ceci que, sauf des cas exceptionnels, il n'est nullement nécessaire ; c'est nuire à la garde sans être utile au malade. Il arrive souvent que les personnes qui se sont ainsi exposées ou contractent une maladie, ou sont atteintes d'une telle excitation des nerfs qu'elles en ressentent les effets pendant bien des années et quelquefois durant toute leur vie.

Insolation (coup de soleil).

Quand l'insolation ne frappe que les membres ou quelque partie du tronc, elle n'offre rien de dangereux et se borne à une sorte d'érysipèle local contre les douleurs duquel on devra employer les onctions adoucissantes ; mais si elle porte sur la tête, le cas peut être grave. Il faut en toute hâte, en attendant l'arrivée du médecin, user de dérivatifs énergiques, c'est-à-dire plonger les pieds dans l'eau très chaude, placer des sinapismes aux cuisses, aux mollets, prendre des lavements de sel, pendant qu'on tient de l'eau fraîche sur le front et autour de la tête.

Insomnies (contre les).

Les personnes nerveuses sont plus que toutes autres sujettes aux insomnies. Pour obtenir un peu de sommeil, elles ont recours aux narcotiques qui finissent toujours par avoir une influence fâcheuse sur la santé.

Le remède le plus simple est encore, si l'on voit qu'on ne peut s'endormir, de se lever et de s'administrer une lotion à l'eau froide au moyen de l'auto-doucheur du Dr Madeuf. — Ouvrir la fenêtre. Dormir sur un oreiller en crin.

Malades (nourriture des).

Le lait sous toutes les formes est la meilleure nourriture et la plus réconfortante pour les personnes faibles ou malades. C'est seulement dans le cas d'acidité de l'estomac que le lait ne peut pas être administré, même à une personne faible; c'est alors avec de l'eau de chaux qu'il faut le mélanger. La nourriture des malades, comme celle des petits enfants, et pour la même raison, doit être principalement le lait : c'est que celui-ci contient sous une forme aisée de digestion et d'appropriation tout ce qui est nécessaire à l'organisme. Dans la fièvre typhoïde, par exemple, presque à partir du début, on peut donner au malade deux cuillerées à bouche de lait, jour et nuit, toutes les deux ou trois heures.

Maladies (début des).

Les maladies sérieuses sont toujours précédées *de frissons;* on peut souffrir beaucoup. S'il n'y a pas de fièvre, il n'y a généralement pas lieu de s'inquiéter. Les *frissons sont un symptôme* qu'il ne faut *jamais négliger*, et, s'ils se présentent chez un enfant, il faut mettre au lit le petit et lui faire faire diète. La chaleur et la diète sont les meilleurs remèdes pour les indispositions ordinaires, et dans les maladies sérieuses, c'est le régime qu'il faut adopter en attendant que le mal se déclare. Faire venir le médecin.

Maladie (précautions pendant la).

Gardez-vous de communiquer à une personne malade une mauvaise nouvelle; laissez-lui croire que tout va bien. Dites toujours aux malades des paroles d'encouragement et d'espérance, laissez-leur le bénéfice du doute en ce qui concerne les choses tristes. Il n'y a pas de maladie dont on ne puisse à la rigueur se relever. N'abandonnez jamais un malade, c'est-à-dire ne cessez jamais de lui donner des soins, car le mieux peut survenir au moment où l'on s'y attend le moins et dans les circonstances les plus défavorables. Nous avons vu des gens recouvrer la santé, auxquels nous ne donnions pas plus de six heures à vivre. Une bonne garde-malade est, dans la fièvre typhoïde par exemple, absolument indispensable; sans elle les remèdes n'ont que peu de valeur. Dans toute maladie, nous préférerions une intelligente garde-malade, et pas de médecin, aux ordonnances de toute la faculté avec une garde-malade ignorante et négligente. Une constante attention dans toutes les petites choses donne toujours d'excellents résultats; c'est le secret de bien des guérisons.

Mer (la).

Le séjour de la mer est fréquemment utile.

1° Les enfants rachitiques seront avantageusement conduits à la mer quand il n'existera aucune manifestation aiguë de rachitisme. (Mal de Pott, suppuration osseuse, etc.)

Le climat de la mer stimulera l'appétit, souvent ralenti ou nul des petits êtres dont le squelette subit des altérations : tout bain, même le bain hydrothérapique, serait nuisible, et nous donnons le conseil, dans ce cas, de se contenter de l'air de la mer.

2° Les enfants et les adultes anémiques des deux sexes se trouveront bien des bains de mer.

3° Les personnes atteintes d'une obésité qui est liée à un état pléthorique ou sanguin devront se soumettre à un acclimatement rigoureux ; vivre d'abord à une certaine distance de la mer, en se contentant de promenades vers le continent pendant les premiers jours, pour se rapprocher plus tard, séjourner sur la plage, et enfin se soumettre à des ablutions d'eau de mer! Ce qu'il faut craindre ici, c'est la congestion cérébrale. Les obèses pâles, anémiés, lymphatiques, au contraire, iront franchement à la plage, feront des exercices sur le bord de la mer, des marches dans le sable qui amèneront des transpirations abondantes et fortifieront les muscles en faisant fondre la graisse.

4° La mer sera utile à presque tous les jeunes gens à l'époque de la croissance.

5° Les convalescents de toutes les maladies aiguës trouveront à la mer une stimulation qui leur rendra la santé. L'état de nutrition a été naturellement d'autant plus atteint que la maladie a été plus longue, la fièvre plus intense, les oxydations plus rapides, que l'abstention de nourriture a été plus prolongée.

La fièvre typhoïde et le choléra sont les deux maladies qui, sous ce rapport, ont le plus déprimé l'individu. C'est pour les convalescents de ces deux maladies que la mer est le plus indiquée. Mais l'acclimatement doit être rigoureusement observé.

6° Aux personnes qui ont été affaiblies par les accidents de la puerpéralité des bains de mer sont spécialement utiles. Les bains chauds d'eau de mer rendent parfois des services exceptionnels.

7° Le grand nombre de ceux qui sont malades de l'estomac, ou de l'intestin (chez lesquels ces affections ont engendré leur compagne habituelle qui est la mélancolie) trouveront dans le séjour à la mer un réveil de l'appétit, un stimulant qui les poussera à l'exercice et souvent à une guérison complète.

Refroidissement.

Si vous sentez que vous avez pris froid, mettez-vous tout de suite au lit, faites-vous transpirer en vous couvrant plus que de coutume et en prenant quelque infusion sudorifique ou du lait chaud et rhum ou bourrache et vin blanc. Il faut que la transpiration dure quelques heures ; la plupart du temps on se lèvera guéri le lendemain matin, et tout autre traitement sera devenu superflu.

Si le refroidissement est accompagné d'un grand mal de tête, il faut se mettre les pieds dans l'eau chaude et frotter vigoureusement les membres inférieurs. Au lieu de se baigner la tête avec de l'eau froide, il vaut mieux se servir d'eau chaude également, sans qu'elle le soit trop pourtant, et ne pas négliger le traitement interne.

Rougeole (précaution à observer dans les cas de).

Bien souvent la rougeole se manifeste chez les enfants d'une façon tellement bénigne qu'on n'appelle pas un médecin. Il faut toutefois éviter avec le plus grand soin que la chambre du malade soit vivement éclairée, car il en pourrait résulter de graves accidents pour les yeux. On doit donc fermer les rideaux des fenêtres pendant le jour et éclairer la chambre au moyen d'une veilleuse ; oindre la peau du malade de vaseline thymolée et remplir le nez de vaseline boriquée.

Tuberculose.

Ayez soin que toute personne atteinte de la tuberculose ne crache jamais par terre ni dans un mouchoir, mais bien dans un crachoir couvert, afin que les mouches ne transportent pas la contagion. Comme monter un escalier provoque, chez une personne malade de la poitrine, la toux et les crachats, mettez toujours des crachoirs dans les escaliers.

Vers (contre les).

Les Allemands ont découvert trois aliments nuisibles aux vers, savoir : les oignons, l'ail et le hareng. Il faut   faire une salade, ce qui ne dispense pas, en cas de ténia, du remède du Dr Duhourcau, de Cauterets.

Ver solitaire.

D'après *The american journal of pharmacy*, le Dr Bernard Persh a obtenu d'excellents résultats contre le ver solitaire par l'emploi de la potion suivante :

Huile de croton............................	1 goutte.
Chloroforme..............................	4 grammes.
Glycérine................................	30 —

On prend cette dose le matin à jeun, sans qu'aucun traitement préalable soit nécessaire. Il est bon toutefois d'administrer, la veille au soir, un laxatif salin, afin de faciliter l'examen des évacuations et aussi pour éviter que le ver se brise en plusieurs morceaux après qu'il est détaché.

Ce médicament ne serait pas désagréable à prendre et opérerait rapidement.

S'il produisait une légère irritation intestinale, on la combattrait aisément avec le bismuth et l'opium.

(Voir dans les plantes : la courge, la fougère mâle.)

Puces des chiens.

Pour débarrasser vos chiens des puces qui font élection de domicile dans leur poil, lavez-les de temps en temps avec de l'eau contenant un centième environ d'acide phénique et un dixième d'alcool; ce moyen est souverain.

De plus, vous éviterez ainsi à vos chiens les maladies de peau fréquentes chez ces animaux.

Rats (poison pour les).

Mêlez bien ensemble 250 grammes d'omelette ou de fromage odorant et 60 grammes de scille en poudre, et placez la pâte obtenue, soit seule, soit étendue sur des tranches minces de pain ou de lard dans les lieux que les rats fréquentent. Suivant un journal d'agriculture, on préserve à coup sûr les meules de blé des ravages des rats en y plaçant quelques bouquets de tiges de menthe sauvage. Le plus efficace destructeurs des rats et souris est l'*Américaine* de M. J. Delage, 7, rue de la Roquette, à Paris. On peut employer cet apprêt à la viande sans crainte d'incendie et sans danger d'empoisonnement; les chiens et chats n'y touchent pas.

Glu.

Formule. — On peut la préparer en faisant bouillir de l'huile de lin dans un vase ouvert, en agitant jusqu'à ce que l'huile soit devenue épaisse et gluante.

On peut aussi employer la deuxième écorce du houx. Laisser la plante tremper quinze jours dans un fumier et elle se transforme en une substance gluante qu'on peut employer.

MALADIES

DE

LA GORGE, DU NEZ

DU LARYNX (Voix)

ET DES

OREILLES (Surdité)

PAR

Le Docteur MADEUF

Président de la Société des Docteurs-Pharmaciens,
Ancien professeur à l'Association philotechnique de Paris,
Rédacteur spécialiste du *Journal La Santé*,
LICENCIÉ ÈS SCIENCES PHYSIQUES ET LICENCIÉ ÈS SCIENCES NATURELLES
Professeur libre de Rhynologie, de Laryngologie et d'Otologie
à l'École pratique de la Faculté de Médecine de Paris.

LES CAUSES DES MALADIES

DE LA GORGE, DU LARYNX, DU NEZ ET DES OREILLES

Il est incontestable que les oreilles et les premières voies respiratoires sont bien plus souvent malades que les poumons, les bronches et les autres organes.

D'une part, le cancer, la tuberculose, la syphilis et les autres affections qui frappent toutes les parties du corps ne les épargnent pas; d'un autre côté, la plupart des maladies infectieuses : scarlatine, rougeole, etc., ayant une prédilection pour la gorge et ses annexes, débutent fréquemment par l'inflammation de ces organes.

A quelles causes rattacher les maladies pour ainsi dire spéciales à ces régions, à quelles raisons attribuer leur fréquence et surtout leur durée? Toutes les affections des oreilles et des premières voies respiratoires peuvent être considérées comme étant engendrées, *entretenues* par la congestion, l'*irritation* causées par la stagnation de mucosités ou de produits de la desquamation (renouvellement de surface des muqueuses) dans les nombreux culs-de-sac ouverts dans toutes les cavités nasales ou buccales [1].

1. Nous avons dit que l'impossibilité pour le malade de vider par le moucher les culs-de-sac nasaux est la cause des maladies d'oreilles, du nez et de la gorge. La preuve est facile à faire : si l'on suit une rivière, on remarque que tout ce qui tombe dans les renfoncements, les culs-de-sac (bois, bouchon, paille) n'est pas entraîné par la rivière, quelles que soient la vitesse et la force du courant. La figure ci-après est très démonstrative :

AB, cours de la rivière; — C, cul-de-sac qui retient prisonnier un bouchon, une paille, etc.

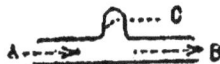

Le corps étranger situé en ce cul-de-sac C ne peut être entraîné par le courant AB, quelle que soit sa violence. On comprendra donc combien sont impuissants les efforts du moucher, les reniflements, les douches nasales par le siphon de Weber ou par tout autre appareil, les pulvérisations, les éternuements, les pommades ou autres médicaments introduits dans le nez, puisqu'ils n'atteignent pas les culs-de-sac. Pour la même cause, les malades qui renâclent le matin ne sont débarrassés par aucun

des moyens cités plus haut : reniflement, gargarismes, toux et vomissements, parce que les mucosités sont situées dans les culs-de-sac où elles
se sont accumulées par suite de la position couchée et d'où elles sortent
sous la seule action de la pesanteur dans la station verticale.

On comprend aussi facilement pourquoi les écoulements d'oreilles sont
intarissables. Les injections employées remplissent bien les culs-de-sac,
mais n'entraînent pas leur contenu. Enfin, et par-dessus tout, grâce à ce
qui précède, on comprend que le traitement consiste à fouiller, nettoyer,
débarrasser ces culs-de-sac, à y porter des médicaments dans toutes les
régions malades, et que ce traitement donne les résultats que la théorie
explique.

Maladies nasales. — Qu'un individu prenne un rhume de
cerveau, l'air passe difficilement dans les fosses nasales, et le nettoyage obtenu par l'acte de moucher est incomplet, parce que le
gonflement de la muqueuse, obstruant les fosses nasales, augmente la capacité des culs-de-sac préexistants et en détermine de
nouveaux. Ces culs-de-sac remplis de mucosités stagnantes, à la
même température que le corps, constituent autant de foyers où
se développent les poussières microbiennes dont l'air est rempli
et que chacun a pu observer dans un appartement traversé par
un rayon de soleil. Ces mucosités ensemencées de microbes vont
former autant de corps étrangers contre lesquels la muqueuse
aura à se défendre. Or, une muqueuse se défend en sécrétant de
nouvelles mucosités qui subissent bientôt le sort des premières,
appellent une autre série de sécrétions, etc. Voilà le mode de
début et la cause des catarrhes chez les personnes qui mouchent
abondamment.

Il est facile de prouver l'exagération des muqueuses sous l'influence d'un corps étranger par une expérience physiologique qui
est à la portée de tout le monde.

Prisez du tabac, du sable, une poudre quelconque ; la muqueuse
nasale, pour chasser la substance introduite, secrète abondamment et le nez coule. Si dans la poche stomacale d'un animal
vivant on introduit en même temps un aliment, par exemple, et un
corps étranger, sable, éponge, etc., deux phénomènes se produisent : la muqueuse, se trouvant en contact avec une substance
alimentaire, entre immédiatement en fonction, se congestionne et
sécrète un mucus contenant de la pepsine, capable de dissoudre
l'aliment. C'est ce qui se passe à l'état normal dans la digestion.
Au contraire, la partie de muqueuse en contact avec le corps non
digestible sécrétera du mucus simple, chargé de défendre la
muqueuse, de mettre une barrière entre elle et l'intrus.

Dans le nez, le même fait s'accomplit. Dès qu'un corps étranger
arrive sur la muqueuse nasale, celle-ci commence à sécréter, et

qu'elle enflamme, en même temps que les efforts du raclement la congestionnent et l'irritent.

Le malade qui racle le matin doit bien comprendre l'effet nuisible, résultat de l'existence du cul-de-sac ; il ne peut se débarrasser pendant quelques minutes par la douche nasale, le moucher, le reniflement, le raclement, la toux, les pulvérisations, les vomissements, tant que ces mucosités n'ont pas changé de place, n'ont pas quitté l'arrière-nez, et ces malades sont soulagés immédiatement par le traitement qui découle de notre théorie.

Les causes des amygdalites, de l'inflammation des amygdales viennent encore à l'appui de cette théorie. Les amygdales sont creusées, comme chacun peut le constater, de cavités, de culs-de-sac appelés cryptes. Leur disposition est telle chez certaines personnes que tous les produits du renouvellement de leur surface ne peuvent en sortir. Chacun sait que la langue est blanche avant les repas, rouge après ; la partie blanche qui, sur la langue, a été entraînée par les aliments, ne peut s'échapper du fond des culs-de-sac de l'amygdale, elle s'y putréfie et produit ici de l'irritation, des congestions identiques à celles provoquées sur les gencives par les matières alimentaires, le tartre qui s'accumule autour des dents. Notre théorie reçoit de la pratique une éclatante démonstration : il suffit d'ouvrir ces cryptes, d'empêcher le séjour des produits de la desquamation, de nettoyer les amygdales pour amener la guérison que ni les badigeonnages, gargarisme, fumigation, eaux thermales n'avaient pu donner.

Comme complément à notre démonstration, nous ferons remarquer que les Arabes, les nègres, qui dorment dans une position différente de celle des Européens, ont très rarement des maladies d'oreilles, de la gorge et du nez, leurs sécrétions nasales ne séjournant pas dans les culs-de-sac. Les animaux mammifères sont très peu affectés des maladies d'oreilles et de nez, et, toujours pour la même raison, ils n'ont pas besoin d'efforts pour se moucher; la pesanteur se charge seule de les débarrasser des sécrétions, en empêchant le séjour avec toutes ses conséquences.

La conclusion de cet article est tout indiquée : le malade se couchera sur un lit dur, dans la position favorite des Arabes et des nègres, sur le côté, presque sur le ventre.

De plus, le médecin spécialiste dirigera le traitement contre la cause, qui est le séjour des mucosités dans les culs-de-sac, et le succès couronnera toujours ses efforts[1].

1. Leçon du cours libre de l'auteur à l'École pratique de la Faculté de médecine de Paris.

nous en sommes avertis par le besoin de nous moucher; mais si, par une disposition quelconque, la mucosité logée dans un cul-de-sac ne peut être totalement expulsée, alors la fermentation s'établit, les armées microbiennes entrent en ligne, transforment la mucosité en corps étranger, obligeant la muqueuse elle-même à sécréter de nouvelles mucosités pour mettre un mur entre elle et ses propres excrétions, entre elle et les produits de sa desquamation viciée par l'invasion microbienne.

Voilà donc l'origine des sécrétions intarissables chez les personnes qui mouchent trop et l'explication de la mauvaise odeur de ces sécrétions lorsque le séjour dans les fosses nasales en est trop prolongé.

Quant à la consistance des mucosités mucilagineuses, sèches ou croûteuses, elle tient à la disposition même des fosses nasales. Sous l'influence d'un contact prolongé avec des sécrétions putréfiées, la muqueuse s'atrophie, se détruit comme se détruirait tout tissu perpétuellement en contact avec des substances en état de corruption.

La muqueuse se détruisant, le nez devient trop libre, le courant d'air provoqué par l'acte du moucher perd en force ce qu'il gagne en étendue, et n'a plus la puissance suffisante à chasser les mucosités nasales.

Dès lors ces dernières s'accumulent, se dessèchent, deviennent croûteuses, d'odeur infecte et pénétrante. Voilà l'histoire de l'ozène ou punaisie.

Quant aux polypes nasaux, ils naissent toujours dans les culs-de-sac où s'entassent des mucosités et du pus dont la présence est incontestablement la cause de cette reproduction incessante qu'un traitement rationnel peut seul arrêter.

Nous avons donc raison de dire, et l'avenir confirmera notre affirmation : les affections nasales sont dues à la stagnation des mucosités et des produits de la desquamation de la muqueuse. Le succès du traitement appliqué conformément aux idées émises plus haut nous donne absolument raison. De plus, la rareté des maladies de nez et d'oreilles chez les animaux et même chez certaines races humaines vient à l'appui de notre dire, comme nous l'avons démontré.

Maladies de l'oreille moyenne. — (Nous excepterons de notre théorie la sclérose, qui frappe aussi l'oreille interne et survient d'emblée sans que nous puissions, dans l'état actuel de la science, expliquer cette maladie pour ainsi dire spéciale à l'organe de l'ouïe.)

Les affections de l'oreille moyenne peuvent se ranger en deux groupes : le catarrhe de la trompe et de la caisse, et l'abcès, l'otorrhée, l'écoulement de l'oreille. Tous les raisonnements qui nous ont conduit à déterminer l'origine des affections nasales par le séjour des mucosités et des produits de la desquamation des muqueuses peuvent nous servir à expliquer les maladies de l'oreille et leur traitement. Par suite de la station véritablement exceptionnelle que prend l'homme civilisé pendant le repos au lit, les mucosités du nez, ne pouvant s'écouler au dehors, gagnent la trompe d'Eustache[1], l'irritent. La muqueuse qui tapisse celle-ci se gonfle, interceptant tout passage à l'air et condamnant à l'immobilité le tympan, en même temps que la chaîne des osselets, commandée par des muscles, qui y est fixée. Ces muscles subiront le sort des muscles d'un membre immobilisé longtemps dans une gouttière, ils s'atrophieront. Il en est de même pour les articulation des osselets de la chaîne; ces articulations fonctionneront mal, seront *rouillées*, comme cela se passe dans toute autre articulation malade par suite de coups, rhumatismes, inflammations ou abcès. Il n'y a pas deux pathologies.

Quant à l'abcès, l'écoulement d'oreille, il est dû à ce que les sécrétions entrant en fermentation, les microbes s'y développent à merveille. Lorsqu'un microbe a pénétré dans un tissu par suite de piqûre ou d'écorchure, un abcès se déclare, s'ouvre, se guérit; mais, dans l'oreille, l'écoulement est long, fétide, la guérison difficile, en raison des innombrables culs-de-sac de l'oreille, bientôt remplis de matière en putréfaction. Ici encore le traitement rationnel, pour l'otite catarrhale comme pour les écoulements d'oreille, indiqué par la théorie, la confirme par ses résultats.

Maladies de gorge. — Quant aux causes des affections de la gorge, elles se divisent en trois groupes. En premier lieu, l'état de la surface de la muqueuse nasale fait varier la température, le degré d'humidité de l'air inspiré, et, si le nez est trop libre, l'air inspiré sera sec et froid, la gorge sera sèche, sujette aux refroidissements. Si le nez est obstrué, l'air arrivera alors directement dans la gorge par la bouche, sans être encore moins chauffé, humidifié que précédemment, et le pharynx, le larynx, surtout les amygdales, subiront le contre-coup de cet état de choses.

Une seconde cause d'affections de gorge, celle surtout qui provoque les raclements, est due à l'écoulement des mucosités du nez dans la gorge, au séjour de ces mucosités sur la muqueuse

1. Conduit qui fait correspondre le nez et l'oreille. C'est par ce conduit que l'air passe dans les oreilles et fait « flac » sur le tympan quand on se mouche trop fort. Chacun en a fait ou peut en faire l'expérience.

MALADIES DU NEZ

POURQUOI LES DOUCHES NASALES NE PEUVENT GUÉRIR LES AFFECTIONS DU NEZ.

Hygiène générale du nez.

De même que la propreté de toutes les parties qui composent une machine ordinaire est nécessaire à son bon fonctionnement, de même la propreté de toute l'étendue des fosses nasales est aussi la première condition indispensable au bon fonctionnement de cet organe, dont les affections présentent tant de relations généralement inconnues avec les maladies des autres régions du corps.

Le nez joue un grand rôle dans la respiration : c'est lui qui est chargé de filtrer l'air, de le chauffer pour lui donner l'humidité suffisante pour que la gorge, le larynx et les poumons se trouvent dans une atmosphère convenable.

Quelles que soient les affections nasales, la plupart des médecins prescrivent comme traitement des injections, quelques-uns des poudres, d'autres des pommades, celui-ci des pulvérisations, celui-là des humages. Cependant l'opinion n'est pas définitivement fixée sur l'utilité des irrigations nasales. Ainsi, dans sa réunion du 6 mai 1895, la Société de laryngologie de Paris s'est montrée manifestement hostile aux injections nasales. Cela tient à ce que quelques-uns y voient un danger en raison de la pression trop forte à laquelle généralement on fait des injections; d'autres les considèrent comme insuffisantes et préfèrent remplacer les injections par des pommades ou des poudres.

Tous, sans exception, ne savent pas ou n'ont pas compris ce fait que, *quels que* soient les efforts du *moucher, quelle que* soit la quantité d'eau qu'on force à passer dans le nez *de certains* malades, il est *des parties qui ne sont jamais nettoyées,* ce qui se produit chez les malades porteurs de polypes, chez ceux atteints d'ozène, de déviation de la cloison ou simplement de gêne nasale.

Si l'on veut bien réfléchir, on verra que l'animal est mieux partagé que l'homme sous le rapport des affections nasales, en ce sens que, par la direction de la tête, la sécrétion nasale ne s'est pas aussitôt produite que le souffle de la respiration contribue à la déplacer de son lieu de production, et que la mucosité ne séjournant plus dans l'endroit où elle a été sécrétée ne peut plus irriter cette région. (Il faut toutefois faire une exception pour les chiens de chasse dont le nez présente une structure toute spéciale.) Voilà l'explication véritable de la raison pour laquelle les animaux n'ont pas d'affections nasales.

Il est encore un fait que l'on peut constater, c'est que les malades qui ont un mouchoir ont une manière de se moucher absolument différente de ceux qui n'en ont pas : l'individu qui n'a pas de mouchoir bouche une narine d'un côté avec son doigt, incline un peu la tête en bas et se débarrasse parfaitement de ses mucosités.

« Il se mouche comme les vieux. »

Celui, au contraire, qui jouit du privilège, peu enviable en ce cas-ci, d'avoir un mouchoir se mouche en se serrant fortement ses narines qu'il lâche tout d'un coup. Il en résulte : 1° qu'en se mouchant ainsi il ne prend généralement pas la position très inclinée; 2° que le courant d'air du nez passe toujours pour la plus grande partie du côté le plus ouvert. Et la *meilleure preuve* de ce que nous avançons, preuve que beaucoup pourront fournir, *surtout s'ils sont atteints d'affections nasales*, c'est qu'il *suffira de se moucher à volonté* avec un *mouchoir*, et quand on sera bien convaincu qu'il ne reste rien dans le nez, on n'aura qu'à se « *moucher comme les vieux* », une narine après l'autre ; on sera très étonné de voir sortir souvent une quantité considérable de mucus. Nous avons guéri des gens exclusivement par ce procédé en leur montrant d'ailleurs un moyen de le mettre en vigueur à l'aide du mouchoir, de manière à donner satisfaction aux exigences de la société.

Mais la théorie des *points morts dans les courants* est encore ici beaucoup plus démonstrative pour prouver que tous les traitements du nez faits jusqu'à présent et prescrits par les plus grandes célébrités médicales pêchent par la base.

Soit une rivière A B et un cul-de-sac C, tous les bouchons et toutes les pailles qui tomberont dans le cul-de-sac ne seront jamais emmenés par le courant, quelle que soit sa force.

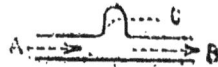

Il n'est pas bien difficile de comprendre que notre nez, qui est plein d'anfractuosités, ne peut se débarrasser de ses mucosités par le simple courant d'air du moucher, lequel ne peut aller dans les culs-de-sac. Il ne peut non plus être nettoyé par les centaines de litres d'eau que certains médecins prescrivent, principalement dans les villes d'eau, pour essayer de traiter les affections nasales. Il ne faut pas oublier surtout que du moment où l'individu, en naissant, ne fait pas instinctivement l'opération de se moucher, comme celle du manger, de marcher, d'uriner, etc., etc., c'est qu'il s'est éloigné pour une cause quelconque de l'état primitif.

Voyez l'enfant, il ne se mouche pas; et si on ne le couche pas conformément à notre recommandation indiquée à l'article *Maladies des enfants*, les mucosités de son nez non seulement séjourneront dans la région nasale, irriteront et feront gonfler cette région, mais l'enfant n'a pas encore l'intelligence de souffler pour se débarrasser de ces mucosités qui s'accumulent et s'ajoutent au gonflement, à l'inflammation de la muqueuse pour boucher les fosses nasales.

Le premier principe de notre méthode repose donc sur la théorie des points morts. Notre méthode nous donne des résultats, nous ne craignons pas de le dire, étonnants, et s'il est bien naturel que nous ne publions pas complètement cette méthode pour en conserver la propriété, les malades ne doivent pas oublier qu'ils peuvent toujours venir nous voir accompagnés de leur médecin; c'est la meilleure garantie que nous puissions leur offrir.

Le deuxième principe de notre méthode c'est que les muqueuses sont trop comparables à la peau et aux autres organes pour qu'on ne lui applique pas les mêmes procédés de traitement. Or, on applique avec le plus grand succès le massage à tous les organes, voire même à la matrice. Braun de Trieste a parfaitement démontré l'influence du massage sur le nez. Notre méthode doit donc aussi une partie de ses succès au massage que font nos appareils dans le nez. Plus le malade le massera et plus grand est le succès.

Enfin, le troisième principe consiste à doucher la muqueuse, comme on douche dans les établissements d'hydrothérapie une épaule ou un genou, à l'aide d'un jet puissant qui vient se briser sur la région malade. Notre système a produit ce résultat. Chaque partie de l'intérieur des fosses nasales, nous le répétons, reçoit un filet d'eau qui doit avoir au moins 2 mètres de pression pour agir dans certains cas.

Pour résumer notre méthode, la muqueuse du nez, de la gorge ou des oreilles est nettoyée, douchée, massée, enduite de médicaments dans tous les coins, absolument comme le seraient une articulation ou une autre partie de la peau.

Grâce à notre système, nous obtenons non seulement le nettoyage parfait des cavités et conséquemment la disparition de beaucoup de coryzas chroniques, l'amélioration de la plupart des affections nasales et leur guérison, mais encore nous pouvons obtenir un nettoyage beaucoup plus complet de n'importe quel nez *avec le maximum d'un demi-verre d'eau*, c'est-à-dire que nous avons trouvé le moyen d'assurer la propreté du nez sans qu'il en coûte plus de temps ou de liquide qu'il n'en faut pour le nettoyage de la bouche et des dents, ce qu'aucun système actuellement connu ne peut donner, pas même l'irrigation continue si défectueuse dans les villes d'eau.

Après l'injection, il faut se moucher doucement *sans se pincer le nez et une narine après l'autre, comme le font les naturels qui ne connaissent pas le mouchoir*.

Si, par maladresse, l'eau a pénétré dans les oreilles, il suffit de serrer le nez et d'avaler en même temps en inclinant la tête du côté opposé ; au bout de quatre à cinq mouvements de déglutition, la trompe d'Eustache se dégage.

Quelle est la composition du liquide à employer ?

Si on fait passer sur une muqueuse, quel qu'en soit le siège (bouche, nez, vagin, etc.), de l'eau distillée, cette eau s'empare de tous les sels minéraux contenus dans la muqueuse, ce qui constitue un inconvénient. Voilà pourquoi il est recommandé de saler légèrement l'eau des injections vaginales, des lavements, des liquides qui servent à l'irrigation des plaies. Précautions insuffisantes, car les muqueuses contiennent bien d'autres sels, phosphates, sulfates, etc. Aussi conseillons-nous d'employer autant que possible de l'eau contenant les mêmes sels que la muqueuse nasale, *les sels du sérum* du sang, sels que l'on peut rendre antiseptiques.

La température de l'injection doit être pour les personnes bien portantes de 15 à 20°, c'est-à-dire, en temps ordinaire, elle doit avoir la température ambiante de l'air, et, en hiver, être légèrement dégourdie ou, ce qui est plus pratique, on peut laisser l'eau d'injections dans une petite bouteille toute la nuit sous l'oreiller.

Il en est des affections nasales comme des affections auriculaires, comme des maladies des gencives ou de la matrice. Quand les gencives ont été atteintes, le malade ne trouve pas extraordinaire que le dentiste lui recommande de se nettoyer régulièrement les dents après chaque repas, de manière à ne pas laisser séjourner entre les dents des débris alimentaires. De même, si une femme a une maladie de matrice, elle admet très bien qu'il lui faut prendre matin et soir une injection de propreté, destinée à entretenir la santé. Pourquoi n'en serait-il pas de même pour les affections du nez ou de l'arrière-gorge ? Il est donc inutile de demander au médecin l'impossible. Il ne peut que guérir une affection, et c'est au malade d'entretenir la guérison par des soins de propreté, par de simples et légères injections soit à l'eau de salyphène, soit à un autre liquide légèrement antiseptique.

Le Dr Madeuf visite votre région depuis longtemps ; lui écrire pour être prévenu de son passage.

LA GÊNE NASALE.

(Coryza chronique.)

Certaines personnes ont le nez qui se bouche pour un rien ; un courant d'air, le froid aux pieds, le séjour prolongé au lit vers le matin ou dans une salle encombrée, amènent l'obstruction nasale avec le cortège d'ennuis que chacun a pu apprécier lors d'un rhume de cerveau. Souvent ces malades, *en se couchant sur un côté, ont la narine du même côté qui se bouche* pendant que l'autre se débouche et réciproquement. Le nez devient en général brusquement libre sans cause appréciable, ou encore sous l'influence d'une cause sensorielle, froid, renouvellement d'air dans une salle, certaines poudres (cocaïne, menthol, tabac), « on prise pour se dégager le nez. » Quelques malades ont la sensation du phénomène libérateur ; quand la désobstruction se produit, ils entendent comme une espèce de petit bruit, ils perçoivent comme l'écoulement d'un liquide, et leur nez est débarrassé. Ce genre de coryza, dit chronique avec ou sans mucosités, complique les polypes, les végétations adénoïdes, les grosses amygdales, les abcès des sinus, les déviations de la cloison, etc. Les conséquences de cette affection sont graves pour l'avenir des oreilles, de la gorge ou des poumons, d'autant plus graves que les alternatives de bien et de mal par lesquelles passent ces malades leur font négliger cette affection, fussent-ils chirurgiens des hôpitaux de Paris.

Traitement (voir dans *l'hygiène du nez* pourquoi les irrigations nasales sont si défectueuses et ne peuvent guérir).

Nous désirons mettre en garde le malade contre l'abus des cautérisations dans le nez, soit à l'aide de caustiques (acide chromique, nitrate d'argent, chlorure de zinc), soit au moyen des pointes de feu et au galvano-cautère, soit à l'électrolyse. On ne fera pas non plus légèrement l'opération des déviations de la cloison. La gêne nasale, le coryza chronique, lorsqu'on en a bien déterminé la cause, guérissent très bien par notre procédé.

Absolument spécial, notre traitement, qui permet aux malades de se soigner eux-mêmes, nous a été indiqué par l'étude des causes de la maladie, et rien ne nous fait plaisir comme lorsqu'une personne atteinte de cette affection vient nous voir accompagnée de son médecin.

CONSÉQUENCES DE LA GÊNE NASALE

Pour les oreilles, la gorge, la voix, les poumons, l'anémie et les amygdales.

La cavité nasale a pour but de chauffer, d'humidifier l'air qui se rend à la gorge, au larynx, aux poumons. Il est incontestable que si elle remplit mal ses fonctions, les organes cités se trouveront exposés au froid et aux mauvais effets de la sécheresse de l'air inspiré, ce qui nous explique pourquoi toute personne atteinte d'obstruction nasale est sujette aux maux de gorge, pourquoi il lui est impossible d'utiliser sa voix et pourquoi, enfin, les affections pulmonaires l'attaquent de préférence.

Certaines dispositions aux amygdalites sont attribuables à la gêne nasale, en ce sens que les amygdales subissent le froid d'un courant d'air qui devrait passer par le nez. Chacun sait combien facilement une dent cariée donne une fluxion sous l'influence du froid. De même, une amygdale dont les cavités, les replis, les parties recouvertes par les piliers sont toujours plus ou moins remplies des produits de renouvellement en décomposition, de même, disons-nous, cette amygdale sera sujette aux fluxions, c'est-à-dire aux amygdales.

C'est une loi générale en physiologie et en biologie que tout organe atteint ou affaibli par une cause quelconque (que ce soit par refroidissement ou arrêt de circulation), devient facilement la proie des microbes. La proximité de l'oreille laisse deviner quelle sera l'influence considérable de la gêne nasale sur l'audition et la surdité.

Par suite de cette gêne nasale, les mucosités du nez sont expulsées irrégulièrement; elles tombent plus ou moins la nuit, par la position de la tête, à l'entrée de la trompe d'Eustache, irritent cette trompe, et c'est pourquoi la plupart des affections d'oreilles sont dues à des affections du nez, dont la principale est l'obstruction nasale; d'autant plus que souvent, par l'obstruction de la trompe d'Eustache, la caisse du tympan se trouve isolée, le tympan est immobilisé et avec lui les articulations de l'oreille qui se conduisent comme toute articulation condamnée à l'immobilité, c'est-à-dire qu'elles s'ankylosent et que les muscles qui commandent ces articulations finissent par s'atrophier eux-mêmes. Donc, quand la trompe d'Eustache se bouche et s'immobilise, elle immobilise en même temps l'oreille pour un certain temps. Quand l'inflammation de cette trompe ne gagne pas l'oreille, souvent à la suite de cette obstruction survient des abcès, des écoulements qui détruisont les parties essentielles de l'oreille et conduisent fatalement à la surdité. Le malade n'oubliera pas non plus que les conduits lacrymaux arrivent dans les narines.

Chacun sait que les pleurs déterminent le besoin de se moucher. Donc, l'inflammation de la muqueuse nasale entraîne avec elle l'inflammation du canal lacrymal et détermine toutes les affections consécutives à l'obstruction de ce canal, c'est-à-dire le larmoiement, la conjonctivite, la blépharite, etc. Le catarrhe printanier, qui fait le désespoir des oculistes, ne dépend en réalité que de la gêne nasale. Quant aux relations sociales, les personnes qui ont le nez bouché ont l'haleine forte, et si, comme le poète l'a dit et le musicien chanté :

> Un baiser, c'est bien douce chose,
> Cueilli sur une lèvre rose...

inutile d'insister sur les désagréments de l'haleine forte et sur ses déplorables conséquences. Autre inconvénient : le goût est diminué, ce qui équivaut à un désastre pour les dégustateurs. Quant à la voix, les artistes chanteurs sont obligés d'abandonner leur profession, parce que leur voix est altérée ; les orateurs et les professeurs sont obligés de changer d'occupation, ce qui nous est arrivé à nous-même il y a une dizaine d'années. Quiconque a eu un coryza connaît les difficultés de la respiration par le nez. Il se rappelle les maux de tête, les larmoiements, les bronchites (le rhume est descendu sur la poitrine), sans compter l'*irritabilité continuelle* dans laquelle on se trouve, la *difficulté* d'attention, la migraine consécutive, etc., qu'il a eu à subir. Chez certaines personnes, l'obstruction nasale se complique de fièvre de foins; elles sont obligées de se sauver du nord au sud pour échapper aux poussières du foin lors de la fenaison. Du côté de l'estomac, les mucosités du nez (qui par suite de gêne nasale tombent dans la gorge et sont le plus souvent avalées) déterminent des dyspepsies et des gastralgies qui ne cèdent à aucun traitement, ou plutôt dont la cause échappe toujours au médecin traitant, alors qu'il serait facile de les guérir par le traitement de l'affection nasale. Beaucoup de personnes sont anémiques pour toutes ces raisons, non seulement parce que les mucosités tombées dans l'estomac y amènent des troubles dans les fonctions de cet organe et par suite de mauvaises digestions, mais elles sont anémiques parce que l'obstruction nasale est une entrave à la respiration. C'est ainsi que si on observe pendant la nuit un enfant ayant de la gêne nasale, on lui verra faire *quatre, cinq, six aspirations très légères* à peine perceptibles pour respirer ensuite tout à coup très largement. Il suffit, le plus souvent, de rétablir la circulation nasale pour voir l'être chétif, sujet aux bronchites, devenir vigoureux, plein de santé, vif et agile, on voit surtout disparaître des accès subits d'emportement. Chez les enfants, en effet, on remarque de fréquents accès de colère que les parents ne peuvent attribuer à aucune cause immédiate. Cela tient uniquement à une gêne nasale due à un rhume de cerveau chronique, ou encore le plus souvent à des végétations dans l'arrière-nez. Cette gêne nasale oblige l'enfant à dormir la bouche ouverte; il reste inintelligent, il est exposé aux amygdalites, aux affections de l'oreille; son *facies* est souvent typique : la bouche est toujours ouverte, le regard sans expression, la taille est plus petite que ne le comporterait son âge. Ses dents sont souvent mal rangées; on croit cet enfant rachitique; l'haleine est fétide, la parole est faible; il est sujet à des maladies de toutes sortes. Qu'on supprime la gêne nasale et tout rentre dans l'ordre. Pour nous résumer, la gêne nasale, qui laisse indifférents les malades de toutes les conditions, a pourtant des conséquences très graves, et s'il est permis à l'être pourvu de raison de négliger sa maladie personnelle, il ne doit pas montrer la même insouciance à l'égard des enfants dont il a la responsabilité.

N. B. Le Dr Madeuf revient environ tous les mois dans votre région. Vous pouvez venir le voir avec votre docteur. Lui écrire au Mont-Dore (P.-de-D.), ou à Paris, pour être prévenu de son passage.

RHUME DE CERVEAU. — CORYZA. — FIÈVRE DES FOINS.

Tout le monde peut se rendre compte des inconvénients de l'obstruction nasale; car il est, en effet, bien peu de personnes qui n'aient été, pendant plusieurs jours, au moins gênées par le vulgaire rhume de cerveau, le coryza aigu, pour parler un langage médical : enchifrènement, douleur frontale, fièvre légère ou assez forte, surdité, obstruction nasale, courbature, besoin continuel de se moucher. On mouille deux et trois mouchoirs, puis *le nez, la lèvre se gercent, se gonflent, se fendillent,* irrités par les mucosités qui s'écoulent constamment.

C'est là l'origine et la cause de l'hypertrophie, de la rougeur et de l'eczéma de la lèvre supérieure à récidives si fréquentes [1].

Bientôt le « rhume descend sur la poitrine », etc.

Nous pourrions ajouter que le coryza aigu complique certaines maladies infectieuses, comme la rougeole, la scarlatine, la syphilis, les gros furoncles des environs du nez.

1. Lire l'article consacré aux causes et au traitement de l'*Eczéma de la lèvre supérieure.*

Certains médicaments le provoquent, comme l'iodure de potassium, etc.

La présence des polypes est une des causes qui prédispose le plus aux coryzas. Les malades devront donc consulter un vrai spécialiste.

Sous le nom de fièvre des foins, « *hay-fever* », on désigne une attaque de coryza aigu qui survient dès les premières fenaisons. Les malades sont obligés de quitter le pays s'ils veulent échapper à une oppression terrible et persistante.

Il est possible de modifier cette affection par un traitement nasal bien compris et principalement par des inhalations, des douches froides au moyen de l'auto-doucheur, et surtout par la filtration de l'air.

Chez les enfants à la mamelle, l'obstruction nasale au moyen de l'inhalation spéciale par le coryza peut être la cause des accidents les plus graves. Ils sont sans cesse obligés de lâcher le sein pour respirer; quelques-uns même ne peuvent absolument pas téter, et on a vu des enfants, affectés d'un simple rhume de cerveau, mourir de faim.

Traitement du coryza aigu. — 1° Trois à quatre fois par jour, faire des irrigations très chaudes avec de l'eau boriquée contenant 2 cuillerées de poudre décongestive des sels du sérum par litre.

De temps à autre, quand le nez est trop bouché, y *pulvériser* de la pommade nasale mentholée; elle rend le nez instantanément libre (*nous disons pulvériser*). Introduire dans le nez un peu de cette même pommade.

On jugulera pour ainsi dire le rhume de cerveau en respirant au moyen de l'inhalateur de 20 à 60 gouttes de médicament créosoté. Mais quand le malade est atteint de rhume de cerveau, les mucosités sont tellement abondantes que le buvard de l'appareil est à chaque instant mouillé; il faudra donc avoir soin de renouveler ce buvard. Si les rhumes de cerveau se répètent, il est urgent de consulter le spécialiste.

C'est presque toujours du côté où se couche le malade que le nez s'obstrue, et le malade passe par les alternatives de respiration facile ou difficile.

POLYPES DU NEZ.

Les polypes muqueux sont des masses blanchâtres, transparentes, d'aspect gélatineux, que nos chirurgiens arrachent brutalement avec des pinces, procédé digne d'une époque barbare.

Quelques détails seulement. On les trouve à tout âge, mais surtout vers quarante ou cinquante ans. Ils sont bien plus fréquents qu'on ne le croit. Nous les avons souvent constatés chez les malades qui nous consultaient pour une affection étrangère à l'appareil de l'olfaction. Ils s'insèrent un peu partout, mais généralement sur le cornet moyen; quelquefois en avant, et ils ferment l'orifice du sinus frontal (névralgies frontales); d'autres fois ils s'insèrent au-dessus du cornet moyen et le compriment (douleurs oculaires); enfin, ils pendent souvent derrière le voile du palais. C'est là qu'ils sont le plus difficiles à voir et à extraire pour quiconque n'a pas une grande habitude. On les trouve chez des personnes d'une même famille. J'ai soigné deux jumeaux dans ce cas. Presque toujours les individus porteurs de polypes sont sujets aux rhumes de cerveau fréquents, à la gêne nasale, aux accès d'asthme. aux névralgies frontales, aux migraines. Nous avons guéri, par l'extraction de polypes, Mme X..., commerçante à la Bourboule, d'une migraine datant de plus de deux ans et pour laquelle tous les médicaments avaient été essayés; en même temps, un enrouement consécutif, dû à l'obstruction nasale, a été rapidement amélioré *sans aucune médication*.

Traitement. — Il n'y a qu'un seul traitement pour les polypes, c'est leur extraction. Ne vous laissez jamais opérer par le procédé qui consiste à inciser largement un côté du nez, renverser un vaste lambeau sur la joue, arracher les polypes et recoudre comme le font quelques grands chirurgiens en renom, qui ne veulent pas céder le terrain aux spécialistes.

Ne permettez jamais à aucun médecin d'introduire dans le nez une pince à forci-pressure, cela à l'aveugle : c'est un procédé barbare. Nous avons soigné le père d'un pharmacien de la Charente qui préférait extraire lui-même les polypes avec une pince quand ils le gênaient un peu trop, plutôt que de s'abandonner à un médecin.

Quel ne fut pas son étonnement quand il nous vit sortir ses polypes sans souffrance[1], *sans effusion de sang.*

Pour citer un autre exemple de l'audace avec laquelle certains praticiens introduisent une pince dans le nez, nous citerons le cas d'un pharmacien du Lot qui se plaignait d'obstruction nasale. Évidemment, lui dit son médecin, vous avez des polypes, et il lui introduisit une pince, massacrant tout sur son passage et ne trouvant même pas trace de polypes, à son grand étonnement, d'ailleurs.

---

1. *Nous tenons à la disposition des personnes intéressées les attestations de nombreux malades qui ont été opérés sans avoir souffert et sans hémorragie. Écrire au Dr Madeuf pour savoir la date de son passage dans la région.*

L'extraction des polypes faite par une main exercée est un vrai jeu d'enfant, et se fait sans aucune perte de sang ou très peu du moins, et *sans aucune espèce de douleur*. Cela est si vrai qu'en général *nous faisons le pari au malade* de lui enlever le premier polype *sans qu'il s'en aperçoive*.

Une bonne cautérisation et même un raclage des racines empêchent généralement, ou tout au moins limitent les récidives.

Toujours sans aucune douleur.

Nous croyons être dans la vérité en affirmant que notre nouveau traitement consécutif empêche toute récidive chez les malades non traités par les pinces. Le temps seul démontrera si nous avons raison.

VÉGÉTATIONS ADÉNOIDES.

Cas des enfants qui ont toujours la bouche béante.

Tout enfant *porteur de grosses amygdales a au moins neuf chances sur dix d'avoir l'amygdale de l'arrière-nez hypertrophiée*, c'est-à-dire une grosseur derrière le voile du palais qui apporte un obstacle à la respiration surtout pendant la nuit; c'est ce qui explique l'erreur dans laquelle tombent tant de praticiens qui se contentent d'enlever les amygdales.

Le contraire n'est pas toujours vrai et souvent l'amygdale nasale est seule hypertrophiée. Par sa situation elle s'oppose à la libre déplétion des veines nasales et à la fonction de la muqueuse du nez, principalement dans la position couchée où le voile du palais vient s'appliquer contre elle et obturer l'arrière-nez. C'est-à-dire que le coryza chronique ou gêne nasale complique aussi dans la majorité des cas, mais pas toujours, la présence des végétations adénoïdes.

Ils sont nombreux (1 °/₀ d'après Mayer, de Copenhague) les enfants qui *ont toujours la bouche* béante, *signe le plus constant de cette affection*, qui *ronflent* la nuit, parlent du nez, qui ont cet aspect typique, de faciès hébété qui a perdu tout relief, toute expression: l'effacement des traits du visage leur donne un *air niais*, un *aspect idiot*, et les rend parfois la risée de leurs camarades.

Leur *sommeil est mauvais*, ils dorment la bouche ouverte; le matin ils ont la bouche amère, l'haleine forte, la gorge sèche. Ils se *réveillent quelquefois en sursaut*, dans une grande anxiété et une grande agitation, les yeux hagards, couverts de sueurs profuses, un des symptômes les plus fréquents et les plus pénibles de l'obstruction nasale par les végétations adénoïdes. On attribue ces réveils à des cauchemars alors qu'ils ne sont dus en réalité qu'à de l'asphyxie, ainsi que nous l'avons démontré (Voir *Conséquence de la gêne nasale*); nous avons aussi expliqué alors comment ils respiraient.

Fréquemment ils sont sourds ou le deviennent par moments, ont des écoulements d'oreilles intarissables avec leurs cortèges de conséquences possibles (surdi-mutité, MÉNINGITE, etc.); tous ont les plus grandes chances de perdre totalement l'ouïe.

La gorge est presque toujours malade, elle est tapissée de granulations (pharyngite, angine granuleuse), de ces bonnes granulations, source inépuisable de revenus pour tant de pseudo-spécialistes et d'eaux minérales. (Voir l'article *Pharyngite granuleuse*).

Ces granulations demi-sphériques ou ovoïdes tranchent sur la muqueuse par leur saillie et leur coloration plus rouge, leur structure est la même que celle des amygdales pharyngées et buccales; toutes ont même nature, elles ne diffèrent que par une différence de siège. Sur les parois latérales du pharynx, on trouve souvent deux colonnes de tissu de granulations, tuméfiées et enflammées, qui sont accolées au pilier postérieur et constituent ce que l'on appelle la pharyngite latérale. Souvent le fond de la gorge est recouvert de mucosités purulentes et verdâtres, ce qui est facile à constater en regardant l'enfant à la lumière pendant qu'il abaisse lui-même la langue avec une cuillère, en même temps qu'il prononce la lettre A. Il faut faire plusieurs jours de suite l'examen et le plus près possible du réveil. Souvent elles viennent d'être avalées au moment de l'examen. — On ne saurait donc séparer la lésion de l'arrière-nez, c'est-à-dire les végétations adénoïdes plus ou moins développées avec celles du fond de la gorge. Il n'y a pas là deux maladies différentes, mais une maladie unique, ayant envahi le pharynx situé au-dessus et au-dessous de la luette.

Les végétations adénoïdes sont héréditaires. Il n'est pas rare d'opérer la mère et la fille, ou plusieurs enfants de la même famille.

En général, toutes les personnes dont les dents sont mal implantées ont ou ont eu des tumeurs adénoïdes.

Beaucoup de ces enfants *s'enrhument pour un rien*, et la cause de tout ce mal, l'obstruction nasale par les végétations adénoïdes, reste souvent méconnue. Ces pseudo-bronchites catarrhales font par leur persistance le désespoir des médecins et des familles. Tant de médecins ne soupçonnent même pas encore l'existence d'une amygdale dans le pharynx, ses tendances si faciles à l'hypertrophie, *tellement ils ont* l'habitude d'attribuer aux grosses amygdales ordinaires tous les méfaits.

Quelques enfants ont des accès d'asthme.

La plupart sont *nerveux*, on leur donne du bromure de potassium, des douches froides; ils ont des maux de tête intenses et fréquents, ce que l'on admettra facilement si on considère la quantité énorme de chaleur que prend à la muqueuse nasale l'air froid et sec qui vient du dehors pour s'échauffer et aussi pour se charger d'humidité. — Cette chaleur séjourne donc « dans la tête », et ces malheureux enfants ont toujours cette partie si voisine du cerveau et des méninges à une température au-dessus de la normale.

Nous n'étonnerons personne en disant que les végétations adénoïdes, par la chaleur qu'elles maintiennent « dans la tête » et la surdité ou tout au moins la diminution de l'audition qu'elles occasionnent, sont une des causes du mauvais développement de l'intelligence.

L'histoire d'un enfant promené dans toutes les capitales, et dont nous avons reproduit le portrait, nous a donné l'idée d'aller visiter quelques hospices et maisons de santé où sont traités les idiots. Nous avons constaté qu'un nombre considérable de ces malheureux ont toujours la bouche béante sans être pourtant l'objet d'aucun traitement spécial.

Chez les nourrissons, les végétations adénoïdes sont rares, elles les gênent pour téter — mais la gêne nasale à cet âge est surtout due à la syphilis héréditaire.

La phonation est gênée, la voie est *cotonneuse*, le mot maman est prononcé mama; Nabuchodonosor — Dabuchododosor; il en est de même de toutes les syllabes nasales — an, on, un.

Comme l'amygdale de l'arrière nez peut rester longtemps hypertrophiée (nous avons opéré un homme de quarante ans), les chanteurs qui en sont atteints se plaignent du peu d'étendue de leur voix. Meyer a vu celle-ci acquérir deux tons dans le registre élevé après l'extirpation. Les orateurs, les acteurs se plaignent d'être obligés de « forcer la voix qui ne porte pas », dans le cas de végétations adénoïdes.

L'attitude de la face et l'ouverture constante de la bouche sont des signes que l'on peut dire infaillibles; le dernier surtout est pour ainsi dire absolu. Il faut cependant se rappeler que lorsque l'enfant se sent observé, il ferme la bouche, mais il la rouvre aussitôt que l'on distrait son attention. C'est ce qui explique pourquoi les parents ne s'inquiètent pas et croient à une mauvaise habitude; les médecins le disent eux-mêmes aux parents.

Chez ces enfants la poitrine est déformée. Au lieu d'offrir sur ses parties latérales une surface régulière et arrondie, elle est au contraire déprimée, surtout au-dessous de la ligne des seins, comme si, à l'époque où les côtes étaient molles et flexibles, on les avait comprimées d'un côté vers l'autre. Il n'est pas rare de trouver des médecins qui attribuent cette déformation au rachitisme.

Ce qui prouve bien que tous ces accidents sont sous la dépendance de l'obstruction de la cavité naso-pharyngienne par les tumeurs adénoïdes, c'est qu'ils disparaissent rapidement quand on a déblayé les arrière-narines et qu'on les a rendues perméables à un courant d'air suffisant.

Traitement des végétations adénoïdes.

Nous savons maintenant que, neuf fois sur dix, l'amygdale pharyngée est hypertrophiée *si les amygdales ordinaires le sont.* Contrairement à ce que proposent la majeure partie des praticiens, il faudra d'abord opérer l'amygdale du pharynx nasal, les végétations adénoïdes. L'opération n'est ni douloureuse (le tissu adénoïde et des amygdales est insensible), ni dangereuse. De plus, à l'aide de la cocaïne on rend toute la gorge insensible. Souvent les amygdales s'atrophient d'elles-mêmes, surtout après quelques badigeonnages à la glycérine à 30° iodo-iodurée. Si elles résistent, on peut en couper une partie, ou les morceler, ouvrir leurs cryptes; généralement cela est suffisant. En attendant l'intervention d'un véritable spécialiste, on fera régulièrement des irrigations nasales légères tous les jours, des gargarismes à l'eau de sels (du serum); on prendra du sirop iodo-tannique bien préparé; enfin, et surtout, on s'amusera à courir toutes les villes d'eau, les bains de mer. On y est aussi bien qu'ailleurs.

Mais tant qu'on ne fera pas coucher les enfants sur la dure, tant qu'on n'empêchera pas les mucosités de l'arrière-nez de séjourner dans la mère-gorge, tous les traitements palliatifs n'auront aucune importance.

N. B. — L'opération peut être faite sans le concours d'un médecin, mais nous sommes très heureux quand les malades veulent faire assister le médecin de la famille à l'opération. Elle est toujours sans douleur (grâce à la cocaïne). Il n'est même pas besoin la plupart du temps de tenir l'enfant. A moins de papier signé, nous refusons d'endormir les enfants pour une opération si facile. Nous pouvons citer *deux cas de mort* survenus pendant le sommeil artificiel.

Le Dr Madeuf revient depuis longtemps dans votre région, lui écrire pour être prévenu de son passage.

DÉVIATIONS DE LA CLOISON.

(Nez bouché d'un côté.)

La cloison nasale est rarement verticale; elle oblique à droite ou à gauche et rend inégales les deux fosses nasales. Elle peut arriver à obturer presque complètement un côté du nez, ce qui oblige l'autre à recevoir toutes les impuretés de l'air, à fournir toute la chaleur, toute l'humidité, à accomplir en un mot un travail physiologique double. Alors, les cornets du côté libre ne tardent pas à subir le sort de tous les organes surmenés, ils s'hypertrophient ou s'atrophient.

La déviation de la cloison est un fait presque constant, et l'opération ne doit être faite en réalité que lorsque l'obstruction est complète d'un côté, et encore bien souvent *il suffit d'appliquer un petit écarteur de l'aile du nez pour permettre au malade de respirer d'une façon normale*. Le malade pourra d'ailleurs s'en assurer lui-même, *il lui suffira d'écarter l'aile du nez* du côté bouché avec les doigts pour faciliter la respiration de ce côté. En général, les malades ont passé des années avec leur déviation de la cloison, et avant de leur proposer la section, il faut bien être sûr que la guérison de la *gêne nasale* n'est pas possible autrement. Or, il arrive que l'opération de la déviation de la cloison ne change guère l'état de la gêne parce que la véritable cause, le séjour des *mucosités dans les culs-de-sac nasaux*, n'a pas disparu. Le malade a beau se moucher, faire passer de l'eau dans son nez, c'est l'histoire du cul-de-sac dans une rivière (voir les *Causes des maladies du nez*), rien n'empêche la stagnation des produits de desquamation de la muqueuse; il est des coins qui échappent à tous les lavages et l'inflammation persiste. Si nous exprimons cet avis à propos de la déviation de la cloison, c'est que nous avons subi

deux fois cette opération, alors que par le traitement visant la
cause nous aurions pu être facilement guéri. En cas de déviation
de la cloison, ne vous laissez pas cautériser le cornet hypertrophié;
souvent il n'est hypertrophié que par inflammation et il revient
facilement à son état normal. Quant à l'opération, lorsqu'elle est
jugée indispensable, elle peut être faite avec la plus grande facilité, sans endormir le malade et sans douleur.

NEZ TROP LIBRE.

Le nez trop libre est, à notre avis, le pendant clinique de la
gêne nasale. Il est des malades qui sentent le froid dans la gorge
quand ils respirent fortement par le nez, et qui *ne peuvent sortir
quand la température est au dessous de la moyenne sans prendre froid et s'enrhumer.* On en voit même qui sont forcés de
passer une partie de l'hiver dans la chambre ou d'aller dans le
Midi. On les ausculte, mais, en général, les poumons sont indemnes
en dehors des moments où le malade est atteint de bronchite. La
gorge est plus ou moins sèche, avec ou sans mucosités, le matin.
Mais si on examine le nez on constate des détails d'autant plus
intéressants et que ni le malade ni son médecin n'avaient soup-
çonné aucune lésion nasale. Nous donnons le nom de *nez trop
libre* à l'état particulier que présentent les fosses nasales de ces
malades; état particulier caractérisé par une augmentation (proportionnellement à la moyenne normale) de l'espace situé entre les cornets et la cloison du nez, par une diminution d'étendue des cornets,
c'est-à-dire *de la surface* utile de la muqueuse nasale respiratoire.
On sait qu'à la muqueuse nasale appartient le rôle physiologique
de fournir à l'air destiné à la gorge, au larynx, aux poumons la
chaleur et l'humidité nécessaires, en même temps que celui non
moins important d'arrêter les poussières microscopiques et les
corps étrangers. Les malades dont nous venons de parler ont une
grande prédisposition aux laryngites, bronchites, amygdalites, etc.,
dès qu'ils changent de température. Le traitement suivi dans les
villes d'eau est en général insuffisant. Le malade passe des heures
dans des appareils de humage, dans des salles d'aspiration; les
vapeurs médicamenteuses agissent plus sur les muqueuses de la
gorge que sur celles du nez.

Lorsque ces malades viennent nous voir, nous leur disons,
rien qu'à l'examen de leur nez, si l'état du poumon ou de la gorge
s'améliore ou non, si nous constatons que les muqueuses nasales
ont repris ou non leur volume primitif. Ces faits sont inconnus des
médecins en général, et c'est à ces faits que nous devons les succès

de nos débuts dans la carrière de spécialiste. Le nez trop libre n'est pas seulement dangereux pour la santé de la gorge qu'il laisse trop sèche, pour le larynx qu'il expose à une atmosphère trop froide; mais le nez trop libre est dangereux encore pour les affections du poumon. Cette lésion nasale a échappé à bien des chercheurs et notamment à ceux qui ont inauguré le système de la fenêtre ouverte la nuit, système que nous pratiquons personnellement depuis plus de quinze ans et que nous ne cessons de recommander à nos malades.

Mais certains de ces malades ne peuvent supporter la fenêtre ouverte qu'en tant que la température extérieure n'est pas abaissée. Ce sont ces personnes qui nous ont conduit à notre théorie de l'aération des chambres de malades et de la nécessité de la propreté nasale. Nous proposons d'installer dans la chambre de ces malades une conduite ou des tuyaux analogues à ceux du gaz, de manière à ce qu'on puisse recevoir de l'extérieur, grâce à un mouvement d'horloge, un très léger courant d'air venant aboutir aux fosses nasales, léger courant d'air qu'il sera facile de mettre à la température de la chambre en le chauffant à l'aide d'une lampe à pétrole ordinaire placée au-dessous d'une partie d'un tube à large surface enroulé en serpentin et présentant ainsi une surface de chauffe considérable. On pourra encore chauffer cet air soit à l'aide de la vapeur, soit en plongeant le tuyau dans l'eau chaude.

C'est lorsque ce système, pratique entre tous, sera répandu que l'ouvrier pourra habiter des appartements aussi sains que ceux qu'habite le riche, et cela moyennant une légère dépense supplémentaire les jours où il fera plus froid. Ce système rendra surtout un service considérable aux malades ne pouvant aller dans le Midi. Chose curieuse, la plupart des malades au nez trop libre reconnaissent en lisant ce que nous venons d'écrire leur maladie dont la cause même est inconnue aux docteurs. Ces *malades ressentent le froid dans la gorge quand ils respirent par le nez.*

Une expérience que nous conseillons souvent pour faire comprendre l'importance du bon état des fosses nasales nous expliquera bien dans quelle situation se trouvent ces malades : respirez fortement et rapidement trois fois de suite par la bouche, vous sentirez le froid dans la gorge ; au contraire, respirez trois fois par le nez, vous ne sentirez nullement le froid dans la gorge, *tandis que ces malades*, au contraire, sentiront le froid dans la gorge en inspirant rapidement et fortement par le nez.

On comprendra aisément dans quelle mauvaise situation se trouve l'individu dont le nez ne fonctionne pas, et pour une raison ou une autre ne joue pas son rôle de caléfacteur.

Cette simple expérience montre l'importance d'une bonne respiration nasale. Le *nez trop libre* est une affection quelquefois déconcertante pour nous. Si un sourd vient nous trouver, avant toute question nous lui examinons le nez, et nous lui disons presque toujours le côté de l'oreille qui est malade et qui a le plus de bourdonnements, sans pouvoir fournir d'explications à ce phénomène. Sous l'influence de l'ozène, de la syphilis, du catarrhe, on sait que le nez peut s'atrophier; de même qu'un bras ou une jambe laissés dans l'inertie ne fonctionne pas, de même le nez trop libre n'a aucune tendance à guérir. On lui applique le même traitement qu'à tout organe atrophié.

Le froid est donc la terreur de tous les malades au nez trop libre et c'est l'exemple de quelques-uns d'entre eux victimes de la fenêtre ouverte qui rend le public si hostile au système d'aération par la fenêtre ouverte la nuit.

Espérons que grâce à nos efforts nous saurons convaincre les architectes, et que l'aération des chambres sera modifiée par eux. Nos malades ne croiront plus alors qu'en dehors des médecins officiels il n'est pas d'espoir de salut, et il est, en effet, utile de constater que bien des progrès ont été apportés dans le domaine de la science médicale par des gens tout à fait étrangers à la médecine. Pasteur a révolutionné le monde médical par la découverte de l'antiseptie; la ceinture ventrière, le massage, l'hydrothérapie ont été inventés par de simples mortels, et c'est ce qui nous fait regretter que l'exercice libre de la médecine n'existe pas en France comme en certains pays de manière à laisser toute carrière ouverte à l'individu qui veut se développer ou dont les aptitudes spéciales lui permettent de s'occuper de cette branche de la science sans pour cela être obligés de perdre des années à conquérir des diplômes qui n'ont rien de commun avec la science elle-même, qui ne correspondent à rien si on va en pays étranger, et qui, pour nous résumer, n'ont qu'un faible côté scientifique.

Le Dr Madeuf visite votre région depuis longtemps. Lui écrire pour connaître la date de son passage.

FÉTIDITÉS NASALES.

Ozène. — Punaisie. — Malades qui mouchent beaucoup de croûtes, de mucosités, etc.

L'ozène, la punaisie des gens du monde, est, parmi les infirmités, la plus repoussante. Celui qui l'a constatée une fois ne se trompera plus, s'il se trouve à côté d'une personne atteinte de la même affection.

On ignore les causes de l'ozène ; pour nous, il est dû au moucher incomplet. Il est plus fréquent chez les jeunes filles au moment de la puberté. On le rencontre dans toutes les classes et dans toutes les catégories d'individus, même chez les plus robustes.

Au début, le malade mouche beaucoup, les sécrétions nasales sont visqueuses, très adhérentes, tombant souvent dans la gorge où elles paraissent agglutinées comme de la poix ; en même temps l'intérieur du nez commence à se détruire.

Peu à peu, les mucosités se dessèchent, l'envie, le besoin de se moucher est continuel, et tout cela pour ne rien expulser. si ce n'est, de temps à autre, d'énormes paquets de croûtes d'une odeur infecte et pénétrante.

On croit à une fétidité stomacale ou buccale, et il n'est pas rare de rencontrer des médecins qui, confirmant cette opinion, assurent au malade que la sécrétion tarira lorsque l'estomac ira mieux. C'est justement le contraire. Quand les matières en putréfaction ne tomberont plus dans la gorge, ne seront plus avalées, les aliments ne seront plus ensemencés de microbes de toute nature et l'estomac remplira normalement sa fonction.

Conséquences de l'ozène, de la punaisie.

Rien de plus terrible que d'être obligé de converser avec une personne atteinte d'ozène, d'être contraint de respirer ces bouffées d'air empoisonné qui s'échappent à chaque expiration. Aussi voit-on les personnes qui en sont malheureusement atteintes devenir des êtres dont on redoute l'approche : on a mal au cœur d'avance. Personne à l'école, dans les ateliers, les familles, ne veut se placer à côté d'elles.

« Nana refusait cette place à l'atelier parce que la voisine trouillotait du goulot. »

(Zola, *l'Assommoir.*)

Heureusement que les malades n'ont pas conscience de la mauvaise odeur qu'ils répandent. Leur odorat a disparu, surtout du côté où les croûtes ont été le plus abondantes. Quelques malades désespérés se laissent aller au suicide, comme cette jeune femme de Montluçon ; d'autres tournent à la folie, comme cette autre jeune fille des environs de Thiers.

On ne saurait croire aussi le rôle considérable que joue pour la bonne harmonie du ménage la pureté de l'haleine du nez. Cela est d'autant plus important qu'au début l'entourage du malade ne s'en est pas aperçu. Nous avons dans notre clientèle deux cas de divorce manifestement dus à la répulsion que donne l'ozène. Il nous souvient aussi d'une belle jeune fille qui nous consultait pour l'anémie et qui éclata subitement en sanglots dès que nous lui eûmes expliqué l'influence des sécrétions nasales en putréfaction sur sa dyspepsie et le rôle néfaste de cette affection pour le mariage. Tout en pleurant, elle nous apprit que son fiancé avait rompu brusquement, sans explication. Elle venait de se rappeler un mouvement de recul instinctif qu'il avait eu dès le premier baiser donné en présence de la famille, mouvement mis naïvement par elle sur le compte de l'émotion.

Si les voisins ne s'aperçoivent pas de l'odeur, cela tient à ce que la colonne d'air s'échappant des narines est presque verticale, tandis que l'expulsion par la bouche est horizontale. Une personne dont les sécrétions nasales répandent de l'odeur peut parfaitement ne pas être remarquée en public. Il n'en est pas de même dans l'intimité.

Histoire de la maladie ozène.

I.

Pourquoi le nez ozéneux est-il toujours rempli de croûtes?

La mauvaise odeur qui se dégage de l'haleine des malades atteints d'ozène tient, on le sait, à la formation incessante dans les fosses nasales de mucosités et de croûtes qui, *ne pouvant être expulsées par des mouchers fréquents ou même des lavages,* finissent par subir des fermentations putréfactives. La caractéristique de cette affection, dans l'esprit de la plupart des médecins, est précisément dans la persistance de la mauvaise odeur ou punaisie du nez ainsi que des croûtes, quels que soient les soins donnés au malade et les précautions prises par lui.

Voici comment s'exprimait à ce propos, tout récemment, dans une revue critique intitulée : *Pathologie et étiologie de l'ozène,* un spécialiste très au courant de la littérature médicale : « Pour un examen plus complet, il faut enlever les croûtes. Ce n'est pas toujours très facile en certains points; *ces croûtes, très adhérentes, résistent à une irrigation même abondante et énergique.* Ce sont surtout les croûtes qui tapissent la partie supérieure de la paroi externe qui résistent. Il faut alors les détacher avec un stylet. »

Cela dit assez éloquemment que, dans l'état actuel de la science et grâce à l'insuffisance des secours qui lui sont *classiquement* offerts, le malheureux ozéneux devra se résigner à garder toujours des matières en putréfaction dans le nez, quelle que soit la quantité d'eau qu'il prenne en irrigation, quelle que soit la quantité de poudre antiseptique qu'il prise ou quelle que

soit la masse de pommade dont il se bourre le nez. L'aveu d'une
telle impuissance est encore donné dans un article paru, à quelques jours d'intervalle, dans la *Semaine médicale*, où l'on peut
lire que « l'écueil auquel vient se heurter, dans la plupart des
cas, le traitement dirigé contre l'ozène est, comme on sait, l'impossibilité pour le malade de se débarrasser complètement, au
moyen d'irrigations nasales, des croûtes qui tapissent la muqueuse lésée. »

Pour achever de convaincre le lecteur, nous pouvons encore
citer la communication de M. Raugé à la Société de laryngologie,
spécialiste très distingué de Challes. M. Raugé fait passer dans le
nez des ozéneux 10, 20, 30 et jusqu'à 50 litres d'eau deux fois par
jour. C'est, en somme, le traitement de toutes les villes d'eau sans
exception.

Malgré ces quantités formidables d'eau, nous démontrerons
plus loin que la propreté est incomplète en raison des nombreux
culs-de-sac du nez ozéneux, culs-de-sac que ne peuvent débarrasser ni les efforts du moucher, ni les poudres, ni les pommades.
Le malade verra pourtant combien ce nettoyage est facile, et il sai-
sira l'avantage de notre méthode d'autant mieux que la *propreté
parfaite du nez*, l'enlèvement des croûtes est pour lui la seule
préoccupation importante, et qu'il *aura compris que toute sa punaisie tient exclusivement à la formation et à l'accumulation de
croûtes dans le nez, qu'il y a impossibilité matérielle par les
injections nasales ordinaires d'assurer la désinfection du nez*,
que les injections nasales faites à l'aide du syphon, de l'irrigateur,
de fontaines ou de réservoirs connus dans les villes d'eaux ne
peuvent nettoyer complètement le nez. Voilà pour la théorie;
quant à la pratique, nous en faisons la démonstration à chaque
malade, en lui recommandant de bien se laver et se moucher jusqu'à ce qu'il ait la conviction que son nez est propre. *Il nous
suffit d'employer* ensuite notre procédé pour faire immédiatement sortir de ce nez lavé des croûtes infectes, croûtes qui auraient provoqué de nouvelles secrétions et auraient produit le même
effet dans le nez ozéneux que si un individu sain s'introduisait un
peu de matière pourrie dans les fosses nasales. En très peu de
temps, toutes ces secrétions nasales répandraient une odeur infecte. Cette démonstration du fait que le nez n'est jamais rendu
propre par les procédés ordinaires, nous sommes prêts à le faire
devant n'importe qui et avec n'importe quel malade.

D'ailleurs, la théorie des points morts dans les courants est là
pour prouver ce que nous avançons. Nous n'hésitons pas à la
citer de nouveau :

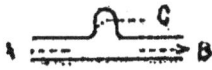

Soit une rivière AB, un cul-de-sac C, toutes les pailles, bouchons, etc. situées dans
le cul-de-sac, ne seront jamais entraînés
par le courant. On comprend alors pourquoi notre système, qui
permet au liquide de pénétrer dans les culs-de-sac nasaux, peut
nous donner le résultat d'assurer *avec un verre d'eau* une propreté nasale supérieure à celle que peuvent donner les irrigations
avec 50 litres d'eau, irrigations exagérées qui anémient, noient la
muqueuse et la privent par endosmose de ses sels.

Comment on reconnaîtra qu'on est arrivé à obtenir la propreté parfaite du nez.

Les précautions étant prises pour la préparation de l'eau de
lavage et notre appareil enfoncé de 7 à 8 centimètres dans la
narine, on y fait passer pendant une seconde le courant de
liquide; puis le malade se mouche violemment dans la cuvette,
en prenant soin de se moucher non pas les deux narines à la fois
et en se pinçant les deux narines, comme on le fait communément, mais bien *une narine après l'autre* et en bouchant une
narine pendant que l'autre reste entièrement libre. Après s'être
bien mouché, le malade recommence le lavage, alternativement
dans chaque narine, et *il a bien soin de vider la cuvette après
chaque petite irrigation*. Le malade peut s'assurer ainsi, à chaque
instant, du degré de souillure de l'eau, c'est-à-dire de l'état de
propreté de son nez. C'est le seul moyen qu'il possède pour
savoir à quel moment son nez est suffisamment lavé. Ce résultat est atteint quand l'eau de l'irrigation revient absolument
propre. Très peu, excessivement peu d'eau suffit pour chaque
petite irrigation, que le malade fait suivre chaque fois d'un moucher pratiqué suivant le procédé indiqué. C'est à la condition de
bien s'en tenir à ces prescriptions minutieuses que le malade arrivera à obtenir le nettoyage parfait de son nez. Si non, s'il ne s'as-
treint pas à faire de petites irrigations partielles, suivies de moucher, et à vider chaque fois sa cuvette, il ne pourra savoir à quel
moment le lavage sera suffisant, et il s'exposera à laisser des
croûtes, et par conséquent l'infection persistera dans ses narines.

Quand le malade sera bien persuadé que la disposition anato-
mique de son nez empêche les croûtes d'être expulsées naturellement par le moucher, et que c'est par leur simple séjour prolongé
dans les narines que se développe la punaisie dont il est affecté,
il prendra matin et soir la précaution d'expulser par un lavage
les mucosités avant que tout commencement de putréfaction se
soit déjà manifesté. Si nous avons tant insisté sur ces faits, c'est

que nous savons, par expérience, que le malade ne suit bien son traitement que s'il sait, si on lui a fait comprendre à quoi s'appliquent toutes les particularités, tous les détails qu'on lui recommande de retenir.

CONCLUSION. — *L'ozène est guérissable, parfaitement guérissable. Les malades ne doivent pas désespérer; ils peuvent venir nous voir accompagnés de leur médecin.*

L'affection est guérissable non seulement à cause des médicaments capables de guérir, mais encore et surtout grâce au nouveau système qui permet d'introduire dans le nez un appareil capable de masser la muqueuse, de porter les médicaments dans tous les culs-de-sac, de fouiller dans tous les coins, de doucher l'intérieur de la cavité nasale comme on douche, dans nos stations thermales, une articulation ou toute autre partie du corps malade; grâce aussi à la pulvérisation des pommades, procédé encore inconnu de nos médecins et de nos pharmaciens, les malades sont rapidement guéris, et alors l'exubérance de leur joie n'a plus de bornes; c'est pour eux une nouvelle vie qui commence.

N. B. — Le docteur revient depuis longtemps dans votre région. Lui écrire pour être prévenu du passage : au Mont-Dore (Puy-de-Dôme).

ÉCOULEMENT DE PUS PAR LE NEZ.

Cet écoulement ne se produit en général que par une seule narine; il est toujours fétide. Il a lieu quand le malade se mouche ou qu'il penche la tête en avant. La nuit, le pus coule dans la gorge et engendre du côté de la gorge, du côté des oreilles et même de l'estomac, des affections consécutives qui sont souvent rebelles à tous les traitements lorsque la cause reste insoupçonnée. On a vu des maladies d'estomac ayant résisté aux spécialistes et qui étaient dues à un écoulement provenant du nez. Dans ce cas, le malade mouche beaucoup et surtout du côté malade; il ne tarde pas à être incommodé lui-même par la putréfaction nasale. L'écoulement est dû à plusieurs causes : tantôt à la présence de corps étrangers dans le nez, corps ayant pénétré par suite de vomissements ou d'éternuements. Ce débris non seulement se pourrit lui-même, mais provoque autour de lui des dépôts calcaires qui constituent de véritables pierres nasales et qui ajoutent à l'obstruction qu'elles produisent le fait de maintenir dans leurs coins et recoins des mucosités qui ne peuvent s'échapper. Souvent, l'écoulement du nez est produit par une affection du sinus maxillaire ou de l'os des pommettes de la joue. Le plus souvent, cet abcès du sinus provient d'une carie des dents, carie inaperçue par le malade. Il suffit en ce cas de frapper avec une tige de fer de petits coups sur les dents jusqu'à ce qu'on ressente une légère douleur. Le remède est alors indiqué. Quelquefois, le médecin sera obligé de demander au malade de lui pratiquer un petit trou dans l'alvéole de la dent pour lui faciliter la guérison. Mais ce trou, nous en prévenons charitablement le malade, sera très petit et se refermera d'autant plus facilement qu'il aura été plus petit. Le traitement de l'abcès du sinus maxillaire, bien qu'il soit long, est sûr ; mais il est bien plus vite guérissable par notre système de douche interne des cavités, système qui permet de fouiller ces cavités de même que nous douchons et massons les coins et recoins des nez et des oreilles.

L'écoulement du nez peut encore être dû à une affection du sinus frontal : ce sinus est parfois bouché par suite d'une légère végétation (polypes). En ce cas, le devoir du spécialiste est indiqué : il suffit d'enlever le polype (l'extraction se fait sans douleur), de faire quelques lavages dans la direction du sinus pour obtenir une guérison relativement rapide ; d'autres fois, le pus est dû à la présence de polypes qui forment par leur disposition de vastes culs-de-sac, dans lesquels la sécrétion nasale séjourne et échappe aux courants d'air du moucher et aux courants d'eau des injections nasales. Le spécialiste enlèvera les polypes et les végétations et veillera à ce que les injections nasales soient faites au moyen d'appareils spéciaux pénétrant dans les culs-de-sac, y pénétrant de force pour laver les cavités et y déposer des pommades qui agissent très bien.

Ayant constaté que la propriété des muqueuses du nez est de changer de volume, on a dû construire des appareils durs au lieu des mous, incapables de pénétrer dans les sillons. Les abcès du sinus maxillaire sont dus parfois aux suppurations de l'os ethmoïde ou du sinus sphénoïdal. Toutes ces affections ont profité largement des bénéfices de l'électricité. Il suffit de mettre une lampe électrique dans le nez ou la bouche du malade, d'allumer la lampe quand le malade est dans l'obscurité : on verra de suite que la partie attaquée est plus sombre que la partie correspondante ou la partie voisine.

Grâce aux rayons X Rœntgen, on pourra encore préciser le traitement de ces affections, surtout en ce qui concerne le catarrhe du nez, c'est-à-dire le cas où le sinus serait rempli de mucosités, cas qui échappe le plus souvent aux spécialistes. En général, on doit se pénétrer de ce fait qu'il n'y a pas deux thérapeutiques et qu'un abcès du nez doit être traité comme un abcès d'une autre région. On ouvrira donc l'abcès pour faciliter la sortie du pus et on en enlèvera d'abord la cause : dent, polype, corps étrangers ; on nettoiera les cavités, on assurera surtout une désinfection parfaite qui ne laissera aucun cul-de-sac baigner par le pus ou les débris de la muqueuse. C'est par ces moyens que notre méthode normale remporte, par l'application indiquée par la théorie des points morts dans les courants, des succès éclatants contre des affections qui duraient depuis des années chez certains malades.

N. B. Pour connaître la date du passage du Dr Madeuf dans votre région, vous êtes prié de lui écrire : Mont-Dore (Puy-de-Dôme).

SAIGNEMENT DU NEZ

Les saignements du nez sont généralement dus à des ulcérations de la cloison nasale qui se recouvrent de croûtes. Chaque fois que le malade détache une de ces croûtes, soit en se mouchant, soit avec les doigts, l'ulcération revient à vif et le saignement du nez recommence.

L'épistaxis finit par devenir dangereux, car les pertes continuelles anémient le malade, mettent sa vie en danger. On nous a amené un jour un homme absolument exsangue. Depuis trois jours, l'écoulement persistait et il était dû à une ulcération insignifiante. *Le tamponnement des fosses nasales postérieures est presque toujours inutile* et, de plus, il provoque, lorsqu'il est fait par des mains peu exercées, de nouvelles érosions de la muqueuse, ce qui le rend alors indispensable.

On arrête facilement le saignement du nez avec notre solution hémostatique, appliquée avec du coton hydrophile également hémostatique.

Pour éviter le retour des saignements du nez, le malade « se bourrera » le nez avec de la pommade de vaseline trois fois par jour et prendra des injections intra-nasales du côté opposé à celui d'où vient le sang. Il évitera les violents efforts pour se moucher, prendra des bains de pieds fréquents.

Le spécialiste, en cautérisant l'ulcération, amènera une fois pour toute la guérison.

LA PERTE DE L'ODORAT

Diminution. — Perte d'un côté.

On remarque des lésions de l'odorat chez un grand nombre d'individus. Souvent, sans qu'on le sache, l'olfaction ne s'effectue plus par les deux narines, comme normalement, et l'odorat est aboli d'un côté.

De même qu'il faut vérifier l'audition, en fermant avec le doigt alternativement chaque oreille, pendant qu'à l'oreille libre on présente une montre en mouvement, de même il importe de s'assurer de l'intégrité de ses perceptions olfactives, si l'on veut arrêter dès le début des lésions de l'odorat, lésions dont les symptômes évidents n'éclatent que plus tard.

Il faut examiner alternativement chaque narine en fermant l'une d'elles pendant qu'on présente à l'autre un corps odorant quelconque.

La perte de l'odorat, en tant que symptôme d'une affection purement et exclusivement nasale, peut être due à un *catarrhe nasal* aigu ou chronique, à la présence dans les fosses nasales de *polypes*, de *tumeurs* ou simplement de *corps étrangers* de différente nature, à l'*ozène*, à la *syphilis*, à la *tuberculose*, aux *abcès des sinus*.

Toutes ces causes, si différentes qu'elles soient, ont ce trait commun, c'est que toutes elles atteignent dans le nez la région qui est le siège de la fonction olfactive; la totalité de l'intérieur du nez, en effet, n'est pas chargée de transmettre des impressions odorantes. Cet organe est divisé en deux portions très distinctes, destinées à remplir chacune un rôle très spécial. La première sert à la respiration et ses lésions entraînent des troubles respiratoires, troubles que nous avons eu l'occasion de décrire (obstruction nasale, nez trop libre, etc.); la seconde région du nez, *région olfactive*, comprend la partie supérieure de la cloison du nez, le méat supérieur et le méat moyen des fosses nasales, tandis que la *région respiratoire* comprend la partie inférieure de la cloison du nez et le méat inférieur des fosses nasales.

Le *catarrhe aigu* ou *rhume de cerveau* de la région olfactive entraîne la perte de l'odorat. Chacun l'a constaté soi-même.

Le *catarrhe chronique*, surtout lorsqu'il s'accompagne d'une hypersécrétion continuelle de mucosités, de croûtes, entraîne également la perte de l'odorat. L'olfaction, en effet, ne s'accomplit d'une façon parfaite que si la muqueuse ne se trouve pas baignée par des sécrétions trop abondantes. Un nez trop humide ne sent pas; c'est là une donnée physiologique de notion courante.

Les *polypes* du nez, qui produisent de l'obstruction nasale lorsqu'ils sont situés dans la région respiratoire, peuvent produire la perte de l'odorat. Les polypes agissent, dans la circonstance, soit en empêchant, par leur présence, les corpuscules volatils des corps odorants d'arriver jusqu'aux terminaisons nerveuses qui s'épanouissent dans la région olfactive du nez, soit en exerçant, par leur volume, sur ces mêmes terminaisons nerveuses une compression mécanique ou une irritation inflammatoire qui arrive à détruire la pituitaire.

Les *tumeurs* siégeant au voisinage de la région olfactive entraînent la perte de l'odorat par un mécanisme identique.

Les *corps étrangers* (noyaux de cerises, pois, lentilles, haricots, etc.) introduits accidentellement dans le nez, par les vomissements par exemple, peuvent y séjourner très longtemps, jusqu'au moment où la prolongation de leur séjour finit par amener la perte de l'odorat. Certaines tumeurs peuvent aussi s'être produites aux dépens même de la muqueuse de la région olfactive; alors la perte de l'odorat est évidemment la conséquence naturelle du processus destructif de cette muqueuse.

Une des causes fréquentes encore de la perte de l'odorat, c'est l'*ozène* ou punaisie, cette infirmité si repoussante, que celui qui l'a constatée une fois ne se trompera plus, s'il se trouve à côté d'une

personne atteinte de cette affection. Au début de l'ozène, le malade
mouche abondamment; les sécrétions nasales étant visqueuses,
très adhérentes, tombent souvent dans la gorge où elles paraissent
agglutinées comme de la poix. En même temps, l'intérieur du nez
commence à se détruire. Peu à peu, les mucosités se dessèchent,
le besoin de se moucher est continuel, et rien n'est expulsé si ce
n'est, de temps à autre, d'énormes paquets de croûtes d'une odeur
infecte et pénétrante. En principe, tout nez traité comme toute
oreille bien lavée, ne doit plus répandre d'odeur.

Le traitement de la perte de l'odorat variera donc avec la cause;
il est entièrement de lo compétence du véritable spécialiste.

Le Dr Madeuf vient souvent dans votre région. Lui écrire pour être prévenu de son passage.

NEZ ROUGE.

Congestion, eczéma du nez, boutons, points noirs, vers du nez. — Beauté de l'extérieur du nez.

La beauté du visage, contrairement à ce que l'on pense généralement, ne consiste pas autant dans la régularité des traits que
dans leur finesse et leur expression. Sans doute, il est extrêmement avantageux de posséder ce profil sculptural que la statuaire
antique nous a légué comme le prototype de la beauté humaine;
mais, il faut bien le dire, cette perfection plastique est rare, elle
ne caractérise ni ne consacre la beauté et la séduction d'une
physionomie. Il suffit, en effet, pour enlaidir le visage le plus
régulier de forme, du moindre bobo, de quelques pustules d'acné,
de quelques points noirs, de quelques petits furoncles, d'un
empâtement même léger des tissus sous-cutanés dans les régions
les plus accessibles au regard, comme les joues, les lèvres avec
leurs commissures, le menton, et surtout les ailes du nez. Le nez
occupe, en effet, le premier rang dans la beauté du visage; beaucoup de personnes se préoccupent avec raison de sa forme, ne
recherchent et n'admirent que le nez droit qui fait partie du
profil grec. Mais la forme n'est pas tout, et le nez le plus...
fantaisiste peut embellir une physionomie à la condition de
présenter un aspect correct au point de vue de sa *coloration*,
de sa carnation; la *finesse de son extrémité* est aussi d'une importance capitale.

Rien n'enlaidit le visage le plus régulier de forme et d'aspect
comme la congestion, la *rougeur* de l'extrémité nasale. Sur
l'homme le plus sobre plane le soupçon des excès alcooliques et,
chez la jeune femme, la conséquence est encore plus grande,
non seulement pour sa réputation, mais encore pour sa beauté.

Pendant près de quinze ans nous avons été affligé de cette petite infirmité, et nos médecins ne connaissaient que l'usage de mille et une pommades dont la seule propriété était de rendre le nez luisant, ce qui en complétait le charme (?).

La rougeur du nez est presque toujours *due à une affection intra-nasale.*

Le plus souvent, ce sont des personnes qui prennent des rhumes de cerveau fréquents, qui ont le nez souvent bouché. La circulation est gênée et le sang stagne à l'extrémité du nez et le congestionne. On trouve aussi cette rougeur chez les malades qui mouchent énormément : des croûtes, des mucosités, des caillots de sang. En général, ils ont en même temps de l'eczéma du lobule interne.

Nous avons guéri déjà beaucoup de malades venus plusieurs années aux eaux pour se pulvériser religieusement l'extrémité du nez sans obtenir le moindre résultat.

Le nez rouge ne nuit pas seulement à l'esthétique, il peut encore devenir dangereux.

Toute partie du corps où la circulation est ralentie devient un lieu d'élection pour les microbes. Nous avons vu une belle jeune femme de la Gironde venir trois ans se pulvériser le nez. La quatrième année le lupus (tuberculose de la peau) s'y est déclaré et lui a détruit une parti du lobule.

C'est à grand'peine si nous avons pu enrayer l'affection par un traitement et une opération intra-nasale.

Nous avons aussi guéri à notre clinique plusieurs malades chez lesquels les traitements indiqués par les plus éminents spécialistes de la peau n'avaient en rien modifié la rougeur du nez.

Quant à l'eczéma du lobule, il est presque toujours dû à une succession de petits furoncles qui ont irrité profondément la peau. D'autres fois, ce sont les mucosités très abondantes qui lui ont donné naissance et l'entretiennent surtout à la suite du coryza.

La congestion, la rougeur de cet organe (nez rouge), les points noirs, les vers du nez, la peau luisante, sont souvent aussi dus au mauvais fonctionnément d'un viscère éloigné (l'estomac par exemple : mauvaise digestion, constipation); c'est alors l'état général qu'il faut soigner. Il en est de même pour les boutons d'acné et les furoncles; mais, dans ce cas, le malade n'oubliera pas que dans l'acné et les furoncles l'inoculation joue un grand rôle. S'il faut modifier l'état général, c'est-à-dire le terrain où se développent si facilement les microbes, il faut aussi éviter la contagion par une antisepsie bien comprise, en évitant de toucher le nez avec autre chose que du coton hydrophile.

Si le malade est sujet aux varices, les varices sur le nez, se développeront, sous forme de veines, d'une façon désagréable, mais facile à modifier.

Dans tous les cas, il ne faut pas oublier que le nez comme les doigts, les bras et les jambes, étant un organe proéminent, le sang de l'extérieur du nez vient de l'intérieur, comme le sang qui parcourt un bras, une jambe, vient de l'intérieur. La moindre obstruction dans la sortie du sang amène une congestion de l'organe. Donc la *circulation* du sang à l'extérieur du nez est liée à la circulation des fosses nasales, et la moindre affection de la muqueuse nasale (catarrhe du nez, habitude de se moucher beaucoup, gêne nasale, polypes, nez trop libre, ozène, croûtes à l'entrée du nez) entrave la *circulation extérieure du nez* et en change la *coloration* et l'aspect. Avant tout autre traitement, il faudra donc s'assurer de la guérison de l'affection nasale interne, affection souvent ignorée par le malade.

Mais que l'on ait affaire à une lésion locale ou générale, il faut toujours chercher à neutraliser les effets du mal à l'endroit même où il se manifeste, c'est-à-dire à la peau.

Cette recommandation est d'autant plus importante qu'une irritation prolongée des téguments externes gagnerait les couches profondes et altérerait la forme même du nez.

Sous l'action de l'empâtement disparaissent les sillons qui délimitent les ailes du nez. De plus, sous l'influence d'une mauvaise circulation, de véritables dépôts graisseux se forment de chaque côté de l'extrémité de l'organe, qui perd ainsi son élégance primitive.

Avec un peu d'attention, on s'apercevra aisément que ce sont surtout les altérations du nez qui vieillissent et enlaidissent le plus un visage féminin. En effet, le profil est complètement changé et la physionomie perd beaucoup de son expression par l'immobilité et l'empâtement des ailes du nez.

Traitement de la rougeur du nez.

Le nez est souvent atteint d'engelures qui occasionnent parfois la rougeur que l'on y remarque. Cette rougeur est due quelquefois aussi aux nombreux boutons d'acné qui affectent le plus souvent les ailes du nez. Cette *rougeur est d'ailleurs entretenue par la façon dont beaucoup de malades se mouchent*, en ce sens qu'ils *compriment énormément* les ailes du nez et interrompent la circulation. Enfin, nul n'ignore que les *buveurs* sont affligés de la congestion de l'appendice nasal. Ceux-là ont entre les mains en partie le remède.

Le nez est plus exposé que les autres organes, soit au froid soit aux coups; c'est pourquoi l'eczéma du nez et sa rougeur sont très difficiles à traiter chez certains malades.

Il ne s'agit pas seulement de rougeur et d'eczéma de la peau de l'organe, mais d'une affection qui siège dans l'intérieur de l'organe par suite du manque de circulation. Souvent même la congestion du nez est due à la présence d'une multitude de petites veines qui ne sont autre chose que des varices. Dans les cas de congestion et quelle qu'en soit l'origine, le malade devra se soumettre à un traitement intra-nasal qui aura pour but de favoriser la circulation à l'intérieur du nez. Toute gêne apportée dans le retour du sang de l'intérieur du nez aux profondeurs d'où il est sorti amènera fatalement la congestion puis une augmentation de volume des vaisseaux, et par consé... t la rougeur. De plus, la circulation nasale n'étant pas libre, ... s les microbes et les germes que renferment les muqueuses rouges et enflammées trouvent là un terrain propice à leur développement. Un massage bien fait et quelques douches intra-nasales (nous disons douches et non irrigation par le syphon de Weber ou autre) suffiront pour faire disparaître en peu de jours une congestion durant même depuis longtemps. Si sur le nez se développe un eczéma à la suite de furoncles ou de boutons d'acné, il est évident que le malade devra se conformer au régime des maladies de peau. (S'abstenir de viandes salées, de charcuterie, de fromages, de vin, de café, d'alcool, d'excès de toute nature.) Il surveillera sa constipation et prendra de temps en temps deux pincées de sel dérivatif. En plus du traitement interne, on fera la toilette extérieure en étendant chaque jour sur le nez une légère couche de pommade dont le but est de rétablir la coloration naturelle du nez; elle a l'*avantage de dégraisser* la peau. Le spécialiste peut encore intervenir en cas d'insuffisance de ce traitement par une légère scarification faite sans douleur, sans laisser de traces même après les nombreuses scarifications. On arrive de cette manière à couper les vaisseaux variqueux en tellement de tronçons qu'il leur est impossible de se ressouder. Le tissus étant dégagé, la circulation reprend son libre cours et le nez guérit de lui-même. Nous pouvons déclarer, sans être contredit, que la rougeur du nez est une affection qui nous est familière et contre laquelle, en raison de notre passé et du grand nombre de malades que nous avons soignés, nous avons obtenu des succès qui sont plutôt dus à une question de tact, d'adresse pour ainsi dire, car toutes les scarifications que l'on fait et qui constituent autant de petites blessures doivent être faites sans douleur et sans laisser de cicatrices; de sorte que le malade est guéri de son affection sans qu'il y ait trace du remède.

Écrire au Dr Madeuf pour connaître la date de son passage dans votre région.

SYPHILIS DU NEZ.

Écrasement. — Aplatissement. — Effondrement du nez.

« La syphilis aime le nez. » (Fournier.) Toute personne qui aura été atteinte de la syphilis devra se soumettre à un traitement dès la moindre apparition d'une affection nasale *quelle qu'elle soit.* La syphilis produit, en effet, des désordres épouvantables dans le nez qui *s'effondre* rapidement, ce qui fait le désespoir des malades. **Elle est d'autant plus dangereuse** *qu'elle agit surnoisement.*

Sans douleur, elle réduit les os en bouillie, sous le nom de produits gommeux, et il est souvent trop tard pour intervenir utilement.

Surtout pour *les enfants des personnes qui ont été atteintes de syphilis*, il est nécessaire de se tenir encore plus en garde. C'est dans le nez que la syphilis héréditaire se manifeste avec prédilection. On voit tout à coup de charmants petits êtres[1], bien inoffensifs, de belles jeunes filles, surtout au moment de la puberté, défigurés à tout jamais par un effondrement, un aplatissement, un écrasement du nez, triste stigmate d'une maladie qu'on traite d'infamante, *mais à laquelle tous les jeunes gens sont exposés. Ce n'est qu'une question de chance.* Cette maladie est tellement répandue que la moitié des « boulevardiers » ou des gens qui « ont vécu » longtemps à Paris en ont été atteints. Cette opinion est celle d'un membre de la Faculté de Paris qu'il est inutile de citer. (Pour la syphilis générale, voir les *Maladies intimes.*)

CEUX QUI MOUCHENT TROP.

Si la personne qui se mouche souvent peut n'éprouver aucun inconvénient de cet acte souvent répété, il ne faut pas oublier cependant que cet excès de sécrétion des fosses *nasales dénonce une affection aiguë ou chronique de la muqueuse du nez, comme le fait de cracher souvent annonce une lésion des pou-*

1. Pour montrer combien on a tort de couvrir cette maladie d'une sorte de mystère, nous citerons un jugement du Tribunal de la Seine qui a condamné l'Assistance publique de Paris à payer à une nourrice la somme de 6 à 7,000 francs parce qu'elle avait été contagionnée par un nourriss··· les Enfants-Assistés.

mons ou des bronches. Et l'affection, si bénigne d'abord, peut prendre, si elle n'est pas soignée, mauvaise tournure, se changer d'aiguë en chronique et de guérissable en incurable. Les sécrétions, d'inodores peuvent devenir d'odeur infecte, et le nez, qui est le siège d'une puanteur insupportable, fait le vide autour de son malheureux possesseur, toute intimité devenant impossible avec un malade affligé d'ozène.

Pour se convaincre que le symptôme se *moucher souvent*, même passagèrement, annonce une affection nasale, il suffit d'examiner dans quelle circonstance cette infirmité débute. Examen facile, chacun de nous ayant souffert, au moins quelques jours, de l'ennui de se moucher souvent.

Après un rhume de cerveau, la muqueuse nasale continue longtemps à sécréter d'une façon anormale; le malade s'en aperçoit à la consommation des mouchoirs. Il en est de même après la scarlatine, la rougeole, le croup, les amygdalites, car dans toutes ces affections le nez et l'arrière-gorge sont attaqués primitivement ou secondairement, et il est de la plus grande importance, dans ces maladies, de tenir le nez très propre, ou tout au moins d'enduire largement l'intérieur des narines de pommade, afin de maintenir l'intégrité des oreilles et des fosses nasales.

Nous avons, à la suite d'une amygdalite contractée par imprudence, étudié sur nous-même l'excès consécutif de sécrétion. La muqueuse nasale s'enflamme aisément, en effet, par influence de voisinage; qu'un gros furoncle apparaisse aux environs du nez, qu'une fluxion dentaire provenant de la carie des dents de devant surtout se déclare, aussitôt le nez s'enflamme et le mouchoir devient indispensable.

La propreté dentaire surtout a une telle influence sur la santé du nez qu'il est nécessaire de faire enlever les chicots des dents à fistule et de maintenir l'appareil de la mastication dans un état de propreté irréprochable. Pareils raisonnements peuvent s'appliquer, du reste, aux affections auriculaires et oculaires et les mêmes précautions sont utiles [1].

Chacun de nous a pu remarquer, en outre, combien toute matière pulvérulente, même le tabac, introduite dans les fosses nasales, forçait à se moucher; c'est que toute muqueuse, quel qu'en soit le siège : parois du nez, de l'estomac, de l'intestin, etc., n'a d'autre moyen de défense que la sécrétion d'un mucus destiné à englober le corps étranger et à entraîner ensuite ce corps au dehors sous l'action des contractions de l'organe : estomac, intestin,

---

1. Chose curieuse, les malades n'y croient pas et refusent de les prendre.

larynx, etc. Ce mécanisme dans l'expulsion est général; ainsi dans l'estomac, l'on constate deux sortes de glandes, sécrétant les unes un mucus dont le rôle est chimique, les autres un mucus dont le rôle est mécanique, destiné à l'enrobement des corps insolites.

On provoque à volonté chacune des deux espèces de sécrétion, selon que l'on met en contact avec la muqueuse un corps inerte ou une substance alimentaire, de la viande, par exemple. L'expérience a été faite souvent sur un animal sacrifié aussitôt l'ingestion de la substance.

Il ne faudrait pas croire que l'affection qui a pour symptôme le besoin de se moucher fréquemment puisse être impunément livrée à elle-même.

De même qu'un rhume négligé peut devenir une tuberculose pulmonaire, une hypersécrétion nasale, même passagère, prédispose à une affection dont le dernier terme est l'ozène ou *punaisie* des gens du monde, maladie repoussante dont l'influence, quoique inavouée, est si grande sur la bonne harmonie des ménages et la conclusion des mariages.

Il *importe de le répéter : de même qu'une phtisie a toujours commencé par un rhume, de même une lésion nasale chronique a toujours commencé par une sécrétion anormalement* abondante de la pituitaire.

Que les mucosités séjournent dans les fosses nasales, elles se putréfient et donnent naissance à une odeur infecte. En même temps, la muqueuse nasale s'atrophie, et l'*ozène*, cette infirmité si pénible pour le patient et pour son entourage, est définitivement constitué.

Le catarrhe nasal retentit encore sur d'autres organes, sur la *gorge*. Les mucosités nasales tombent dans la gorge, surtout pendant le sommeil, elles la tapissent d'une couche de substances putréfiées qui nuisent à la muqueuse et qui provoquent des raclements agaçants et répétés, des reniflements, pour favoriser l'expulsion de ces mucosités.

De là, affection du larynx, enrouements, pour la guérison desquels on parcourt toutes les villes d'eau connues.

Les poumons eux-mêmes paient un large tribut.

La gorge, plus irritée, fait plus tousser et le poumon en devient souvent malade.

L'estomac paie aussi un tribut au catarrhe nasal. Une portion des mucosités sont avalées, surtout la nuit, et pendant les repas; elles causent des gastralgies, des renvois, des dyspepsies enfin, rebelles à tout traitement qui ne vise pas le catarrhe nasal.

La beauté extérieure de la bouche et du nez subit elle-même l'influence de l'affection nasale.

Le nez rougit, se gerce, devient bourgeonné, variqueux, et des ulcérations peuvent en détruire certaines parties (voir le nez rouge).

La lèvre supérieure, surtout chez l'homme, devient le siège d'eczémas tenaces, quand la cause première du mal reste inconnue, ce qui constitue la majorité des cas.

Les oreilles mêmes se ressentent à la longue de l'inflammation de la muqueuse nasale, inflammation qui gagne l'arrière-nez et la caisse du tympan.

En résumé, tout l'organisme souffre plus ou moins d'une affection nasale, même la peau, même le système nerveux.

Il est donc du devoir de tout individu, dans l'intérêt de sa santé et de ses relations sociales ou intimes, de surveiller son nez sitôt qu'il se mouche plus fréquemment que d'habitude; d'autant plus que l'affection est rapidement guérissable grâce à notre procédé pour l'application duquel les malades peuvent venir nous voir accompagnés de leur médecin.

Le Docteur visite fréquemment votre région; lui écrire pour être prévenu de son passage au Mont-Dore (Puy-de-Dôme).

MALADIES DE LA GORGE ET DU LARYNX

LE RACLEMENT DE GORGE.

Certains malades ont, le matin au réveil, une sensation de gêne prononcée dans la partie postérieure des fosses nasales et leur voile du palais semble embarrassé par la présence de corps étrangers volumineux. Ces sensations provoquent de leur part du nasonnement, du toussotement, des envies d'avaler par le nez, des reniflements et des raclements incessants, des « crrr, crrr », gutturaux qui réussissent à peine à ramener en avant et à expulser quelques mucosités épaisses, gluantes et adhérentes comme de la poix. Souvent même les efforts pénibles qu'ils sont obligés de faire leur causent des nausées et des vomissements.

Malgré le soulagement relatif ainsi obtenu, ces malades ont toujours dans la journée la gorge plus ou moins sèche, ils ressentent des picotements, des démangeaisons de la gorge, et continuent à racler et à crachoter fréquemment, d'autant plus que leur malaise est souvent et facilement augmenté par de nombreuses causes d'irritation, comme la fumée de tabac, les boissons alcooliques, le froid aux pieds, etc., et souvent même le fait d'avaler. Bienheureux encore si cet état prolongé ne détermine pas chez eux un agacement, de véritables troubles nerveux qui finissent par leur rendre la vie insupportable.

Les malades qui raclent ne sont que très difficilement débarrassés par les douches nasales, le syphon de Wéber ou autre, par les gargarismes, pulvérisations, inhalations, le moucher, la toux, les vomissements.

Des causes du raclement.

Examinons les causes de cette façon d'être. Si une personne couche sur le ventre, comme le font quelquefois les ouvriers des champs après le repas, il est bien évident que toutes les sécrétions nasales s'accumuleront à l'extrémité de son nez; mais comme en général on couche dans un lit assez doux et sur le dos, la position même du corps détermine les mucosités à tomber dans l'arrière-nez ou à y rester lorsqu'elles s'y sont formées. Dès que le malade se lève, immédiatement ces mucosités qui étaient collées à l'arrière des fosses nasales se déplacent, comme une montre placée dans la poche d'une personne couchée repose sur son abdomen pendant qu'il est étendu et redescend quand le malade se lève, ces mucosités, dis-je, sous l'influence de la pesanteur et du changement de position, coulent de haut en bas et déterminent alors la sensation d'un corps étranger derrière le nez, et de là toux nasale, raclement ayant pour but de débarrasser l'arrière-nez.

Seulement, il y a un inconvénient, c'est que l'homme n'ayant pas été fait pour coucher sur le dos, la nature n'a pas pourvu au moyen de le débarrasser de ces mucosités, qui se sont accumulées dans la situation fausse que la civilisation l'a habitué de prendre. Ces mucosités se trouvent dans un cul-de-sac par rapport au courant d'air de la respiration, conformément à la figure ci-contre, et le malade a beau renifler, renacler, souffler, tousser par le nez, prononcer des *crr*, *crr* incessants, les mucosités restent indifférentes à tous ses efforts. Comme les bouchons et les pailles situées dans le cul-de-sac d'une rivière échappent au courant, ces mucosités échappent au courant d'air, et alors il existe deux maladies bien distinctes engendrées par ces mucosités.

La première, c'est que ces mucosités irritent la région d'arrière-nez par leur séjour, comme elles irritent la lèvre supérieure d'un enfant ou d'une grande personne atteinte de rhume de cerveau lorsqu'elles coulent sur cette lèvre. De plus, les efforts de raclement que fait le malade déterminent un agacement, une congestion de toute cette région, absolument comme si quelqu'un se mettait à racler volontairement pendant des heures; la gorge est bientôt dans un état épouvantable.

Conséquences du raclement de gorge. — Les conséquences du raclement de gorge sont de diverses sortes. D'abord un organe à force d'être malade et irrité est beaucoup plus sujet à contracter d'autres maladies. Il ne faut pas oublier cette expérience faite dans les laboratoires : si l'on fait une piqûre d'un produit tuberculeux à deux jambes d'un chien, puis que l'on donne un violent coup à l'une de ces jambes, c'est sur la jambe qui aura été violentée que la tuberculose se développera le plus sûrement; ce qui signifie que tout organe malade est exposé à contracter plus facilement les maladies contagieuses, et que les malades atteints de raclement sont fatalement plus disposés que d'autres aux affections de la gorge, telles que croup, laryngites, voire même bronchites.

L'estomac est un des organes qui se ressent le plus du raclement de gorge. Ces mucosités qui tombent dans l'arrière-nez le matin, et il est facile de le voir en abaissant la langue avec le doigt (répéter plusieurs jours cet examen, surtout le matin au lever, parce que les mucosités ont souvent été avalées dès les premiers mouvements de déglutition), ne sont pas toujours expulsées, elles tombent souvent dans l'estomac. Le nombre des individus que nous avons soulagés d'affections d'estomac, en leur recommandant tout simplement de s'assurer de la propreté de l'arrière-nez, est déjà considérable. En général, les malades ne se doutent pas de la cause véritable de leur mal et accusent les médicaments absorbés.

Qu'il nous soit permis de raconter ici qu'il y a un mois à peine, un malade vint nous dire que non seulement nous l'avions guéri de sa gorge, mais que nos médicaments l'avaient guéri d'une affection de l'estomac. Comme un de mes collègues, spécialiste pour les maladies d'estomac, se trouvait dans le même hôtel que moi, je profitai de cette circonstance pour lui démontrer combien ces cas échappent souvent à la sagacité des médecins et même des spécialistes pour les maladies de l'estomac, spécialistes qui n'ont pas étudié toutes les causes des affections maladives de cet organe.

Les laryngites des chanteurs sont bien souvent dues aux efforts du raclement. Comment, en effet, une personne dont le nez est en mauvais état pourrait-elle demander des efforts considérables de chant au larynx, qui est obligé continuellement de contribuer aux efforts de raclement ?

Traitement. — Le traitement de cette affection est donc désigné par sa cause : en premier lieu, diminuer la sécrétion nasale. On le fera à l'aide de notre système, qui consiste à doucher l'intérieur du nez avec, sur les parois nasales, un jet latéral d'au moins 2 mètres de force. On massera le nez avec une pommade, on se servira d'un liquide astringent à base de salyphène. Si ces mucosités sont produites sous l'influence d'une cause quelconque, corps étranger, polype, développement exagéré de la muqueuse, il appartient au spécialiste d'éloigner la cause, afin que le malade puisse vider et nettoyer le nez.

Le lavage intra-nasal sera fait matin et soir, le matin surtout, ainsi d'ailleurs que le lavage rétro-nasal, non seulement dans le but d'enlever les mucosités qui viennent du nez, mais encore de faire évacuer les sécrétions et les produits même de la desquamation de l'arrière-nez.

Une cautérisation légère, un grattage même, sera quelquefois nécessaire pour arrêter définitivement une sécrétion trop abondante ou trop ancienne; mais dans tous les cas, sans exception, le malade sera toujours soulagé si le liquide qui est prescrit s'adapte bien à son cas, et surtout s'il se conforme bien aux indications que nous lui donnons lorsqu'il vient nous consulter pour les injections rétro-nasales, c'est-à-dire passant du nez à la bouche.

Certains malades, surtout les personnes âgées ou celles dont les occupations sont peu absorbantes ou plutôt énervantes, restent des heures entières au lit le matin, après leur réveil, et font des efforts inouïs pour se débarrasser des mucosités fixées dans l'arrière-nez. Celles qui savent, par ce que nous venons de démontrer, que sous l'influence de la pesanteur et du changement de position les mucosités ont une tendance à descendre, comprendront très bien que la première chose à faire, dès que la sensation de raclement se fait sentir, est de se lever, ou tout au moins de s'asseoir sur son lit, ou se coucher quelques instants sur le ventre, et, en second lieu, de faire une injection rétro-nasale *qui, instantanément*, débarrassera la gorge et permettra aux paresseux de se recoucher.

Notre traitement, absolument spécial, qui permet aux malades de se soigner eux-mêmes, nous a été indiqué par l'étude des causes de la maladie, et rien ne nous fait plaisir comme lorsqu'une personne atteinte de l'affection dont nous venons de parler vient nous voir, accompagnée de son médecin.

Pour savoir à quelle date le Dr Madeuf consultera dans votre ville, voir à la première page.

Des amygdalites.

Le moindre refroidissement, courant d'air, froid aux pieds, donne à certaines personnes et surtout aux enfants des maux de gorge, des amygdalites avec ou sans points blancs, avec fièvre plus ou moins intense, déglutition douloureuse et surtout une courbature générale avec anéantissement durant plusieurs jours.

Le malaise tantôt est précédé, tantôt accompagné, tantôt suivi d'un rhume de cerveau ou d'un enrouement ou d'un rhume de poitrine et quelquefois de surdité. Même après la guérison, il persiste, surtout le matin, la sensation d'un corps étranger derrière le voile du palais, sensation provoquant une petite toux nasale, des reniflements et surtout des raclements, des *errr, errr* gutturaux qui réussissent avec peine à ramener en avant et au dehors les mucosités adhérentes.

Les badigeonnages, les gargarismes, les cures d'eaux minérales,

les pulvérisations n'empêchent pas ces personnes d'être à la merci du moindre refroidissement.

Voici en réalité la cause presque toujours méconnue de cette susceptibilité maladive au froid. Les amygdales sont congestionnées par tous les produits de la desquamation de leur surface, produits qui séjournent soit dans les cavités amygdaliennes, soit entre elles et les piliers du voile du palais, comme les produits de desquamation dès muqueuses séjournent dans les organes intimes de l'homme et de la femme formant les sécrétions blanchâtres bien connues, s'y putréfient et irritent ces parties si elles ne sont enlevées par des lavages fréquents et complets.

Il est d'ailleurs souvent facile de voir ces produits sous forme de graines ou vers blancs : il suffit de comprimer l'amygdale avec une tige de bois entourée d'ouate, de manière à forcer ces produits de desquamation à sortir des cryptes amygdaliennes.

Or, une matière en putréfaction, c'est-à-dire une matière pénétrée de microbes, produit partout les mêmes effets. Les furoncles, les boutons d'acné rougissent et tuméfient la peau ; les matières alimentaires, le tartre des dents congestionnent et rougissent, irritent les gencives ; *de même les matières putréfiées non expulsées des cryptes de l'amygdale irritent cette amygdale.* Il est donc facile de comprendre comment l'amygdale s'enflamme, s'hypertrophie, ce qui doit se passer lorsque l'arrivée de quelque nouveau microbe ou l'exposition au froid vient encore diminuer la résistance vitale du tissu amygdalien.

Le traitement découle de cette simple observation. Il ne saurait y avoir deux pathologies ; comment donc guérit-on les gencives enflammées ? On enlève le tartre et les matières alimentaires, on assure la propreté des dents, puis on touche les gencives avec un tampon de *coton hydrophile imbibé* à moitié (pour éviter la diffusion des médicaments alcooliques) d'un liquide antiseptique, la teinture d'iode, par exemple. De même, pour l'amygdale, il faudra vider les cryptes des matières en putréfaction.

Avec notre traitement spécial, qui permet aux malades de se soigner eux-mêmes, sans les déranger de leur travail, nous guérisson très bien ces maux de gorge qui menacent l'intégrité des oreilles, de la voix du poumon, facilitent la contagion du croup et compromettent quelquefois l'existence.

Les malades n'ignorent pas du reste que nous acceptons de les examiner et de leur donner nos conseils devant n'importe quel médecin.

N. B. — Le docteur revient souvent dans votre région. Lui écrire pour savoir la date de son passage : Mont-Dore (Puy-de-Dôme).

GORGE SÈCHE.

Bien des personnes se plaignent d'avoir la gorge sèche, sensation que chacun de nous a bien éprouvée soit quand il lui arrive de respirer la bouche ouverte pendant la nuit, soit encore à la suite d'une course accélérée faisant haleter. On comprend facilement ce qui s'est passé dans ces cas : l'air qui normalement pour arriver à la gorge traverse le nez, lequel offre une très grande surface humide, arrive, quand on dort la bouche ouverte, immédiatement dans la gorge à la muqueuse de laquelle il prend toute l'humidité dont il a besoin. Il en résulte que la gorge, qui est un organe essentiellement mobile, et comme tous les organes mobiles a besoin d'humidité, éprouve une sensation de gêne, plus considérable encore quand le malade veut se mettre à parler ou avaler sa salive. Les causes de la sécheresse de la gorge sont nombreuses et fréquentes.

Ces causes peuvent se diviser en deux groupes : 1° la sécheresse de la gorge par rhume de cerveau ou gêne nasale ; 2° sécheresse de la gorge par suite du nez trop libre, c'est-à-dire par suite de la diminution de la surface utile de la membrane intérieure des fosses nasales. Pour nous résumer, la sécheresse de la *gorge est due à la cessation de la fonction* nasale soit par gêne, soit par destruction interne. Dans les deux cas, le malade est encore gêné par les mucosités amassées dans l'arrière-gorge, mucosités qui prennent une consistance proportionnelle à leur épaississement et provoquent des *errr, errr* gutturaux qui finissent par énerver, cette influence énervante s'ajoutant à celle due à la sécheresse de la gorge elle-même. La gêne nasale, nous l'avons dit, peut tenir à différentes causes : tantôt à des polypes du nez, tantôt simplement à l'écoulement, pendant la nuit, des mucosités dans les fosses nasales, tantôt à une hypertrophie de la muqueuse des cornets, tantôt à la présence dans l'arrière-gorge d'une amygdale appelée végétation adénoïde, tantôt aux déviations de la cloison, tantôt aux tumeurs ; mais la sécheresse de la gorge due au nez trop libre est autrement grave, car ici les parties utiles de la muqueuse nasale ayant été détruites, l'air arrive dans la gorge sans avoir pris dans le nez l'humidité qui lui est nécessaire. Le malade n'en souffre que par moments, parce que lorsque les mucosités de son arrière-nez séjournent sur les muqueuses elles forment comme un vernis qui garantit contre la sécheresse. Il faut donc attribuer au nez trop libre les cas les plus sérieux de sécheresse de gorge dont se plaignent les malades et aussi les plus rebelles.

Certains malades atteints du diabète ou ayant de mauvaises digestions ressentent aussi une grande sécheresse de gorge. En soignant ce malaise, on surveillera donc l'état général.

Traitement de la gorge sèche. — La gorge sèche n'étant pas une maladie locale mais une maladie d'origine nasale, c'est d'abord du côté de la cause qu'il faut diriger le traitement. En conséquence, le rôle du spécialiste consiste à supprimer la gêne nasale qu'on diminuera fréquemment, chez les enfants surtout, en les faisant coucher sur un lit dur. (Voir l'article *Du coucher de l'enfant.*) Par suite de la position différente qu'est obligé de prendre le corps, le nez peut reprendre son état normal.

Si la gêne nasale est due à l'écoulement des mucosités pendant la nuit, on aura soin, avant de se coucher, de se moucher de la façon que nous recommandons et, en même temps, de faire un lavage par notre système, de façon à retarder le plus longtemps possible l'obstruction nasale.

S'il y a des polypes dans le nez, ou encore s'il existe une quatrième amygdale ou végétation adénoïde, il faut au plus vite débarrasser ces régions et enlever les polypes et les végétations, opérations qui peuvent se faire sans douleur, sans danger et sans endormir.

S'il s'agit d'hypertrophie, nous ne sommes pas partisans de la cautérisation, car toutes les pointes de feu faites dans ces régions ont pour effet de transformer en un tissu de cicatrices, absolument inutile, la membrane chargée de fournir à l'air qui passe la chaleur et l'humidité nécessaires. Par suite de massages et de douchages de l'intérieur du nez, l'affection ne doit pas tarder à disparaître avant peu de temps. Il ne reste plus à recommander que quelques badigeonnages à la glycérine, quelques massages et quelques douches bien faites pour ramener la gorge à son état normal.

Si la gorge sèche est due au nez trop libre, le traitement change peu. En général, le nez trop libre revient à son état normal sous l'influence de massages, de l'action de la percussion du jet d'eau que par notre système on frappe perpendiculairement la muqueuse et surtout d'une grande propreté. Par les douches, on peut redonner une vigueur à la muqueuse, qui reprend souvent son développement naturel, si toutefois elle n'est pas entièrement détruite lorsqu'on commence le traitement. Dans ce cas, le malade devra se bourrer le nez de *mucilages* épais donnant à l'air qui gagne la gorge par le nez le plus d'humidité possible.

Quant à la sécheresse de la gorge par suite de diabète, d'angine ou de maladies d'estomac, c'est au médecin à en rechercher les causes et à guérir le mal en diminuant les symptômes de la maladie.

Pour nous résumer, la gorge sèche est une affection guérissable, mais non par un traitement spécial : il suffit, en effet, d'assurer le bon fonctionnement des fosses nasales et d'empêcher que les mucosités ne séjournent à la surface de la muqueuse et ne provoquent par leur présence non seulement l'irritation que produit toute sécrétion qui s'immobilise sur une muqueuse non destinée à la recevoir, mais qui jouent le rôle de corps étrangers dans la gorge en produisant une sensation de gêne, d'énervement, des raclements, plus pénibles que la sécheresse même.

N. B. — Le Dr Madeuf visite votre région depuis longtemps ; lui écrire pour savoir la date à laquelle il y sera de passage, Mont-Dore (Puy-de-Dôme).

GRANULATIONS DE LA GORGE.

(Pharyngite granuleuse.)

Le nombre des personnes atteintes de granulations de la gorge est assez considérable et beaucoup n'en « souffrent pas. » Les maladies de la gorge dans lesquelles on considère les granulations comme étant la cause de ces maladies se rencontrent surtout dans la clientèle fréquentant les villes d'eaux comme Cauterets, le Mont-Dore, etc.

On donne le nom de granulations à de petites saillies ovulaires, disséminées sur les parois de la gorge derrière la luette ; le plus souvent elles s'étalent sur les parties latérales du fond de la gorge, derrière les piliers postérieurs, et constituent alors ce qu'on appelle la pharyngite latérale. En réalité, elles dépendent de l'amygdale de l'arrière-nez dont elles constituent pour ainsi dire le prolongement.

Les granulations sont, chez l'enfant, proportionnellement plus volumineuses que chez l'adulte ; elles peuvent même conserver un volume notable chez certains sujets en dehors de tout état maladif, mais, en général, elles sont dues au séjour des mucosités sur les parties de la gorge qui contiennent le plus de tissu adénoïde ; c'est ainsi que le côté sur lequel le malade se couche est plus chargé de granulations, et c'est sur les parties latérales de la gorge où les mucosités sont le plus amassées que les granulations abondent souvent. D'ailleurs, les mucosités ont une tendance à se maintenir dans les coins et dans les angles de la gorge ; cela nous explique pourquoi les granulations sont plus développées dans ces régions. Quoi qu'il en soit, c'est à tort que le malade accuse les granulations d'être la cause du mal dont il souffre ; il est vrai que beaucoup de médecins sont de l'avis de ces malades et n'hésitent pas à attribuer aux granulations la gêne dans la gorge ou dans ses environs.

Cependant, par un examen sérieux, il est facile de voir que la cause de ces granulations est le plus souvent due à un séjour des mucosités, de même que les amygdales sont irritées, gonflées par la stagnation dans leurs cryptes, dans leurs cavités, de tous les débris de leur surface épithéliale.

La maladie de gorge engendrée par des granulations (sensation de gêne, de corps étrangers, démangeaison de la gorge, picotements, raclements répétés et énervants, toux sèche et parfois même nasale) est due la plupart du temps à une affection nasale souvent méconnue par le malade ou qui même a été guérie. Très souvent aussi elle est due non seulement à la présence des mucosités, mais encore aux efforts provoqués par le malade qui détache ces mucosités par des raclements répétés et agaçants. D'autres fois, les granulations sont consécutives à une bronchite qui a fatigué la gorge, l'a irritée et congestionnée par la toux, congestion qui a été entretenue par l'influence de la fatigue, du surmenage de la gorge, de la dyspepsie, du nervosisme, de la fumée, du manque d'exercices, des poussières, des changements brusques de température, du séjour dans les pays où il existe des rivières ou sur le bord de la mer [1].

Il arrive aussi qu'à la suite d'un rhume ou d'une bronchite, la toux a tellement fatigué la gorge que celle-ci continue à être malade après la guérison de l'affection, le raclement appelant le raclement comme la toux appelle la toux. Quelquefois, le fond de la langue, vue au miroir, est rouge, congestionné; il a l'aspect d'un gros bouton (ne pas confondre avec les papilles) : c'est l'amygdale de la base de la langue qui s'est hypertrophiée, le plus souvent en raison des nombreuses mucosités qui séjournent dans cette région. Cette amygdale joue alors le rôle de corps étrangers, d'où raclements, gêne de gorge attribués à tort aux granulations.

Traitement. — Le traitement de l'affection d'une gorge, pourvue ou non de granulations, doit être surtout dirigé contre l'irritation de la gorge.

Nous savons que par la disposition de l'arrière-nez les mucosités ont une très grande tendance à séjourner dans cette région, et

1. Nous avons abandonné nos consultations dans la plupart des villes qui ne sont pas situées au bord de la mer ou qui ne possèdent pas de rivières, en raison du peu de fréquence dans ces villes des maladies dont nous avons fait notre spécialité.

qu'elles l'irritent par leur passage comme elles irritent la lèvre
supérieure lors d'un rhume de cerveau. Il faut donc empêcher le
séjour des mucosités dans les culs-de-sac de l'arrière-nez et se
rappeler aussi que ces mucosités échappent au courant d'air
même très puissant de l'expiration ou de l'inspiration, et à tous
les efforts de raclements. En conséquence, il importe non seulement d'enlever ces mucosités, mais de les déloger, sans pour cela
provoquer la contraction qui fatigue plus le malade et ne com-
pense pas le bien apporté par l'enlèvement des mucosités. A ce
propos, qu'on me permette une petite digression. Lors du Congrès de Rome nous avions engagé une conversation avec Braun,
de Trieste, et il nous racontait les phases par lesquelles il avait
passé avant d'instituer le massage du nez et de la gorge. « J'étais,
disait-il, employé dans les services à masser les articulations, les
bras et les jambes malades, et je me disais : Si dans le fond de ce
nez ou de cette gorge je pouvais porter mon doigt et faire ce que
je fais sur la peau, sur les articulations, nul doute que j'obtien-
drais le meilleur résultat. » Eh bien, nous raisonnons de même,
et il est possible, grâce aux instruments et aux procédés dont
nous sommes les inventeurs, de faire dans toutes les parties de la
gorge non seulement le massage, mais encore d'y diriger une douche produisant le même effet qu'une douche en arrosoir sur un
membre malade, douche d'une force d'au moins 2 mètres de pression. Comme Braun, nous nous disions depuis longtemps : il n'y
a pas deux thérapeutiques; si une douche fait du bien dans une
région, elle doit en faire dans une autre; si le séjour de mucosités,
de débris en putréfaction irrite dans certaines parties du corps
comme dans les régions intimes, il doit en être de même pour les
autres régions qui n'ont pas été faites pour les recevoir.

Nous avons eu la démonstration éclatante de cette hypothèse
par la découverte des causes des amygdalites et leur guérison; il
suffit d'empêcher le séjour de ces débris dans les creux des amygdales pour guérir des amygdalites datant de plusieurs années et
ayant résisté à tous les traitements, y compris, bien entendu, le
séjour dans les villes d'eaux.

Le traitement ne devra donc être nullement dirigé contre les
granulations elles-mêmes, mais bien contre tous les symptômes
que ressent le malade. On devra lui enlever cette sensation de
corps étranger, calmer son irritation, son nervosisme, faciliter
ses digestions, assurer une bonne hygiène, une bonne circulation, recommander d'avoir chaud aux pieds et, en somme, combattre les symptômes de la maladie et, par là même, combattre la
maladie. D'ailleurs, grâce à de légères cautérisations, on peut faire

que le tissu granuleux revienne rapidement à un état à peu près normal.

Tant qu'on a considéré la pharyngite granuleuse comme due à l'herpétisme, à l'arthritisme, on n'y a apporté que des remèdes anodins et constamment renouvelés, comme les eaux minérales, les gargarismes, les pointes de feu, les badigeonnages, les frictions, les gargarismes même par l'enlèvement des granulations ; mais les malades restent toujours même, paraissant guéris, les esclaves du moindre excès, de la moindre fumée, du froid, causes amenant un nouveau catarrhe et de nouvelles granulations. Ce sont ces malades qui constituent et constitueront pendant longtemps encore la fortune des stations thermales, et aussi de certains médecins qui s'amusent à cautériser très légèrement la partie envahie par les granulations, sans traiter la cause même de l'affection.

Le Docteur revient souvent dans votre région ; lui écrire pour savoir la date de son passage, 10, rue Fontaine-au-Roi, Paris.

CONDUITE A TENIR AU DÉBUT DU MAL DE GORGE.

Le mal de gorge comprend l'inflammation de l'arrière-cavité de la bouche, c'est-à-dire du pharynx et des amygdales.

Le mal débute par un malaise général, puis par la sécheresse de la gorge et de la bouche.

Le pharynx devient rouge, les amygdales se gonflent et alors advient la difficulté d'avaler qui se traduit par une sensation de gêne particulière.

Il importe de soigner ces premiers symptômes, car, si l'on n'y prend garde, ils constituent le prélude d'une angine qui va se développer.

Le malade prendra plusieurs fois par jour des bains de bouche avec le gargarisme suivant :

> Eau.............................. 500 grammes.
> Salyphène........................ 20 gouttes.

En attendant, il se gargarisera avec un mélange d'eau phéniquée et de guimauve.

Il prendra en même temps 2 à 3 grammes de salol par jour en trois paquets dans le même verre, malgré la difficulté pour le médicament de se mêler à l'eau ; c'est un des meilleurs médicaments contre les complications de l'angine.

Le malade fera aussi des injections fréquentes dans l'arrière-nez, d'après notre procédé.

Il portera l'inhalateur et respirera par la voie nasale de 10 à 20 gouttes de médicament créosoté.

Les gargarismes à la solution salyphénée ou phéniquée seront tièdes chaque fois; on les gardera quelque temps dans la bouche, de façon à ce qu'ils imprègnent bien le pharynx; ce ne sera plus un gargarisme, ce sera un bain de bouche.

On prendra en même temps le plus grand soin de la toilette des dents.

Toutes les parties rouges de la gorge seront touchées avec le mélange suivant :

Chlorure de zinc, 1 gramme; glycérine, 10 grammes; acide chlorhydrique, 1 à 2 gouttes; eau, 40 grammes; soit avec solution de nitrate d'argent, 1/30.

Le plus souvent, le mal de gorge, quand il est simple, sera enrayé par ces soins précoces.

Souvent, ce n'est plus un mal local mais une angine. Alors s'ajoutent à l'état local les troubles consistant en maux de tête, de la fièvre, inaptitude extrême à une occupation, anéantissement pendant quelques jours; c'est là l'angine caractérisée. On donnera au malade un vomitif à l'ipéca, en paquets de 1 gramme 1/2; pour l'adulte, à prendre en trois doses à cinq minutes d'intervalle; on surveillera le tube digestif en donnant des lavement antiseptiques. Contre les maux de tête on prendra de l'antipyrine à la dose de 1 à 2 grammes, à laquelle on associera le salol, 3 à 4 grammes, à prendre dans la journée et pour combattre la faiblesse générale, l'extrait mou de quinquina gris à la dose de 4 grammes par jour dans 100 grammes d'eau et 50 grammes de rhum.

Le traitement local se composera du même bain de bouche indiqué plus haut.

L'injecteur rétro-nasal sera tout indiqué, parce que souvent la région de l'arrière-nez est la plus malade. Dans tous les cas, c'est elle qui menace les oreilles, soit au point de vue de la surdité, soit au point de vue des abcès.

La plupart des maux de gorge tiennent au séjour du produit de la desquamation. Dans le creux de l'amygdale, il sera nécessaire de comprimer l'amygdale avec un tampon de coton enroulé autour d'une tige et trempé dans le liquide sus-indiqué, de manière à faire sourdre la matière qui se trouve dans les trous et à la remplacer par la substance médicamenteuse; mais dès que la guérison de l'angine sera accomplie, il appartiendra au spécialiste, par une modification de toute l'amygdale, d'empêcher la récidive.

Pour l'angine diphthérique (croup), caractérisée par des points blancs uniformes et bien limités, notre appareil rétro-nasal aura cet avantage de limiter l'étendue du croup et de permettre d'attendre l'arrivée du médecin et l'injection du sérum.

En terminant, nous dirons un mot du mal de gorge, qui est en général d'origine nasale, 'surtout lorsque le nez est gêné. L'air arrive directement sur le pharynx sans être chauffé ni humidifié par le nez, comme cela se produit à l'état normal; il irrite la gorge et occasionne des pharyngites tenaces, rebelles, contre lesquelles le médecin est le plus souvent impuissant pour n'avoir pas connu l'affection première, l'affection nasale. Aujourd'hui que toutes les affections de gorge sont bien étudiées, elles sont en général toutes guérissables, et cela sans ces déplacements coûteux qui obligent les malades à courir les villes d'eau.

La découverte du sérum contre le croup, l'action des sécrétions entassées dans les cryptes des amygdales sur la génération des amygdalites, l'influence du mauvais état des fosses nasales sur les maladies de la gorge et d'une façon générale celle de l'effet du séjour des mucosités et des produits de desquamation dans les culs-de-sac sur la production des maladies, toutes ces découvertes ont porté un coup mortel aux anciens traitements préconisés encore par beaucoup de spécialistes, qui n'ont jamais mis les pieds à l'étranger pour apprendre tout ce qu'il y a de nouveau dans leur spécialité.

P.-S. — Écrire au Dr Madeuf, au Mont-Dore (Puy-de-Dôme), pour connaître la date de son passage.

DE LA DOUCHE DE LA GORGE.

On connaît notre théorie et notre traitement des maladies de la gorge : ne laisser dans aucun coin ou recoin de cette cavité aucun débris ou malpropreté, doucher ces coins et recoins, c'est-à-dire agir sur chaque partie malade comme s'il s'agissait d'un bras ou d'une articulation enflammés; ajouter enfin à l'effet de la douche et de la propreté celui du massage; c'est ainsi que les médicaments peuvent agir avec efficacité. Nous procédons en prouvant d'abord que les autres méthodes sont incomplètes en ce sens, 1o qu'elles ne permettent pas de doucher les culs-de-sac de la partie supérieure de l'arrière-gorge; 2o la partie postérieure de la partie antérieure de l'amygdale; 3o la langue souvent très congestionnée; 4o enfin, qu'elles ne permettent pas de doucher le larynx.

Notre nouveau procédé nous permet d'agir sur le larynx avec plus de sûreté qu'on ne le fait sur la gorge dans les salles de pulvérisation dans les villes d'eaux; nous dirigeons un jet pulvérisateur non seulement sur toutes les parties du larynx, mais encore sur toutes les régions qui ne sont pas touchées par les procédés actuellement employés.

Nous faisons depuis longtemps des irrigations de toute la gorge au moyen de notre abaisse-langue, portant tout simplement un anneau au travers duquel on enfonce notre masseur hydrothérapique de manière à guider jusqu'à la base de cette amygdale l'extrémité d'un appareil porteur d'un grand nombre de trous qui douche tous les coins, renouvelle le sang de toute cette région et surtout assure une propreté aussi complète que possible.

Enfin, grâce à notre système, on peut mettre en contact prolongé tous les antiseptiques et liquides très chauds avec le fond de la gorge sans pour cela provoquer la fatigue qui se produit toujours dans le cas du gargarisme prolongé. C'est le seul moyen d'enlever les résidus des mucosités qui adhèrent à la surface des muqueuses et s'opposent à l'action curative des substances employées. C'est le seul moyen encore de limiter les régions envahies par le croup, et enfin, c'est le seul moyen pratique à employer pour les enfants qui ne veulent pas et ne peuvent pas se gargariser.

Grâce à notre appareil et à notre pulvérisateur à surface réfléchissante, il nous est possible de diriger sur le larynx, sur ses muscles et ses muqueuses non seulement le jet de substances médicamenteuses, mais encore de véritables petites douches qui tonifient beaucoup ces régions et rendent les plus grands services aux personnes qui ont la voix fatiguée ou surmenée, ou à celles qui sont sujettes aux laryngites.

NOUVEAU TRAITEMENT POUR LES MALADIES DU POUMON ET DE LA GORGE.

Moyen d'arrêter les rhumes dès leur début.

L'idéal de la thérapeutique est de soigner localement les maladies, c'est-à-dire d'éviter l'ingestion des médicaments destinés à un autre organe que l'estomac.

C'est pour atteindre ce but que les praticiens ont de tout temps essayé de traiter les affections des voies respiratoires par l'air inspiré chargé de substances médicamenteuses. Ils ont recommandé les pulvérisations, inhalations de toutes sortes de substances médicinales ou d'eaux minérales. Ils ont préconisé beaucoup d'inspirateurs intra ou extra-buccaux, de cigarettes de goudron, de camphre, etc., sans considérer que la voie *nasale est la voie normale pour l'air que nous respirons, qui va à la gorge, au larynx et aux poumons*, sans s'apercevoir que si un respirateur buccal pouvait être porté constamment, il n'est réellement utile qu'à de rares intervalles, aux moments où le malade respire par la bouche, mode de respiration très dangereux pour les organes auxquels on destine le médicament, car si l'air est chargé du médicament, *il arrive froid et sec aux poumons, au lieu d'y arriver chaud et humide*, comme lorsqu'il a traversé le nez.

Les respirateurs par le nez sont donc les plus logiques et les plus pratiques pour l'inhalation prolongée et sans interruption des substances volatiles. *Ils jouent le même rôle qu'une éponge chargée de médicaments que le malade respirerait continuellement en la gardant sous le nez comme pour aspirer une odeur.* On peut respirer avec ces appareils sans inconvénient et pendant *la durée voulue, pendant ses occupations et même pendant le sommeil*, beaucoup de médicaments, comme des médicaments créosotés, l'acide phénique, le gaïacol, l'eucalyptol, le menthol, à l'état pur ou à l'état de solutions plus ou moins concentrées.

L'importance des inspirateurs est surtout grande en temps *d'épidémie*, principalement pour les personnes qui soignent les malades atteints de phtisie, de croup, de variole, de scarlatine, de fluxion de poitrine ou de toute autre maladie contagieuse. Il est utile aux personnes qui vivent dans des milieux à air vicié par des poussières : ateliers, wagons, etc.

Il préserve des bronchites principalement les personnes qui ne peuvent s'exposer au froid, aux transitions de température sans s'enrhumer.

Personnellement, nous nous en sommes bien trouvé pour une laryngo-trachéo-bronchite datant de plus de vingt jours, et qui tous les matins nous faisait tousser et cracher comme... un de nos malades ordinaires.

« Un rhume négligé est une phtisie commencée », puis l'impossibilité de faire notre cours libre à l'École pratique de la Faculté de médecine de Paris nous décida à rompre avec la tradition, qui fait mépriser au médecin l'usage du médicament, et à essayer l'inhalateur nasal. En deux jours, nous avons employé 5 grammes de médicament créosoté, c'est-à-dire que la moitié de cette créosote avait été inspirée et portée au contact de la gorge et des poumons, l'autre moitié ayant été entraînée par l'expiration.

Tous les matins, nous toussions pendant une demi-heure jusqu'à expectoration complète des mucosités accumulées dans les bronches pendant le sommeil.

Dès le premier jour, la sécrétion fut modifiée ; le surlendemain, elle était presque tarie, et la toux avait cessé ; quelques jours après, la guérison était complète, sans avoir fatigué notre estomac par l'ingestion de sirops, pilules, pastilles, potions *et tutti quanti.*

Un pareil résultat leva tous les scrupules que peut avoir un médecin à prescrire un appareil qui coûte seulement un peu plus cher qu'une potion ; aussi l'avons-nous conseillé à nos malades, sans avoir reçu un seul reproche, à la condition, toutefois, qu'ils se soient bien conformés à toutes les recommandations.

Nous tenons à la disposition de tous la liste déjà considérable de malades guéris par ce système, et parmi eux se *trouvent des médecins* qui ne sortent pas sans avoir l'appareil dans le nez.

Mode d'emploi. — L'appareil, en aluminium, se compose de deux petits cylindres et se porte comme l'indique la figure. Avec un petit compte-gouttes, on met deux ou trois gouttes du liquide médicamenteux sur le papier brouillard contenu dans chaque côté de l'inhalateur.

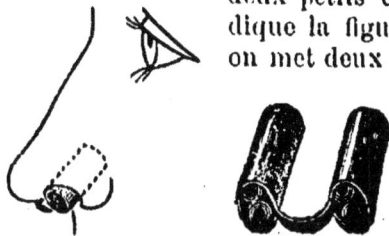

Il faut éviter de mouiller la partie externe de l'appareil; les liquides employés sont généralement caustiques pour la peau. Il faudra donc essuyer avec soin l'extérieur de l'inhalateur pour enlever toute trace de médicament. Éviter de trop saturer le papier brouillard, le liquide pouvant pénétrer dans le nez par une aspiration trop forte. Si par mégarde cela se produisait, il suffirait d'aspirer un peu d'eau fraîche. — Renouveler le papier chaque fois qu'on charge l'inhalateur.

L'appareil est surtout utile aux personnes susceptibles au froid. C'est le *seul* moyen de s'en garantir, — et nous mettons n'importe quel médecin en demeure d'en indiquer un autre, — de permettre à de nombreux malades qui sont obligés de garder la chambre l'hiver de sortir sans s'enrhumer.

C'est un procédé qu'emploient avec succès dans les villes d'eau les personnes qui, sortant des salles d'aspiration, se refusent, par raison d'économie et surtout pour ne pas être ballottées dans un véhicule d'un autre âge, à prendre des chaises à porteurs. *En se couvrant bien, elles ne risquent absolument rien*, et si elles avaient peur, nous leur citerions l'exemple de bien des villes d'eau, de stations, où les malades, après être restés longtemps dans des salles à des températures de 30 à 35 degrés, sortaient des salles sans prendre aucun mal grâce à leur inhalateur.

Pour enrayer les rhumes.

L'emploi de l'appareil, c'est-à-dire l'inhalation prolongée de substances spécifiques contre les rhumes, comme les « médicaments créosotés », est le seul procédé véritablement capable de juguler la maladie : rhume de cerveau ou de poitrine, laryngite commençante. Nos essais ont déjà porté sur un nombre de malades suffisant pour que *M. Aristide Bruant* nous ait honoré d'une chanson insérée dans des revues locales de villes d'eau.

Nombre de nos clients n'hésitent pas, d'ailleurs, à se promener avec l'appareil, qui avant peu sera rendu complètement invisible pour tous ceux que la peur du voisin empêche de se soigner.

Maladies où l'inhalation nasale est indiquée.

Le port de l'inhalateur nasal est, avec l'aide de médicaments bien choisis, le meilleur moyen de *lutter contre la toux*, surtout en faisant usage de deux appareils : l'un chargé de substance calmante, dont l'inspiration calmera l'irritation qui entretient la toux, toujours sous la dépendance du système nerveux ; l'autre appareil chargé de substance à base de créosote, qui agira alors sur la maladie elle-même (laryngite, bronchite, rhume). Le malade respirera donc des substances calmantes au moment des quintes, et, au contraire, des substances abortives pour la maladie en dehors de ces instants.

Les malades qui mouchent et crachent beaucoup, les vieux tousseurs seront étonnés de l'influence de l'inhalation sur la quantité de ces sécrétions, et consécutivement sur les organes malades.

Mais c'est surtout les anémiques, les faibles, les convalescents, les dyspeptiques enrhumés qui seront enchantés de ce procédé, et surtout les tuberculeux à toutes les périodes, les phtisiques. Grâce à ce système, ils n'auront plus à charger leur estomac de créosote sous toutes ses formes (solution, pilule, vin, huile) ; en un mot, ils pourront soigner leurs poumons malades directement, comme ils soigneraient directement un œil ou un pied malade.

Mode d'emploi. — L'appareil se compose de deux petits cylindres creux et se porte comme l'indique la figure.

Pour introduire l'appareil, il suffit, après l'avoir préalablement graissé, d'écarter un peu les deux tubes et au besoin de les tordre un peu pour leur donner la direction de l'ouverture des fosses nasales, direction variable chez chaque personne. Il est plus simple d'avoir deux appareils.

Résumé du mode d'emploi. — 1º Bien verser deux gouttes de liquide de chaque côté à l'aide du compte-goutte du côté de l'anneau sur le papier et non sur le métal ; 2º s'assurer que le liquide a été absorbé par le papier ; 3º renouveler le liquide environ toutes les demi-heures ; 4º bien essuyer l'appareil avant de l'introduire dans le nez et chaque fois qu'on le remet ; 5º le graisser légèrement ; 6º renouveler tous les deux ou trois jours le papier buvard ou chaque fois qu'il est besoin, qu'il a été mouillé par les mucosités. Pour cela, découpez de petits rectangles de papier de la largeur de l'appareil et d'une longueur égale à son contour, roulez-les comme une cigarette autour d'une broche à tricoter (deux petits cylindres roulés l'un à côté de l'autre remplissent très bien le but). Si le liquide a été mal placé et que le nez soit un peu brûlé, suspendre l'inhalation, se laver. Maintenir de la vaseline sur la brûlure. On peut aussi continuer à inhaler en maintenant l'appareil dans les doigts. Changer le papier si on change le médicament. — On peut porter l'appareil toute la nuit et toute la journée ou le plus possible, en tous cas trois à quatre heures par jour ou de la nuit en une ou plusieurs séances.

DE LA TOUX.

Parmi les différentes affections de la gorge, il en est une qu'on nomme catarrhe par suite de la toux qu'elle provoque et qui joue un grand rôle dans les maladies des premières voies respiratoires. Le malade, dans ce cas, mouche et crache beaucoup. Le matin, il est souvent pris d'accès de toux provoquant des efforts de vomissements ; mais ces efforts sont des raclements faits par le malade en vue de se débarrasser des mucosités jouant le rôle de corps étrangers qu'il a dans la gorge. Nous avons guéri de la toux des malades qu'on soignait par les moyens usités contre les bronchites sans en excepter les vésicatoires et les pointes de feu. Leur toux était due uniquement au catarrhe de la gorge et aux mucosités qu'il est facile de voir dans l'arrière-nez le matin dès que le malade commence à racler ou à moucher. On doit comprendre dans quelle mauvaise situation se trouvent les poumons continuellement exposés à cette toux, c'est-à-dire à des efforts pour lesquels ils n'étaient pas faits. La toux (comme c'est fréquemment le cas) peut être occasionnée aussi par une affection du poumon. Alors le malade tousse pour deux causes : 1º la sécrétion de l'arrière-nez tombe dans la gorge; le malade tousse pour expectorer les crachats venant du poumon.

La toux due à l'irritation de la gorge est facile à guérir. Le traitement à appliquer avant tout est de diminuer, d'arrêter ensuite la sécrétion de l'arrière-nez. La *toux* peut être modifiée, quelle que *soit son origine*, en forçant le malade à *pincer* les lèvres pour inspirer l'air par le nez et à ouvrir au contraire la bouche pour expirer. De cette façon, l'air qui vient au poumon est chaud et humidifié. Notre traitement de la toux a pour but de calmer les *quintes* sans fatiguer l'estomac, sans être obligé d'avaler pilules, sirops, tisanes et *tutti quanti*, et sans énerver la peau par l'emploi de révulsifs de toute sorte : huile de croton, teinture d'iode, etc., sans compromettre l'état des reins, de la vessie, comme le font les vésicatoires. Si le médecin est habitué aux injections intra-laryngiennes, il fera lui-même le traitement, sinon le malade se pulvérisera dans la gorge et dans le nez des médicaments calmants. Mais il ne faut pas oublier que l'air que nous respirons par les voies nasales est seul capable de porter aux poumons les médicaments aptes à guérir toutes les ramifications des bronches. C'est donc en plaçant le malade dans des salles où seront pulvérisés des médicaments. Dans l'impossibilité matérielle d'habiter dans ces salles, on se servira de l'inhalateur nasal. (Voir page 173.) Les médicaments prescrits sont l'*eucalyptol*, ou l'*acide phénique*, ou encore le *menthol*, et mieux encore des médicaments créosotés. Pour bien calmer l'irritation de la gorge, le malade devra se servir de deux appareils : l'un, chargé de mentalcool, sera utile pour faire disparaître l'irritation ; mais aussitôt que l'envie de tousser sera calmée, il substituera à son inhalateur chargé de mentalcool un inhalateur chargé de médicaments créosotés. L'un guérit la cause de la maladie du poumon, l'autre calme la toux de gorge. Le mentalcool s'emploie à la dose de 4 gouttes que l'on renouvelle chaque fois que la surface du papier paraît pouvoir en contenir 2 gouttes nouvelles.

Il ne faut pas désespérer de voir cette méthode, que nous préconisons, être acceptée de tout le monde.

Nous tenons à la disposition des malades la liste des personnes qui se sont guéries entièrement par notre procédé.

Pour nous résumer, quelle que soit la durée de la toux, qu'elle vienne des poumons ou de la gorge, nous évitons à nos malades l'absorption des médicaments par voie stomacale. *L'inhalation des médicaments par la voie nasale est la médication idéale des affections de la gorge et des poumons.*

L'ENROUEMENT.

L'enrouement résulte d'un trouble, soit des cordes vocales, soit des régions qui entourent le larynx, mais il survient plus souvent à la suite d'une affection extérieure au larynx que sous l'influence d'une maladie propre à cet organe.

Diverses causes provoquent l'enrouement, mais, dans tous les cas, il est toujours le symptôme d'une affection plus ou moins grave, et le malade a tort de ne pas s'en rendre compte. Qu'un malade prenne froid, immédiatement le rhume de cerveau survient, descend à la poitrine en passant par la gorge et le larynx ; la voix est alors plus ou moins éteinte. Que le malade prenne une angine, toutes les parties qui contribuent à l'émission du son vocal sont gênées dans leur fonctionnement et la voix est altérée pour long-temps.

Chacun connaît l'enrouement spécial aux personnes qui parlent ordinairement au grand air : les dames de la Halle, par exemple, qui sont exposées continuellement aux courants d'air, les mains dans l'eau, et qui sont encore obligées de parler très haut, sont toujours enrouées, etc.

Beaucoup de prêtres sont exposés aux laryngites pour une cause de même genre : ils prêchent, chantent, conversent dans des églises souvent très froides. Le nombre considérable de prêtres qui fréquentent les villes d'eaux pour les maladies de la gorge nous fait bien voir l'influence du surmenage de la voix quand on parle dans des endroits mal chauffés.

Chacun connaît aussi l'enrouement des chanteurs et des ora-teurs, enrouement qui n'est autre chose qu'une fatigue des mus-cles du larynx ; ces muscles se refusent à fonctionner, comme ceux du marcheur se refusent à le porter à la suite d'exercices exagérés.

Certaines maladies se localisent quelquefois au larynx, comme le cancer ou la syphilis : cette dernière maladie agit comme les méchantes gens, elle attaque les parties faibles. Le plus souvent, enfin, l'enrouement tient au mauvais état des fosses nasales, soit que le malade ait de la gêne nasale et dorme fréquemment la bouche ouverte, soit qu'au contraire, par suite de destruction ou de diminution de la surface utile des fosses nasales, la gorge soit continuellement exposée à une très grande sécheresse.

Il peut arriver encore que l'enrouement soit dû à la présence d'anévrismes ou de gros ganglions tuberculeux ou syphilitiques qui, par compression, amènent la paralysie d'un côté du larynx, quelquefois même des deux côtés, paralysie qui constitue un très grand danger au point de vue de l'asphyxie.

Souvent aussi, sous l'influence d'une bronchite, de rhumes ré-pétés, les cordes vocales étant fatiguées par la toux, la voix de-vient enrouée, surtout lorsqu'il y a début de tuberculose ou de phtisie. Sous l'influence de la fatigue de la toux, et surtout de l'anémie commençante, les muscles du larynx avoisinant la partie malade, muscles surmenés, arrivent à mal fonctionner.

Plus rarement, la présence de mucosités gêne l'émission des sons ; d'autres fois encore, tel malade qui croit n'avoir qu'une simple laryngite, laryngite qu'il a soignée sans succès il y a un an ou deux, est très étonné d'apprendre que depuis ce temps il est survenu un polype, jouant sur les cordes vocales le rôle d'un corps étranger sur les cordes d'un violon, corps qui non seulement trouble la voix, mais peut encore amener des symptômes d'asphyxie. Nous soignons actuellement un malade qui est dans ce cas.

Enfin, il existe des enrouements particuliers, absolument sous la dépendance du système nerveux. On rencontre alors toutes les sortes de troubles vocaux, depuis la simple difficulté d'émettre la voix sans efforts considérables, jusqu'à l'aphonie complète en passant par la voix eunucoïde; c'est que la voix a de très grands rapports avec les organes génitaux, et que tous les troubles de ces derniers organes, troubles souvent mal connus en raison des mystères dont on entoure cette partie de notre corps, retentissent sur la voix. Chacun connaît la voix des eunuques, la mue des garçons au moment de la puberté, et nul n'ignore combien les troubles menstruels affectent la voix des chanteuses.

Certaines affections ne peuvent être guéries que par la suggestion; nous avons déjà guéri bon nombre de malades dans ces conditions.

En résumé, l'enrouement est dû à une multitude de causes. Il existe un enrouement des alcooliques, enrouement dû à un excès de boissons : c'est la laryngite appelée du terme populaire *a crapula* ou crapuleuse.

Traitement. — Le malade atteint d'enrouement doit couvrir les sept à huit centimètres de la partie antérieure du cou qui correspond au larynx et qui est exposée au froid; il lui faudra protéger cette région par une cravate spéciale. Autrefois, la mode qui préconisait une cravate montante, placée de manière à ce que le larynx soit vêtu, avait parfaitement compris le rôle de la cravate, tandis que par la manière dont nous l'appliquons, elle ne couvre que la partie postérieure et latérale du cou, partie qui n'a pas besoin d'être protégée, et laisse exposée au froid la seule région qui aurait besoin d'être couverte, ce qui est contre toutes les règles du bon sens.

Le malade aura bien soin de n'avoir jamais froid aux pieds, de respirer par le nez, d'éviter les poussières et la fumée. S'il s'agit de tuberculose, il faut se rappeler que le traitement d'une maladie située dans cette région est le même que celui d'un affection de toute autre région. On curera le larynx de manière à enlever les parties malades, on débarrassera la gorge de toutes les mucosités qui provoquent des raclements, des picotements, des démangeaisons de la gorge, des reniflements, on s'assurera du bon état des fosses nasales, on veillera à ce que le malade ne mouche pas trop, qu'il n'ait pas de gène nasale, que sa gorge ne soit pas sèche, et enfin on modifiera tous les symptômes qui se rencontreront. On se rappellera surtout que la voie normale de l'air qui va aux poumons et au larynx est la voie nasale, et que, par conséquent, c'est par cette voie qu'on devra faire respirer les médicaments. C'est ici que l'inhalation continue à l'aide d'appareils spéciaux nous donne de si bons résultats, même dans les maladies du poumon. Par-dessus tout, le malade aura soin de faire sur le larynx des douches d'eau chaude, douches qui auront pour but d'agir sur les régions malades avec la même efficacité qu'agissent sur les autres régions du corps les grandes douches auxquelles se soumettent tous les malades qui fréquentent les villes d'eaux.

En résumé, le traitement du larynx est beaucoup plus entre les mains du malade qu'entre les mains du médecin. L'idéal de la médecine de l'avenir, c'est en effet de permettre à chacun d'être son propre médecin : à mesure que les règles d'hygiène sont mieux observées, à mesure que la médecine se soumet à leur application normale, qu'elle se débarrasse des mystères dans lesquels elle se complaisait, au grand plaisir d'ailleurs des malades qui courent toujours après le surnaturel, à mesure que les progrès se font, progrès qui ne sont véritables qu'autant que le malade peut se soigner seul, à mesure, dis-je, que toutes ces conditions seront plus complètement remplies, les maladies du larynx seront mieux soignées. C'est ce qui nous explique pourquoi, depuis huit ans que nous sommes appelé à donner nos soins à des malades qui viennent nous consulter dans les villes d'eaux comme le Mont-Dore (en août), malades que nous ne revoyons plus ensuite, nous nous sommes efforcé, non seulement de les bien soigner pendant la saison, mais surtout de leur apprendre à se bien soigner eux-mêmes, et les succès ont dépassé nos espérances.

Les malades qui nous consultent nous font toujours plaisir s'ils se font accompagner de leur médecin ordinaire. Cela vaudra mieux pour eux que de se confier à des exploiteurs anonymes qui se cachent derrière de pseudo instituts médicaux et font croire au malade que les maladies se traitent par correspondance sans examiner le malade.

Syphilis de la gorge et du larynx.

C'est à la gorge que la syphilis, dont l'inoculation a souvent passé inaperçue, fait sa première apparition.

Les amygdales sont tuméfiées; elles présentent des plaques muqueuses qui nécessitent, outre le traitement spécial, une cautérisation énergique. Ces plaques muqueuses se développent aussi derrière le voile du palais, sont souvent méconnues et par suite très dangereuses, parce qu'elles sont très contagieuses et très rebelles. Les plaques muqueuses peuvent aussi se développer autour de la langue et en général dans toutes les parties qui se salissent aisément, sur les lèvres, où elles deviennent l'origine d'une contagion facile, non seulement par suite du baiser, mais encore par l'emploi d'instruments (verres, cuillères, bien essuyés mais mal lavés) ayant servi à un syphilitique.

Les accidents du larynx existent rarement à la période des plaques muqueuses (période secondaire); mais en raison de l'étroitesse du larynx, on comprend combien la moindre gomme, la moindre ulcération, le moindre bourgeonnement deviendront dangereux pour l'existence du malade ou pour sa voix. C'est un véritable désastre pour les professeurs, les orateurs et surtout les chanteurs. (Voir *Enrouement*.)

Enfin, l'existence de « gomme » est d'autant plus à craindre que tout en étant absolument indolore, la gomme peut, produire suivant la région, des désastres irréparables, des cicatrices du larynx amenant rapidement le rétrécissement du larynx et rendant la *trachéotomie indispensable*. Si la gomme se développe sur le voile du palais, elle amène une perforation qui donne à la voix un timbre tout particulier, car l'air passe à la fois par le nez et par la bouche.

Pour les malades dont la gorge est susceptible, dont le larynx est souvent enflammé ou les amygdales tuméfiées, la syphilis est plus dangereuse encore, car elle retentit de préférence sur les organes déjà malades.

Écrire au Dr Madeuf, au Mont-Dore (Puy-de-Dôme), pour connaître la date de son passage.

Pour la syphilis générale, lire l'article *Maladies intimes*.

MALADIES DES OREILLES. — SURDITÉ.

Nécessité de vérifier l'audition des enfants.

On ne saurait s'imaginer la quantité de personnes dont l'ouïe est défectueuse et qui ne s'en doutent pas, surtout lorsqu'une seule oreille est sourde. De même que chacun doit vérifier l'odorat des deux côtés du nez, de même *chacun doit vérifier l'état de son audition en bouchant une oreille avec un doigt et en présentant une montre en face de l'autre. Toute oreille qui n'entend pas la montre à un mètre est manifestement défectueuse.* Il est d'autant plus important de bien surveiller son audition que la maladie, cause de la surdité, est guérissable dans les deux tiers des cas, si le traitement intervient à temps. Mais c'est surtout pour les enfants que l'examen de l'audition est important. Il est clair qu'il faut de suite éliminer le cas de l'enfant presque complètement sourd. Considérons une classe, une école quelconque, et tous les enfants des deux sexes qui y sont admis à la rentrée pour suivre en communauté les leçons du professeur.

Tout y est uniforme. On ne se préoccupe pas d'un élève en particulier; *s'il voit ou s'il entend plus ou moins bien;* c'est à chacun de faire son profit des leçons du maître données à l'ensemble des élèves. Or, il est toujours plus difficile, et souvent impossible, à l'enfant dont l'oreille est dure de suivre dans le cours des études ses compagnons bien entendants.

L'expérience de M. Golle est là pour le démontrer. Il a constaté que la moyenne de la distance à laquelle entendent les dix premiers élèves d'une classe était bien supérieure à celle des dix derniers. L'important est donc que l'instituteur actuellement sache qu'un mauvais élève peut n'être qu'un sourd, ou pour mieux dire un mal entendant.

PROPRETÉ DE L'OREILLE.

Cérumen.

Le cérumen est le produit de la sécrétion de la peau qui tapisse l'intérieur du conduit de l'oreille. C'est une matière jaune et grasse. Chez certaines personnes, par suite de la disposition du conduit de l'oreille, cette matière ne peut s'écouler au fur et à mesure de sa production. A un certain moment, le conduit de l'oreille se bouche et le malade devient sourd. L'enlèvement du cérumen se fait par des injections d'après le système du Dr Madeuf, qui est le meilleur, en ce sens que l'appareil que l'on emploie pénètre facilement dans le conduit de l'oreille, fait sortir le bouchon de cérumen et nettoie tous les coins et recoins de l'oreille. Cette guérison par la propreté de l'oreille représente un des grands succès des Instituts qui annoncent à grands fracas des guérisons de surdité que le plus simple des médecins peut obtenir par centaines.

CAUSES DE LA SURDITÉ.

La cause la plus banale de la surdité est le bouchon de cérumen. On sait que le cérumen est la sécrétion de la peau de l'intérieur du conduit de l'oreille; c'est une matière jaune, légèrement grasse. Quand le pavillon du conduit auriculaire est porté en avant, le conduit se trouve bouché et le malade a la plus grande difficulté soit pour laver son oreille à l'aide d'une injection, soit pour la nettoyer au cure-oreilles. A un moment donné, le cérumen s'accumule à un tel point que le conduit entier est bouché et que le malade se trouve atteint de surdité, surdité facile à guérir puisqu'il s'agit seulement d'un nettoyage entier de l'oreille, mais qui arrache des lettres de félicitations à bien des malades, surtout à ceux qui habitent la campagne, lettres qui sont adressées à tous ceux qui, *sans avoir vu* le malade, lui promettent la guérison radicale pour mieux l'exploiter. En proportion, cette sorte de surdité est rencontrée chez 15 % des malades. Les autres causes de surdité sont les rhumes de cerveau répétés, les maux de gorge, les amygdalites et surtout les râclements de gorge. Toutes les personnes dont le nez se bouche plus ou moins facilement, pour un rien, ainsi que celles qui le matin ont derrière la luette la sensation de corps étrangers provoquant la toux, les renâclements, les reniflements, et qui ont une grande difficulté à retirer ces matières de la gorge, sont exposées plus que d'autres à devenir sourdes rapidement; ce sont donc les causes citées qui deviennent l'origine de la surdité. Non seulement cette gêne nasale et ces affections de gorge amènent la surdité, mais elles provoquent des écoulements d'oreilles, ce qui fait qu'on réforme par an 27 % des conscrits qui se présentent pour raison de surdité. Les écoulements constituent une maladie d'autant plus redoutable que ceux qui en sont atteints la considèrent absolument comme sans importance parce qu'ils ne souffrent pas. Il est facile de comprendre que tout écoulement forme de la pourriture de l'oreille, les organes eux-mêmes se pourriront au contact de cette putréfaction. Que deviendrait-il d'un doigt plongé dans un gant garni de matières pourries et laissé ainsi un temps indéfini? Chacun le devine sans effort. Il en est de même pour la pourriture de l'oreille. On entretient cette pourriture de l'oreille par la façon dont on se mouche. Les soins que l'on donne à l'oreille ne sont pas non plus assez fréquents, on ne la lave pas ou on la lave mal; les injections d'oreilles sont faites en dépit du bon sens.

On ne tient aucun compte, en général, des nombreux culs-de-sac que renferme l'oreille, culs-de-sac qui sont toujours pleins de pus, et surtout on ne tient aucun compte de la communication qui existe entre le nez et l'oreille; en d'autres termes, l'abcès de l'oreille a deux portes d'écoulement et on n'en nettoie (très mal, d'ailleurs) qu'une. C'est là une partie du secret de notre méthode. Enfin, une autre cause de la surdité est une maladie, peu fréquente il est vrai, mais qui nous est commune avec les animaux, c'est la *sclérose*. C'est une des rares maladies contre lesquelles les médecins, voire même les spécialistes, sont impuissants. Quelques cas de surdité sont dus à la fièvre typhoïde ou à la syphilis. Si un malade atteint de surdité entend mieux un jour que l'autre, s'il *entend très bien, à l'aide d'un entonnoir* placé dans l'oreille, une personne qui parle dans cet entonnoir, la surdité de ce malade est améliorable. En général, la surdité que nous considérons comme aisément guérissable est celle dans laquelle la perception par le nerf auditif est conservée. Chaque fois que le malade entend mieux un diapason placé sur sa tête ou entre les dents que lorsque le diapason est en face de l'oreille, nous pouvons affirmer que la surdité est guérissable ou améliorable. Il suffit alors d'enrayer la cause, c'est-à-dire d'enlever quelquefois une partie du tympan ou alors les osselets qui sont enkylosés souvent par suite d'inflammation et qui gênent l'organe plutôt qu'ils ne lui servent. Nous profitons de la circonstance pour demander au malade de bien raisonner et de considérer que s'il suffisait pour guérir une maladie de consulter un livre quelconque et de ne jamais examiner cet organe, il n'y aurait pas besoin d'hôpitaux ni d'écoles de médecine.

Il faut mettre en garde les malades contre les charlatans nullement médecins prescrivant du papier derrière l'oreille, qui promettent la guérison immédiate par des remèdes toujours infaillibles, et qui non seulement ne les guérissent pas et lui font perdre un temps précieux, mais encore volent leur argent et ont le malheur de rendre ces malades sceptiques à l'égard de tout nouveau traitement comme à l'égard des médecins. Celui qui a été trompé une fois dans sa maladie se méfie à bon droit de ceux qui reparlent de guérir cette maladie, et il est disposé à juger ceux qui lui proposent un traitement nouveau d'après l'impression première que lui a laissée celui qui l'a trompé. Si ce dernier n'est qu'un anonyme quelconque, n'ayant pas même le diplôme de médecin, comme le directeur d'un Institut pseudo-médical, on comprend tout le tort que de pareils individus font à l'humanité, non seulement parce qu'ils exploitent le malade, mais encore le découragent pour arriver à sa guérison.

Conclusion : Pour guérir un malade de la surdité, il faut surtout l'examiner, et la meilleure garantie que l'on puisse donner à un malade c'est de lui offrir de donner sa consultation devant son médecin, quel qu'il soit.

P.-S. — Le Dr Madeuf visite votre région régulièrement depuis longtemps; lui écrire pour être prévenu du passage : Mont-Dore (Puy-de-Dôme).

SURDITÉ CATARRHALE.

Conséquences du rhume de cerveau et des diverses affections inflammatoires du nez et de la gorge sur l'audition.

Toutes les personnes qui sont fréquemment enrhumées du cerveau, dont les voies nasales ne sont pas normales, ou qui ont de fréquents maux de gorge, sont appelées à devenir sourdes.

La surdité est le plus souvent la conséquence du rhume de cerveau fréquent, de la gêne nasale ou des maux de gorge peu ou pas traités. L'oreille communique avec la gorge par un conduit nommé trompe d'Eustache. (Chacun peut le constater : il suffit de fermer les deux narines en les pinçant et de souffler un coup sec, fort; les tympans font flac dans une oreille saine.) Si la gorge se trouve irritée ou congestionnée, l'inflammation elle-même gagne conduit interne de l'oreille. Dès lors la trompe se ferme et l'air ne s'y renouvelle plus. Le tympan s'enfonce et fait prendre des positions défectueuses à l'articulation des osselets de l'oreille. La cause même nous indique le remède et le traitement à apporter. Non seulement l'oreille peut devenir sourde par suite de l'obstruction de la trompe d'Eustache, mais aussi la muqueuse de l'oreille elle-même, c'est-à-dire la peau de l'intérieur de l'oreille, s'hypertrophie sous l'influence de plusieurs inflammations successives, son volume se modifie et consécutivement son bon fonctionnement. La surdité catarrhale à son début est caractérisée souvent par sa soudaineté. Le malade est quelquefois pris de douleurs d'oreille. La surdité avec ou sans douleur est souvent accompagnées de bruits et bourdonnements — surtout chez les enfants — chez quelques personnes, surtout celles qui dorment la bouche ouverte, ronflent assez fortement, et celles chez qui on constate dans l'arrière-nez la présence d'une quatrième amygdale appelée végétation adénoïde. L'inflammation des régions de l'arrière-nez gagne l'oreille : d'où surdité, douleurs et bourdonnements. Les caractères de la surdité catarrhale semblent varier avec l'état des fosses nasales du malade et surtout avec l'atmosphère environnante. En général, ce malade a conservé la bonne perception par le nerf auditif, aussi entend-il très bien tous les objets vibrants, diapason, montre, verre de cristal renversé, tenu entre les dents et que l'on fait tinter.

Le traitement est tout indiqué parce que nous connaissons la cause. Avant tout, il faudra empêcher l'inflammation du nez et de l'arrière-nez. Pour ce faire, on douchera la partie malade avec un jet d'au moins 2 mètres de pression. Ces douches faites à la partie postérieure des fosses nasales décongestionnent d'une manière vraiment extraordinaire l'entrée de l'oreille. Dès lors, il suffit d'assurer une gymnastique modérée de l'oreille pour faire recouvrer l'audition. Quand les malades se moucheront, ils devront avoir soin de le faire une narine après l'autre, de façon à ce qu'aucune mucosité ne tombe dans la trompe d'Eustache. Le malade ne doit pas se décourager dans le traitement de la gymnastique de l'oreille. Il faut qu'il se souvienne que l'oreille est un organe mobile et qu'il est nécessaire de lui donner peu à peu la possibilité des mouvements avant de bourrer l'estomac de médicaments.

Le mouvement seul peut ramener la mobilité dans les articulations et la force dans les muscles de l'oreille. Il n'y a pas deux thérapeutiques, les muscles et les articulations de l'oreille qui ont été condamnés à l'immobilité doivent être traités comme tout muscle et toute articulation qui auraient été longtemps au repos ou qui auraient été atteints d'inflammation. Le traitement de la surdité catarrhale a fait d'importants progrès dans ces dernières années. Non seulement parce qu'on a pu éloigner les causes les plus fréquentes, la gêne nasale, le catarrhe du nez, les râclements de gorge, les amygdalites et végétations adénoïdes, mais parce que le traitement est mieux compris, s'appuyant sur l'antiseptie dont ont bénéficié le nez et l'oreille. Les vrais spécialistes, ceux qui travaillent, ont pu risquer des opérations qui sont en contradiction avec l'opinion répandue dans le public en général, et ils sont parvenus à des résultats auxquels on était loin de s'attendre. C'est ainsi que Sexton, de New-York, a obtenu une amélioration sensible de la surdité par l'enlèvement du tympan et des osselets. Inutile de dire que depuis cette découverte et ces travaux, certains spécialistes ont annoncé à grand fracas cette découverte comme leur étant personnelle. Nous profitons de la circonstance pour dire que si la surdité catarrhale est rebelle aux injections et aux douches de l'entrée de la trompe d'Eustache, au traitement nasal et au traitement auriculaire, on peut souvent l'améliorer sensiblement par la perforation du tympan : perforation encore en contradiction avec l'opinion populaire et qu'il nous est très difficile de faire accepter par les malades. Le plus grand inconvénient de ces perforations artificielles est qu'elles ne se maintiennent pas, elles se referment et, dans l'état actuel de la science, *il est impossible d'empêcher ces perforations de se refermer*. La perforation naturelle du tympan que l'on trouve chez les malades est due à la putréfaction et à la pourriture d'une partie du tympan. Pour nous résumer, la surdité catarrhale est guérissable avec un peu de temps ; il vaut mieux, pour le malade, être examiné par le médecin que de croire au merveilleux, c'est-à-dire à la guérison par le traitement à distance. Nous l'engageons à venir nous voir accompagné de son médecin.

N. B. — Le Dr Madeuf visite depuis longtemps votre région ; lui écrire pour être prévenu de son passage, Dr Madeuf, Mont-Dore (Puy-de-Dôme).

BRUITS OU BOURDONNEMENTS D'OREILLES.

Les bruits ou bourdonnements dans les oreilles sont appelés vertiges par la plupart des personnes qui en sont atteintes; ils rendent la vie et le sommeil impossibles. « Guérissez-moi surtout de mes bruits, » dit le malade auquel est indifférente la surdité. En effet, cette surdité n'est pas redoutée par le campagnard qui vit seul; de même l'écoulement d'oreilles (et ses conséquences : paralysie faciale, méningite) laisse indifférent le malade qui n'en souffre pas et qui ne s'inquiète nullement de la destruction de son organe auditif. Mais lorsqu'il a des bruits, des bourdonnements, il s'adresse de suite au spécialiste. Ces bruits varient d'intensité et augmentent suivant les circonstances : si le malade se baisse, est fatigué, constipé ou s'il a une émotion désagréable, les bruits s'exagèrent ou diminuent. La menstruation chez les dames amène ces bruits, le froid aux pieds, les congestions du côté de la tête, les rhumes de cerveau, les maux de tête, les maux de gorge augmentent aussi les bruits des malades, à un tel point que l'existence leur est à charge et qu'ils sont parfois réduits au suicide, comme nous en avons vu un exemple il y a quelques années.

Causes de ces bruits. — Les bruits sont quelquefois dus à une obstruction du conduit de l'oreille par une accumulation de cérumen ; le bruit peut même, par cette seule cause, acquérir une intensité considérable, allant même jusqu'au vertige. Un mal de gorge, un rhume, comme nous l'avons dit plus haut, suffisent à donner des bourdonnements qui amèneront la surdité.

Nature de ces bruits. — Les bruits sont variables. Tantôt ils imitent un sifflement de vapeur, tantôt une roue qui roule (tintement, bourdonnement), tantôt ils produisent la sensation de l'eau qui tombe, bruit de moulin, de pluie ; quelquefois ils sont pulsatifs, c'est-à-dire qu'ils suivent les mouvements du cœur, ce qu'il est facile au malade de constater ; en effet, chaque fois que le pouls bat il perçoit un bruit dans son oreille. Il est des malades (assez rares, il est vrai) chez lesquels ces bruits sont perceptibles ; nous en avons trouvé un exemple à Bone. Ayant communiqué le fait au congrès de Rome, nous n'avons pu en obtenir une explication plausible. A ce moment nous avons fait des études intéressantes sur les malades qui venaient nous voir : nous disions à notre domestique, dont l'audition était très fine, de coller son oreille sur celle du malade et, en général, il nous décrivait le bruit dont se plaignait le malade. Inutile de dire que les observations que nous avons faites n'ont pas été crues par nos collègues, qui eux attribuent les bruits à une simple plainte de l'oreille, de même que lorsque nous comprimons brusquement l'œil nous voyons une lumière intense éblouissante, comme on dit vulgairement, trente-six chandelles. Donc, pour eux, ces bourdonnements étant le résultat de la plainte de l'oreille, physiquement ils n'existent pas...

Le traitement des bourdonnements d'oreilles est chose tellement variable qu'il est presque impossible de déterminer un remède exact. C'est surtout dans le traitement des causes que l'on doit chercher la guérison et non par un traitement auriculaire exclusif. Il n'est rien de plus ennuyeux pour un médecin que de se trouver en présence d'une personne souffrant d'une affection de l'oreille et qu'il faut traiter sans toucher à l'oreille. Le premier soin consiste à regarder si le siège de l'affection n'est pas dans l'oreille même, s'il n'existe pas sur le tympan des traces de congestion ou des boutons dans le conduit ; le spécialiste cherchera du côté des dents ou des amygdales s'il n'y a pas un point douloureux correspondant à celui qui est dans l'oreille, bien qu'en général le malade se mette à rire si on lui propose l'extraction d'une dent pour guérir une affection d'oreilles. Pour lui donner une satisfaction complète, on a recours à un traitement auriculaire tout en faisant son possible pour modifier leur état général (constipation ou anémie).

Souvent il faut soigner les organes voisins : nez, gorge, etc., ce qui
prouve que la cause est plus souvent en dehors de l'oreille que
dans l'oreille même ; et s'il se présente des cas nombreux de bourdonnements provenant de l'obstruction du conduit de l'oreille, il
en est d'autres non moins nombreux dont on a eu à chercher la
cause en dehors de l'oreille.

Aussi, pour les bruits, bourdonnements, vertiges dont le traitement varie pour ainsi dire avec chaque malade et demande souvent un certain temps pour arriver à la guérison, nous rappelons
au malade qu'il est nécessaire avant tout de le voir et qu'il peut
toujours venir nous consulter accompagné par son médecin. Cela
vaudra mieux que d'écrire à des instituts pseudo-médicaux exploi-
tés par des anonymes qui ont la prétention ce guérir sans voir le
malade. — Ils sont surtout certains d'une chose, c'est de soulager...
la bourse du naïf.

N. B. — Le D⁻ Madeuf vient depuis longtemps dans la région ; lui écrire pour être prévenu de la date de son passage : Mont-Dore (Puy-de-Dôme).

ÉCOULEMENTS D'OREILLE.

*Surdi-mutité des jeunes enfants. — Surdité par écoulements
d'oreille. — Méningite mortelle. — Paralysie faciale.*

Tout d'abord, il nous faut détruire un *préjugé* très répandu à
propos des écoulements d'oreille. Beaucoup de personnes pensent
qu'on ne doit pas chercher à tarir les écoulements d'oreille. Il est
fréquent de rencontrer des mères de famille qui se feraient scru-
pule de faire guérir l'écoulement d'oreille de leurs enfants, préten-
dant que cet écoulement entraine le « mauvais sang », les « mauvaises humeurs. » *C'est là un préjugé excessivement funeste pour
l'avenir de l'enfant,* nous ne saurions trop le dire. L'enfant qui
a un écoulement d'oreille n'a pas plus de « mauvais sang » ou de
« mauvaises humeurs » qu'un autre ; il a une oreille malade,
voilà tout. Si, au lieu de l'oreille, c'était son poumon qui fût
malade et qu'il crachât et toussât abondamment, vous n'hésite-
riez pas à lui faire soigner la poitrine, et vous ne soutiendriez pas
que la toux et les crachats sont une excellente chose, contribuant
à chasser du « mauvais sang » et des « mauvaises humeurs »,
que « cela passera avec l'âge », et que, si l'on arrêtait la toux et
les crachats, « cela se porterait ailleurs. »

Eh bien, il faut soigner une oreille qui coule comme une poitrine qui tousse. Dans les deux cas, il s'agit non de « mauvais
sang », mais *d'organes malades* ; la façon de réagir contre la
maladie est seule spéciale à chaque maladie : le poumon malade

7

fait tousser et cracher, l'oreille malade suppure et coule. Mais l'écoulement, c'est la toux, le crachat de l'oreille. Il faut donc soigner une *oreille qui coule* au même titre qu'une *poitrine qui tousse*.

Les conséquences des écoulements d'oreilles sont d'ailleurs graves. La *surdité par écoulements d'oreilles* fait réformer chaque année un nombre considérable de conscrits. L'écoulement chronique de l'oreille produit, en effet, peu à peu, la destruction des organes importants de l'oreille : le tympan, osselets de la caisse du tympan, etc. La surdité est la conséquence dès lors fatale de la destruction progressive de ces divers organes de l'audition.

S'il s'agit d'un enfant très jeune, la surdi-mutité en résultera, car l'enfant n'entendant plus les mots ne pourra apprendre à les prononcer, et il sera muet parce qu'il sera sourd.

Dans les cas plus graves, il surviendra des *méningites mortelles*. Nous en avons vu un triste exemple au Mont-Dore. Nous pouvons aussi citer l'exemple d'un haut fonctionnaire de Clermont-Ferrand, de l'enfant d'un instituteur de la Creuse, etc., ce qui démontre le danger des écoulements d'oreille, qui laisse indifférents les malades de toutes les conditions. L'abcès peut gagner le cerveau et en deux ou trois jours conduire à la tombe celui qui semblait jouir de la plus forte santé.

Voilà pourquoi on doit avoir toujours présent à l'esprit ces paroles de Wilde : « Tant qu'un écoulement existera, on ne pourra *jamais dire où il conduira*. » Voilà ce qu'une mère risque à ne pas faire donner à son enfant affligé d'un écoulement d'oreilles les soins que nécessite cette affection.

II.

Impossibilité matérielle qu'il y a à bien soigner une oreille qui coule par les moyens ordinairement employés.
Toute oreille qui coule est une oreille qui baigne dans la pourriture.

Le public traite l'écoulement par des lavages répétés plusieurs fois par jour, par l'application de papiers derrière l'oreille, de vésicatoires, par l'emploi en ingestion de dépuratifs. Mais, malgré le traitement, l'écoulement continue et, s'il cesse quelques jours, quelques mois, c'est le plus souvent pour reparaître périodiquement. D'autre fois, il ne se produit même aucune rémission ; l'écoulement est installé d'une façon permanente. L'enfant grandit, devient adulte et l'écoulement persiste toujours. Or, les écoulements d'oreille sont, en général, rapidement guérissables, et si les écoulements durent si longtemps, cela tient à l'impossibilité matérielle de bien laver une oreille qui coule par les moyens ordinairement employés. Par le raisonnement, le public comprendra bien le point faible du traitement qu'on lui a prescrit, et pour cela nous nous servirons de l'exemple que nous ne citerons jamais trop et que nous nous permettons de citer encore.

Soit une rivière, A B, ou présentant en C un cul-de-sac ; un bouchon, une paille engagés dans ce cul-de-sac. *Or, l'oreille est une cavité remplie d'innombrables culs-de-sac*, et l'injection ordinaire par la seringue de verre, l'irrigateur syphon ou par un autre système ne peut que remplir ces culs-de-sac *sans jamais les nettoyer*. A la rigueur, l'injection peut diluer le pus, *mais ce qu'il lui est impossible d'accomplir*, c'est de faire *sortir les peaux mortes*, les débris de l'épithélium, de la muqueuse de l'oreille, et les débris absolument imprégnés de pourriture et de microbes.

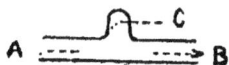

De plus, ce que l'injection par les procédés habituels ne peut faire, c'est de renouveler le sang des vaisseaux de ces régions baignées de pus.

Il faut donc un système qui fouille tous les coins, qui déloge tous les débris, qui fouille tous les culs-de-sac, qui douche chaque partie de la cavité de l'oreille malade, comme on douche un genou, un coude, qui masse toutes ces régions, et pour obtenir ces résultats, il est nécessaire qu'un instrument spécial, absolument spécial, aille jusqu'à l'oreille, c'est-à-dire *s'enfonce* d'au moins *deux centimètres*, ce qu'il est possible d'obtenir *sans l'ombre* d'une douleur, même chez les enfants, malgré leurs mouvements, et qu'en même temps cet appareil puisse faire ce lavage par le conduit interne de l'oreille, c'est-à-dire par le nez. Il est si vrai que le malade porteur d'écoulements d'oreille ne lave jamais bien son oreille, que nous faisons quelquefois avec le malade le pari suivant : rentrez chez vous, lavez-vous ou faites-vous laver l'oreille par qui vous voudrez, *même par votre médecin* ; je vous démontrerai quelle est encore sale, tandis qu'avec mon système *que vous emploierez vous-même*, vous userez très peu de liquide et la propreté sera aussi complète que possible ; en tout cas, ni vous ni d'autres ne ferez sortir à la suite de ce lavage un atome de débris.

Dans ces conditions, les écoulements d'oreille, justiciables des traitements antiseptiques communs à toutes les plaies suppurantes, doivent comme celles-ci céder à une stérilisation par des lavages médicamenteux que le malade peut faire dès lors *absolument complets*.

Position à donner à la tête pour le lavage de l'oreille. —

La *position de la tête* que prendra le malade tout d'abord n'est pas indifférente. Pour s'en convaincre, il suffit, comme nous l'avons déjà montré dans l'article précédent, de remarquer que le fond de la caisse du tympan est situé sur un plan plus bas que l'insertion du tympan et forme ainsi un cul-de-sac dans lequel s'accumulent toujours les microbes et le pus nauséabond. Aussi, pour obvier pratiquement et d'une manière efficace à cet inconvénient, nous recommandons toujours aux malades de tenir eux-mêmes l'extrémité de notre appareil, de l'enfoncer de 2 centimètres dans l'oreille tout en exécutant la manœuvre déjà indiquée d'élévation et de traction de l'oreille en arrière, puis d'incliner la tête sur le côté malade, suffisamment pour qu'elle ait une situation horizontale, ce qui rendra consécutivement le conduit auditif vertical. Dans ces conditions, les débris des parties nécrosées, le vieux pus, les matières étrangères de l'oreille sortiront plus facilement, l'action naturelle de la pesanteur s'ajoutant alors à l'action du lavage. Le malade sera prêt ainsi à procéder au lavage, qu'il devra *continuer jusqu'à ce qu'il ne sorte plus aucune trace de pus* par l'oreille. Le malade s'assurera de ce fait et de la propreté parfaite de son oreille malade de la façon suivante.

Comment on reconnaît qu'une oreille est bien lavée. —

Quand il s'agit de malades ozéneux, que leur affection fait, on le sait, moucher des croûtes pourries, répandant à l'extérieur une odeur nauséabonde, le moyen qu'ils doivent employer pour savoir si leur nez est parfaitement propre après un lavage consiste à vider, à chaque instant, l'eau de lavage qui vient de traverser le nez et à constater le moment où cette eau sort parfaitement claire et limpide. Eh bien, le malade atteint d'écoulement d'oreille procédera de la même façon pour reconnaître à quel moment son oreille est suffisamment bien lavée. Il décomposera pour ainsi dire son lavage en plusieurs petits lavages successifs, peu abondants chacun (un quart de verre environ); il videra à chaque reprise l'eau de ces lavages partiels, et quand viendra le moment où cette eau de lavage sortira de l'oreille parfaitement claire et pure de toute souillure, ce sera le moment où l'oreille sera parfaitement lavée; le lavage se trouvera complet et terminé. Il n'y a donc pas une quantité invariable de liquide à faire passer chaque fois dans l'oreille; on doit en faire passer jusqu'à ce que l'oreille soit complètement propre, et le malade sait maintenant comment il peut apprécier et juger cet état de propreté parfaite.

L'oreille, bien lavée, doit être ensuite séchée.

Nécessité et manière de bien sécher une oreille qui vient de subir un lavage. —

On sait qu'un des procédés de conservation de la viande consiste à la *dessécher*, soit par l'action des rayons du soleil, soit par la chaleur artificielle. Dans ces conditions, la viande peut rester assez longtemps à l'abri de toute altération putréfactive. C'est que celle-ci, pour se produire, a besoin, comme toute fermentation du reste, non seulement de la présence des microbes, des germes de l'air, mais encore d'un certain degré d'humidité nécessaire à l'activité des germes.

Partout où on aura à lutter contre des infections microbiennes, il faudra donc éviter, tarir avec soin toute humidité qui favoriserait ces infections. Aussi l'oreille qui vient d'être lavée devra-t-elle être séchée très minutieusement. « L'eau est l'ennemie de l'oreille. (Love.) » Si on laisse l'oreille humide, cette humidité constituera non seulement un levain favorable aux microbes pour leur existence, leur développement, mais encore pour leur extension, leur propagation aux organes voisins, l'eau leur permettant d'aller dans toutes les parties qu'elle baigne.

Pour bien sécher une oreille, le malade se couchera d'abord sur cette oreille, de manière à bien favoriser l'écoulement de l'eau qui a pu y rester, ou bien il inclinera simplement, mais assez fortement, la tête, de manière à rendre le conduit auditif vertical; puis il fixera au bout d'une aiguille à tricoter de petits cylindres de coton hydrophile phéniqué, après avoir eu soin préalablement de bien se laver les doigts et s'être curé les ongles. Le petit coton, *mobile* à l'extrémité de l'aiguille à tricoter, sera introduit dans l'oreille avec douceur et le plus profondément possible; le coton *flexible et dépassant le bout de l'aiguille à tricoter* ne pourra, dans aucun cas, causer la plus petite égratignure. Le coton sera renouvelé plusieurs fois; l'oreille, grâce à ses anfractuosités, est très difficile à bien sécher. Nous conseillons de garder le coton chaque fois dix minutes au moins, et toujours le coton est imprégné d'humidité.

Médicaments à verser dans l'oreille. — Après avoir séché l'oreille, il est quelquefois nécessaire d'y verser une poudre qui a pour but : 1o d'absorber le pus et les sérosités au fur et à mesure de leur production; 2o de s'opposer à la putréfaction des sérosités formées et d'empêcher ainsi la muqueuse de baigner dans la pourriture. Pour verser le médicament dans l'oreille, le malade prendra la position couchée ou inclinera la tête du côté opposé à l'oreille malade. Celle-ci regardant ainsi en haut, il sera facile à un aide de remplir le conduit auditif avec la poudre indiquée. Il la tassera légèrement avec un petit tampon de coton hydrophile, qu'il laissera à l'entrée de l'oreille, de manière à faciliter l'écoulement du pus.

Grâce à tous ces soins et à toutes ces précautions, une oreille qui coule pourra être guérie en peu de temps. Mais il faut que le malade s'en persuade bien, une fois pour toutes : *il n'y a pas de médicament capable de guérir une oreille qui suppure, si les plus grandes précautions ne sont prises pour la laver, la désinfecter et la sécher.*

Nécessité du traitement du nez et de la gorge. — Donc,

voilà l'oreille bien lavée, bien séchée, bien pansée. Ce n'est pas tout. Il faut se rappeler que l'oreille communique avec le nez et la gorge par la trompe d'Eustache.

C'est à ce voisinage, du reste, qu'est dû, dans la plupart des cas, l'écoulement d'oreille qui n'est le plus souvent que la conséquence d'une affection primitive du nez ou de la gorge (coryza chronique, végétations adénoïdes, pharyngites, amygdalites, angines). Le malade peut lui-même très facilement se rendre compte de ces rapports de l'oreille avec la gorge. Outre qu'en faisant ses lavages d'oreille il lui sera maintes fois arrivé de sentir l'eau de lavage passer dans la gorge — ce qui indique assez le rapport de contiguité de la gorge et de la caisse du tympan — il suffit à chacun de nous de se pincer le nez et de souffler un coup sec et fort. Immédiatement l'air pénètre dans l'oreille, distend le tympan et produit un bruit (flac) qui est facilement perçu. Quand le tympan est perforé, comme cela arrive dans le cas d'écoulements d'oreille, l'air arrivant au tympan produit un sifflement, et, d'autre part, s'il existe des mucosités dans le nez et la gorge, ces mucosités sont chassées de la gorge dans l'oreille. Dès lors, on voit que la présence de mucosités dans le nez ou la gorge influera d'une façon défavorable sur la guérison des écoulements d'oreille, guérison qu'elle rendra impossible.

Le malade, pour éviter toute arrivée de ces mucosités dans l'oreille, devra se moucher de la façon suivante : *Il mouchera chaque narine l'une après l'autre*, c'est-à-dire qu'il tiendra seulement une narine fermée avec le doigt pendant qu'il soufflera de l'autre. L'air passera ainsi dans la narine sous une pression modérée, balayant les mucosités nasales, qui ne risqueront pas d'être projetées dans l'oreille par la trompe d'Eustache. (Voir, plus haut : *Histoire de la maladie Ozène.*)

Le malade, toujours dans le but d'éviter tout retentissement d'une affection inflammatoire du nez et de la gorge sur son oreille malade, devra prendre les plus grands soins de l'hygiène générale du nez et de la gorge. Le lavage du nez et la douche de gorge ou bain de bouche, qu'il prendra chaque matin, feront donc partie intégrante de son traitement.

Surdité et écoulement d'oreilles. — Pour terminer, nous dirons un dernier mot, qui s'adresse plus spécialement à tous ceux qui viennent nous consulter pour la surdité, sans paraître s'occuper autrement de leur écoulement. Le seul souci de ces malades — les plus nombreux — est leur audition. Ils ne prennent pas garde que toute oreille qui suppure est une oreille qui se détruit. Ils ne songent pas que toute oreille qui suppure, c'est la porte sans cesse ouverte à des complications possibles du côté des méninges et du cerveau, qui peuvent mettre la vie même en danger. Or, avant de songer à toute amélioration de l'audition, il faut *avant tout* arrêter la destruction des organes de l'oreille, et, par conséquent, l'écoulement. *On ne doit même pas toucher à une oreille sourde, qui ne coule pas, quand il existe un écoulement de l'autre oreille.* La moindre intervention du côté sain, destinée à l'amélioration de l'audition, exposerait à des abcès, tant que l'autre côté ne sera pas guéri de l'écoulement. La maxime de Wilde doit toujours être présente à l'esprit : « Tant qu'un écoulement

existera, on ne pourra *jamais dire où il conduira.* » Donc, c'est
à la disparition de l'écoulement d'oreille que devra d'abord songer
le malade, et la guérison en sera si rapide, s'il est docile à toutes
les règles que nous avons indiquées, que la perte de temps lui
paraîtra dès lors insignifiante.

Malades qui entendent moins quand l'écoulement s'arrête. — Il arrive fréquemment que le malade entend moins lorsque l'écoulement est arrêté, et si par négligence du malade l'écoulement revient, le malade entend mieux. De là à tirer conclusion de l'utilité de l'écoulement il n'y a qu'un pas. C'est pourtant une grave erreur dont les conséquences sont funestes. Pour bien comprendre ce que nous allons dire, nous engageons le malade à examiner l'oreille sur une tête de mouton ou de veau; il verra que c'est une cavité close dans laquelle se meuvent les articulations des osselets de l'oreille. Cette cavité, comme toutes les cavités, est humide, afin que le jeu de tous ses organes fonctionne. Lorsque l'audition persiste malgré l'écoulement, c'est que les parties essentielles de l'oreille ne sont pas atteintes, parce qu'elles sont à la partie supérieure, et que le pus s'accumule à la partie inférieure; il en résulte que l'oreille peut entendre, en raison de l'humidité due à ce pus. Dès que l'écoulement s'arrête, l'intérieur de l'oreille sèche, et, par conséquent, les articulations deviennent moins mobiles et le malade entend quelquefois moins; mais il est facile de comprendre que rien ne sera plus simple que de redonner l'humidité nécessaire au bon fonctionnement de l'oreille par l'introduction de corps gras spéciaux qui rendront l'audition au moins égale, tandis qu'en laissant couler l'oreille on la laisse se détruire, à tel point qu'insensiblement la surdité augmente et devient inguérissable. Le médecin ne remplace pas un organe détruit.

RÉSUMÉ. — Pour guérir l'écoulement d'oreille, il faut : 1° assurer la propreté de tous les *coins et recoins* de l'oreille à l'aide d'un procédé permettant non seulement de débarrasser ces coins, mais encore d'agir sur chaque partie de l'oreille malade, comme une douche agit sur une épaule ou une articulation malade, de manière à ranimer la circulation, la vie, en un mot, en chassant par l'effet de la douche et même du massage tout le sang qui gorge les vaisseaux. Enfin, le malade se rappellera qu'oublier de traiter le nez lorsqu'il y a écoulement d'oreille, c'est traiter la moitié de cette oreille, c'est laver, nettoyer, panser la moitié de la surface d'un abcès.

N. B. — Nous tenons à la disposition des personnes intéressées l'adresse de *quantité de personnes qui nous ont autorisé à citer leur nom, sans le jeter à tout venant.*

— Nous guérissons, en général, très vite les écoulements d'oreille. Le malade peut suivre notre traitement seul et sans que cela le dérange de ses occupations. Nous lui offrons comme garantie de lui donner une consultation devant n'importe quel médecin.

— Écrire au Dr Madeuf pour connaître la date de son passage : Mont-Dore (Puy-de-Dôme).

POLYPES DE L'OREILLE.

Toutes les fois qu'une partie quelconque de notre corps est en contact avec du pus, sur les tissus viennent se former des bourgeons, dits bourgeons charnus, qui semblent avoir pour mission de s'opposer au contact des matières en putréfaction avec les tissus sains. Donc l'oreille, qui par son faible volume et ses nombreux culs-de-sac est constamment en contact dans le cas d'écoulement avec le pus, n'échappe pas à la loi générale. Le fond de l'oreille est-il parsemé de granulations toutes les fois qu'il y a pus depuis un certain temps, au bout d'un court laps de temps ces granulations deviennent des bourgeons, des végétations qui s'accroissent sans cesse et finissent par former le polype de l'oreille. Ces polypes de l'oreille, soit dit en passant, n'ont rien de commun comme structure avec les polypes du nez, qui sont dus à une dégénérescence de la muqueuse nasale et proviennent non plus du contact du pus, mais du contact de la sécrétion nasale. Ces polypes de l'oreille représentent un danger plus immédiat, pour ainsi dire, que l'écoulement d'oreille, en ce sens qu'ils indiquent une inflammation plus grande et une carie osseuse plus avancée. Ils peuvent, en effet, attaquer le nerf facial qui passe près de l'oreille, ce qui amène la paralysie de la face et défigure ainsi l'individu. Ces polypes peuvent encore plus facilement provoquer la méningite, par ce que leur volume s'oppose à la sortie du pus et surtout à l'échappement du produit de la desquamation de la muqueuse interne de l'oreille moyenne. Les polypes sont quelquefois accompagnés de masses blanchâtres, en nombre assez considérable, qui rendent très difficile la guérison de l'écoulement d'oreille.

La guérison des polypes de l'oreille ne peut s'obtenir que par l'enlèvement, de même que pour les polypes du nez. Les malades s'y soumettent d'autant plus volontiers qu'entre nos mains de spécialiste l'opération est faite sans *douleur*, sans *hémorragie*, et toujours sans que le malade s'aperçoive de l'enlèvement des premières parties. C'est ainsi que nous pratiquons la plupart du temps. Mais il est dangereux de confier l'opération à des mains non exercées : la paralysie faciale consécutive aux polypes est déjà assez fréquente sans y ajouter l'inexpérience de l'opérateur.

Néanmoins, il ne faut pas oublier qu'après l'enlèvement du polype la cause même du polype subsiste. puisqu'il est dû à l'écoulement d'oreille, et souvent, malheureusement, à la carie de l'os. Dans la première de ces causes, le polype, le malade peut être guéri en se soumettant à des nettoyages et massages faits par notre système, de tous les culs-de-sac qui se trouvent dans l'oreille, c'est-à-dire en ôtant les débris de muqueuses, ou les résidus en putréfaction qui se trouvent à l'intérieur du conduit. En douchant toutes les parties internes pour les revivifier, on procédera en même temps à une injection rétro-nasale, de façon à nettoyer l'oreille par toutes ses issues, externes et internes.

P. S. Écrire au Dr F. Madeuf pour connaître la date de son passage.

SYPHILIS DE L'OREILLE.

Les syphilitiques devront attacher la plus grande importance à la vérification de leur audition et de **celles de leurs enfants.**

La syphilis attaque parfois silencieusement l'oreille; elle peut évoluer très rapidement. A toutes ses périodes, aussi bien dans ses manifestations de début que dans ses manifestations tardives, qu'elle soit acquise ou héréditaire, la syphilis peut amener du côté des organes de l'ouïe des désordres nombreux.

L'otite purulente, les écoulements d'oreille surviennent parfois en quelques jours, et ce qu'il y a de caractéristique, c'est que souvent le tympan se laisse perforer *par le pus sans qu'il se manifeste aucune douleur.*

Cette otite purulente, *qui survient d'emblée* et sans douleur, peut être occasionnée par des plaques muqueuses de l'arrière-nez. De telle sorte qu'il ne suffit pas d'instituer seulement le traitement mercuriel et d'injecter l'oreille, il faut encore aller cautériser dans l'arrière-nez les manifestations syphilitiques, car c'est surtout par ses manifestations dans l'oreille interne que la syphilis est dangereuse pour l'ouïe.

Nous avons été consulté pour une superbe jeune fille, et qui est devenue irrémédiablement sourde parce que pendant des années on n'avait pas reconnu la syphilis héréditaire.

Nous donnons nos soins à un étudiant en médecine possesseur d'une syphilis qu'il croit pourtant avoir bien traitée. La surdité est devenue telle, malgré le traitement spécifique, qu'il a dû quitter l'exercice de la médecine.

Un syphilitique, entendant bien, devient en quelques mois, voire en quelques jours, complètement sourd, et sourd au point que les bruits extérieurs même les plus intenses ne peuvent être perçus.

L'acuité auditive subit une diminution constante et non interrompue.

Aujourd'hui, la surdité est plus intense que la veille; demain, elle le sera davantage, etc.

La moindre manifestation d'un trouble dans l'audition doit donc mettre en garde le syphilitique; il faut qu'il voie toujours suspendue au-dessus de sa tête et de celle de sa postérité cette épée de Damoclès, une surdité possible. Néanmoins, des soins compétents mettront le malade à l'abri de tout danger du côté de l'oreille, mais à la condition qu'il suive pendant longtemps un traitement sous la direction d'un médecin spécialiste si possible, et non d'un pharmacien, dont la compétence est discutable.

Écrire au Dr Madeuf, au Mont-Dore (Puy-de-Dôme), pour connaître la date de son passage.

Pour la syphilis générale, lire l'article *Maladies intimes*.

ECZÉMA DE L'OREILLE.

Comme chacun le sait, l'eczéma est une maladie de la peau qui se rencontre sur toutes les parties du corps. Dans l'oreille, nous le trouvons dans le pavillon et le conduit jusqu'au tympan. L'eczéma du pavillon ne diffère pas beaucoup de l'eczéma des autres parties du corps. Quand il est isolé, il se présente sous la forme de vésicules ou de bulbes irisées, remplies d'un liquide transparent. Peu à peu, des démangeaisons vives se font sentir, le malade se gratte, les bulbes s'infectent de microbes, le liquide qu'elles contenaient se déverse sur les parties voisines, et le mal s'étend grâce à l'irritation amenée par le grattage. D'ailleurs, la partie malade peut sécréter sans que le produit de cette sécrétion se répande au dehors; ce liquide forme alors une croûte épaisse qui augmente encore l'intensité de la démangeaison et amène une vive douleur. L'eczéma du conduit auditif et du pavillon s'étend du côté du cuir chevelu, surtout si on n'a pas soin de séparer (à l'aide d'une mousseline fine) le pavillon de la partie située derrière l'oreille. Rarement il gagne du côté du conduit, on peut même dire qu'au contraire c'est l'eczéma du conduit qui produit celui du pavillon. L'eczéma du conduit a deux origines : souvent il est dû aux écoulements d'oreilles, lesquels sont interminables en raison de la défectuosité des procédés employés pour le lavage de l'oreille et le traitement de ces écoulements; le plus fréquemment, cet eczéma survient à la suite de furoncle dans le conduit auditif.

Ce furoncle produit une irritation excessivement douloureuse, parce que le tissu sur lequel il est placé est peu flexible et qu'il rencontre un obstacle à l'augmentation de volume en raison de l'étroitesse du canal auditif. Les démangeaisons que produit l'eczéma sont augmentées si le malade n'arrive pas à débarrasser entièrement son canal auditif du produit de la desquamation ou de la sécrétion.

Le traitement de l'eczéma de l'oreille est entièrement du ressort du spécialiste. Il soignera d'abord aussi bien l'affection de peau qu'un autre médecin, puis il faut une grande habitude pour diriger les opérations dans le conduit de l'oreille. La première des conditions pour guérir l'eczéma de l'oreille est de rechercher la cause des écoulements. (Voir ce chapitre.)

Pour éviter les sécrétions, il pourra se servir des appareils construits d'après notre système; ils ont l'avantage sur les autres appareils construits à cet effet, non seulement d'assurer la plus grande propreté du conduit, mais aussi de permettre à chaque partie du conduit de recevoir un jet perpendiculaire à la direction du conduit. Ce jet a environ une force de 2 mètres. Grâce à ces appareils, on peut se doucher la partie malade comme on le fait dans les villes d'eau au moyen d'une douche en arrosoir dirigée sur la région atteinte. Il faut doucher avec le plus grand soin et ensuite bien sécher l'oreille avec un tampon cylindrique de coton hydrophile qu'on laissera à demeure dans l'intérieur de l'oreille. On pratiquera des attouchements de la partie malade au moyen de liquides antiseptiques, et ce traitement, grâce à nos douches, modifiera bientôt l'état local. Mais la guérison n'est possible que si le malade se soumet au régime sévère des maladies de peau, régime dont nous avons parlé plus haut dans un autre chapitre. L'eczéma de l'oreille (considéré souvent comme rebelle à toute guérison) sera aussi aisément guérissable que celui de toute autre partie du corps, pourvu que le malade suive bien nos prescriptions, éloigne le pavillon de la partie postérieure du crâne, qu'il sèche l'oreille après la douche et qu'il suive exactement le régime ordonné.

Le Dr Delstanche a fait connaître au Congrès de Florence un traitement utilisé déjà par son père, traitement qui donne les meilleurs résultats.

N. B. — Le Dr Madeuf visite souvent votre région. Lui écrire pour être prévenu de la date de son passage : Mont-Dore (Puy-de-Dôme), ou à Paris.

DES DOULEURS DE L'OREILLE.

Les douleurs d'oreille peuvent être occasionnées par des furoncles du conduit. Ici, comme à l'extrémité du nez, les furoncles qui ne trouvent pas de tissu cellulaire pour se développer à leur aise, produisent des douleurs atroces par la distension exagérée du conduit. Ces furoncles sont dangereux, car ils sont à répétition si on n'a pas le soin minutieux de tenir le conduit d'une propreté absolue au moyen des antiseptiques. Très souvent les douleurs d'oreille sont le retentissement d'une douleur dentaire ou simplement d'une carie dentaire. Il n'est pas rare de rencontrer des malades qui viennent consulter le spécialiste pour une dou-

leur intense de l'oreille; à l'examen du tympan, le plus souvent
on ne remarque presque rien d'anormal, si ce n'est une légère
congestion de la région du manche du marteau, mais en exami-
nant les dents et surtout en percutant, on ne tarde pas à trouver
une dent malade, douloureuse à la percussion, et dont le pansement bien fait ou l'extraction simple suffit pour amener la guérison de la douleur d'oreille.

Les douleurs d'oreille peuvent encore être occasionnées par des
ulcérations ou une inflammation des amygdales de l'arrière-gorge
ou du larynx.

Enfin, l'otite catarrhale ou l'otite purulente peuvent occasionner
des douleurs d'oreille terribles, qui ne cessent qu'avec la perforation naturelle ou artificielle du tympan. *Si cette perforation ne se
produit pas, l'existence du malade est en danger.*

Traitement des douleurs d'oreille. — Le traitement de
l'otalgie varie naturellement avec chaque cas; quand il s'agit de
furoncles, des irrigations antiseptiques fréquentes suivies après
desséchement du conduit, de bains de glycérine à 30° phéniquée
au 1/10e calment les douleurs et empêchent le développement de
nouveaux furoncles. L'incision, qui peut être faite sans douleur,
fait disparaître instantanément toutes les souffrances.

Si la douleur a une origine dentaire, ou si elle est la conséquence d'ulcérations ou d'inflammations locales ou générales de
la gorge, de l'arrière-nez et du larynx, le traitement local de la
partie malade calmera la douleur auriculaire. Si la douleur provient d'une otite catarrhale ou d'abcès de la caisse, le plus simple
sera de perforer le tympan, perforation qui ne présente aucun
danger pour l'audition. *Le tympan est une membrane à cicatrisation si facile que nous ne connaissons pas de moyen de
maintenir une perforation artificielle* lorsque l'oreille est saine.

Dans tous les cas de douleurs d'oreille, quelques gouttes de laudanum dans le conduit externe de l'oreille, la chaleur obtenue par
des couches de ouate, permettront de patienter ; mais, en raison
des dangers qui peuvent résulter de l'attente, le mieux sera de
consulter au plus tôt un spécialiste.

De la gymnastique de l'oreille.

La douche d'air. — *Le massage du tympan.*

L'appareil auditif a pour caractère essentiel la mobilité. Dans la majeure partie des cas, une
oreille sourde est une oreille dont la mobilité est diminuée. **Dès lors, avant de recou-
rir aux médicaments, il faut assurer les mouvements** normaux de cet
organe.

Un bras plus ou moins ankylosé ne devient pas mobile sans l'aide du massage et des exercices passifs; il en est de même pour une oreille dont le tympan et les osselets sont déplacés ou dont les articulations des osselets et le tympan se sont épaissis. Cette oreille anormale ne pourra recouvrer sa mobilité, son fonctionnement que par l'exercice forcé. A l'individu qui reste couché pendant un mois, on a beau donner des reconstituants et une bonne nourriture, la force diminue au lieu d'augmenter.

Un membre qui reste immobilisé dans un appareil pendant de longs mois s'amaigrit et perd toute vigueur. La condition *sine quâ non* de la force est l'exercice actif et passif.

Voilà pourquoi une oreille sourde doit être soumise à un exercice, à une gymnastique, c'est-à-dire aux *insufflations d'air* et au *massage du tympan*.

Il nous est d'autant plus nécessaire d'insister sur ce point, que les malades ne croient pas même à l'existence et à la nécessité de cette gymnastique de l'oreille. Pour eux, l'absorption d'un médicament partant de l'estomac pour aller, par une mystérieuse attirance, à l'oreille aussi bien qu'au petit orteil, doit suffire à la guérison de l'oreille comme de toutes les maladies; même foi aveugle dans les morceaux de papiers vendus fort cher et qu'il faut coller religieusement derrière l'oreille. Il n'est même pas rare de trouver des malades qui disent fort sérieusement : « *Je n'ai pas suivi son traitement ; il me faisait souffler de l'air dans le nez.* »

Si l'on voulait raisonner et s'efforcer de comprendre le traitement qu'on subit, il serait facile de reconnaître l'avantage de la douche d'air. Nous engageons pour cela les malades à se pincer le nez et à souffler un coup sec et fort, sans lâcher le nez; immédiatement, l'air s'engage dans les deux oreilles par la trompe d'Eustache, repousse les deux tympans qui font un petit bruit de soulèvement (flac). Par cette insufflation, beaucoup plus énergique dans la douche d'air, le tympan a été replacé dans sa position normale, s'il était enfoncé; il a été simplement mis en mouvement, s'il est dans sa position normale, mais peu mobile. Or, comme au tympan se trouve fixé le manche du marteau, que ce dernier s'articule avec l'enclume et par suite à l'étrier, il en résulte pour toutes les articulations des osselets de l'oreille une violente mobilisation qui facilite le jeu, augmente le pouvoir des perceptions ou des sons et modifie les bruits anormaux et les bourdonnements.

Dans tout affaiblissement de l'ouïe, il faut donc, au moins dans la majeure partie des cas, *appliquer les insufflations d'air* et le massage du tympan *avant de songer à tout autre médicament. L'exercice, le massage* d'abord, *le médicament ensuite.* Tandis que l'exercice et le massage suffisent souvent seuls à donner une amélioration ou à arrêter l'affection et conservent le même degré d'audition, les médicaments agissent rarement seuls et ne viennent que s'ajouter au résultat de l'insufflation.

Enfin, les insufflations d'air, non seulement augmentent la mobilité du tympan et des articulations des osselets, désobstruent la trompe d'Eustache qui relie l'oreille moyenne au nez et à la gorge, mais encore compriment tout l'intérieur de la caisse du tympan, et par conséquent les vaisseaux sanguins qui *alternativement se vident et se remplissent* de sang. Il s'ensuit un massage énergique de toute la muqueuse de la caisse, un *renouvellement de sang* dans tous les vaisseaux, donc une activité plus grande de la nutrition. Notre très honoré maître, le professeur Politzer, a bien établi la grande influence de l'insufflation d'air dans de nombreux cas de surdité.

Pour nous résumer, les médicaments ne peuvent être utiles dans les cas de surdité que si on assure les mouvements des organes de l'oreille. Tous les spécialistes sérieux sont d'accord sur ce point. Les résultats ne diffèrent que par la bonne application des médicaments.

Insufflation d'air. — Prendre un peu d'eau dans la bouche, boucher une narine avec la canule nasale et fermer l'autre côté avec le pouce. (Si la canule n'est pas assez grosse pour bien boucher le nez, il est nécessaire de bien serrer le nez autour de la canule pour que l'air ne sorte pas.) Le malade comprimera alors vigoureusement le ballon pendant qu'il avalera. Le malade entend, si l'opération est réussie, ses tympans faire « flac. » Si le malade est maladroit ou s'il s'agit d'un enfant, une deuxième personne comprimera brusquement l'appareil en commandant au malade d'avaler. Le malade se servira alors de ses deux mains pour bien maintenir le nez fermé autour de la canule. — On fera les insufflations d'air tous les matins à jeun et on les recommencera deux à trois fois, à moins d'indication spéciale.

Massage du tympan. — *Le massage du tympan*, prôné par Delstanche, de Bruxelles, consiste à attirer et refouler le tympan au moyen d'une petite pompe aspirante et foulante.

Ce massage contribue encore à augmenter la mobilité des organes essentiels de l'oreille moyenne. On le fait tous les jours (cinq à six coups de pompe en une séance).

L'AUTO-MASSEUR.

Notre but, en construisant cet appareil, a été de permettre au malade qui ne peut s'offrir un masseur professionnel de *pouvoir se masser lui-même* toutes les régions du corps.

L'appareil se compose simplement d'un rouleau formé d'une série de galets en substance très denses; chaque galet a une mobilité indépendante, de telle sorte que le malade peut, en faisant rouler l'appareil sur la région à masser (jambe, bras, abdomen), obtenir des résultats excellents.

La pression peut être augmentée à volonté par addition de poids.

C'est surtout dans la constipation que l'appareil peut rendre service, en ce sens que le malade peut, à l'aide de quelques minutes de massage de l'abdomen, obtenir des selles régulières.

LES MALADIES INTIMES DANS LES DEUX SEXES.

Nouveau traité de 350 pages, orné de figures,

Contenant l'Anatomie, la Physiologie des organes génitaux chez l'homme et chez la femme, la Description et le Traitement des Maladies d'origine vénérienne dans les deux sexes : Blennorragie, Rétrécissement, Syphilis, etc.; l'étude complète également des Pertes séminales, de l'Impuissance et de la Stérilité.

Pour recevoir FRANCO *cet ouvrage, envoyer* **deux francs** *en bon de poste.*

Notice sur les maladies confidentielles, par le Dr B. AIMÉ.
(Traitement par correspondance).

A l'aide de cette notice, les malades pourront reconnaître leur affection et se soigner eux-mêmes dans les cas les plus simples. Ceux qui désireront avoir des renseignements plus complets les trouveront dans notre NOUVEAU TRAITÉ DES MALADIES INTIMES, orné de figures, que nous vendons *deux francs*.

INTRODUCTION. — Notre traitement est basé sur une pratique journalière d'un grand nombre d'années. Nous avons soigné des milliers de jeunes gens; tous ceux qui ont écouté nos conseils et suivi fidèlement nos prescriptions ont obtenu une guérison prompte et définitive.

Quelques-uns de nos confrères traitent spécialement les maladies contagieuses. Nous avons fait l'essai des méthodes qu'ils préconisent. Notre médication est celle qui nous a toujours donné les meilleurs résultats.

On peut la suivre en secret, sans interrompre le cours de ses occupations.

Guérir les malades, mériter leur confiance, tel a été constamment notre but. Nous n'avons pas à vanter, d'ailleurs, l'honorabilité du Cabinet médical du Dr B. Aimé; elle est connue depuis longtemps.

Maladies confidentielles appelées aussi secrètes ou contagieuses.

Il en existe deux sortes principales :
1° La *blennorragie;*
2° La *syphilis.*

Chacune de ces affections tient à une cause qui lui est propre, et exige l'emploi de remèdes particuliers.

La *blennorrhagie* produit des accidents locaux plus ou moins graves sans vicier le sang.

La *syphilis* est bien plus redoutable. L'économie entière est infectée. On voit, après le chancre, au bout d'un mois ou deux, se succéder des accidents aussi variés que persistants : éruptions à la peau, plaques muqueuses, chute des cheveux, engorgement des glandes, lésions des os, etc. Cette maladie se transmet aux enfants qui naissent pendant que le père ou la mère est encore sous son influence.

Ces deux maladies sont donc bien distinctes. Il serait difficile, du reste, de les confondre l'une avec l'autre. Nous allons le voir, en décrivant chacune d'elles, avec des détails suffisants pour qu'on puisse facilement les reconnaître et se soigner soi-même au besoin.

Blennorragie. — La *blennorragie*, appelée aussi *gonorrhée*, a pour caractère propre un écoulement jaune verdâtre ou blanchâtre, plus ou moins abondant. Quand il ne sort qu'une goutte, le matin, on désigne cette maladie sous le nom de *blennorrhée* ou *goutte militaire*. Elle a existé et a été connue de tout temps.

La cause la plus fréquente de la blennorragie est la contagion. Elle peut cependant être occasionnée par des fleurs blanches ou un catarrhe utérin. Il nous arrive tous les jours d'être consulté par des hommes mariés, très surpris d'avoir contracté un écoulement dans leur ménage. Si l'on examine la femme, on découvre presque toujours une rougeur ou une ulcération consécutive soit à une fausse couche, soit à un accouchement mal soigné, soit à une simple inflammation incomplètement éteinte.

L'écoulement blennorragique apparaît en moyenne de deux à huit jours après une relation impure. Il est, en général, assez abondant au début. Une douleur plus ou moins vive se fait sentir pendant l'émission de l'urine. Le sommeil est souvent interrompu par des sensations pénibles. Tous ces symptômes cèdent vite à notre traitement, qui est aussi efficace dans les blennorragies anciennes que récentes.

Nouveau traitement de la blennorragie. — Nous ordonnons l'**injection** et la **poudre-tisane** du Dr B. Aimé. — Cette injection et cette poudre-tisane, employées en même temps, guérissent en quelques jours les écoulements récents ou anciens. On peut en commencer l'usage dès le début de l'affection, quelle que soit la couleur de la matière, même lorsque l'émission de l'urine est douloureuse et que le sommeil est interrompu par des sensations pénibles. Il n'est pas à craindre, en agissant ainsi, que l'inflammation s'accroisse. Elle disparait, au contraire, plus vite qu'à l'aide de tout autre moyen.

Injection B. Aimé. — Elle est spécialement préparée pour l'homme. Il faut prendre quatre injections par jour, deux matin et soir, l'une après l'autre sans intervalle; laisser sortir de suite la première, garder la seconde une demi-minute. On doit avoir soin d'uriner avant la première et rester le plus longtemps possible sans uriner après la seconde. Il est nécessaire d'emplir entièrement la seringue. — Quand une injection a été bien prise, elle sort en jet.

Les *Dames* feront usage de notre **poudre-antileucorrhéique**. Matin et soir, après avoir pris une injection à l'eau pure et tiède pour débarrasser les parties malades des matières qui peuvent les recouvrir, elles prendront une injection avec un litre et demi d'eau bouillie et chaude, additionnée d'une cuillerée à café de cette poudre,

Le meilleur instrument à injection pour dame est l'injecteur auto-doucheur, qui permet en même temps de faire de l'hydrothérapie. A l'aide de cet instrument, il est facile de faire repasser plusieurs fois de suite sur les surfaces malades l'eau médicamenteuse, et de faire durer ainsi l'injection un certain temps, ce qui la rend très efficace.

Poudre-tisane. — Elle est renfermée dans des flacons dont le goulot est recouvert d'une capsule destinée à servir de mesure. — La tisane se prépare en mettant dans un demi-verre d'eau, sucrée ou non, la quantité de poudre que peut contenir cette capsule bien pleine.

Il faut prendre trois doses semblables par jour, une le matin, une dans le milieu du jour et l'autre le soir, ou, si l'on veut, une dose et demie matin et soir.

Nous recommandons, pour éviter toute rechute, de continuer l'injection et la poudre-tisane une dizaine de jours environ après la disparition de l'écoulement.

Régime. — Pendant toute la durée de la médication et même quelques jours après, on doit, autant que possible, ne pas boire plus d'une demi-bouteille de vin rouge à chaque repas; s'abstenir de vin blanc, bière, cidre, liqueurs, eau-de-vie, café, thé, eaux gazeuses, mets épicés ou échauffants, asperges; ne pas avoir de relations sexuelles, éviter la fatigue, se préserver du froid et de l'humidité, laver l'organe malade matin et soir avec de l'eau bouillie, chaude et du savon.

Les *Dames* doivent prendre des grands bains, et, de préférence, des bains de son, deux par semaine.

Il ne faut pas négliger de porter un suspensoir. Cette précaution permet de se livrer à ses occupations ordinaires, sans que la fatigue qui en peut résulter retarde la guérison de l'écoulement ou amène des complications. L'*orchite* s'observe presque exclusivement chez les malades qui, obligés de se tenir debout ou de marcher plusieurs heures par jour, ne portent pas de suspensoir.

Innocuité de l'injection et de la poudre-tisane du Dr B. AIMÉ. — On n'a pas à redouter, en faisant usage de l'injection et de la poudre-tisane du Dr AIMÉ, de complicatione telles que : *inflammation de la vessie, orchite, abcès, pertes séminales, rétrécissements, etc.*, auxquelles peut donner lieu un écoulement mal soigné.

Syphilis constitutionnelle.

Pour la syphilis du nez, des oreilles et de la gorge, voir les articles que nous lui avons consacrés.

La *Syphilis* est une maladie virulente qui infecte le sang, dans le cours de laquelle tous les organes sont susceptibles d'être atteints.

Elle débute toujours par un chancre. Les accidents auxquels elle donne lieu ensuite se divisent, suivant l'ordre de leur apparition, en *secondaires* et *tertiaires*.

L'accident primitif, désigné sous les noms de chancre huntérien, induré ou infectant, peut être engendré soit par un chancre de nature semblable, soit par un accident secondaire à forme humide, sécrétant une matière purulente, comme la plaque muqueuse, par exemple, soit, mais plus rarement, par le sang d'un syphilitique jusqu'à la fin de la période secondaire. Plus tard, à partir des lésions tertiaires, la syphilis n'est plus transmissible.

Une remarque importante à faire est qu'elle se communique fréquemment en dehors des relations sexuelles. Pour la contracter, il suffit d'embrasser une personne qui a des plaques muqueuses, de se servir des mêmes instruments de table qu'elle, des mêmes objets de toilette, de la même pipe, ou bien de s'asseoir sur les lieux d'aisance dont elle fait usage. La vaccination, l'allaitement sont aussi des modes de propagation assez communs. L'accident primitif se rencontre donc non seulement aux organes génitaux, où il se trouve quelquefois caché dans l'urètre, mais encore aux lèvres, dans la bouche, au sein, etc.

Le chancre induré n'apparaît que du dixième au quarante-deuxième jour, par conséquent vingt-cinq jours en moyenne après la contagion. Il commence, dans certains cas, par une petite érosion de couleur grisâtre, dans d'autres par une simple tache rose ou par une saillie de la grosseur d'une tête d'épingle, d'un rouge brun, qui ne tarde pas à s'excorier. Il s'agrandit plus ou moins, ne dépasse guère cependant les dimensions d'une pièce de cinquante centimes ou d'un franc.

Il existe le plus souvent seul, est saillant, plat ou creux, arrondi ou oblong. Quand l'ulcération gagne en profondeur, elle creuse les tissus en forme de cuvette. Il est diversement coloré, habituellement rouge, nuancé chair de jambon ou cuivreuse. Sa surface est quelquefois recouverte d'une matière blanc-grisâtre ou bien de croûtes brunâtres. Il produit peu de suppuration, est à peine douloureux. Il repose enfin, et c'est là son caractère le plus important, celui du reste auquel il doit son nom, sur une base plus ou moins dure, tantôt de la consistance d'une feuille de parchemin et mince, ressemblant à un pain à cacheter qu'on dirait collé dans la peau, lorsqu'il est plat, tantôt d'une consistance comparable à celle du bois et volumineuse, lorsqu'il est saillant ou profond. L'induration se développe parfois de bonne heure, même avant l'ulcération, d'autres fois plus tard. Elle ne manque pour ainsi dire jamais.

Les ganglions lymphatiques voisins du chancre grossissent et s'indurent quelques jours après sa naissance. Ce sont ceux du pli de l'aine, si l'accident primitif a pour siège les organes génitaux, comme cela arrive le plus souvent. Ils sont très peu sensibles, roulent librement sous le doigt, n'ont pas de tendance à suppurer.

Le chancre induré se cicatrise en général assez vite, dans le délai de deux à trois semaines. L'induration disparaît en même temps. Elle peut cependant persister plusieurs mois, exceptionnellement des années, après la cicatrisation. Quand l'ulcération est restée petite, qu'elle n'a pas laissé de trace, beaucoup de gens la considèrent comme un léger bobo. N'étant pas douloureuse ou à peine, elle passe même inaperçue pour les personnes peu soigneuses, ou pour celles dont la sensibilité est obtuse. Aussi, grande est la surprise de ces malades lors de l'apparition des *accidents secondaires*.

Ces accidents commencent à se montrer cinq ou six semaines, rarement plusieurs mois après le début du chancre. On voit naître d'abord la *roséole*, qui est caractérisée par de petites taches rosées, de la grandeur d'une lentille, non prurigineuses. Ces taches sont en plus ou moins grand nombre, disséminées à la base de la poitrine, sur le ventre et la partie interne des cuisses. Elles deviennent quelquefois proéminentes. On les rencontre sous cet aspect au front, à la naissance des cheveux, où elles forment ce que l'on appelle la *Couronne de Vénus*.

La surface cutanée est envahie ensuite par diverses éruptions, pouvant présenter toutes les variétés des affections de la peau. Elles ont plusieurs caractères communs : leur coloration est d'un rouge cuivré, ou semblable à celle de la chair de jambon; elles ont une tendance remarquable à se grouper en cercle; comme la roséole, elles n'occasionnent pas ou peu de démangeaison.

Deux d'entre elles sont très fréquentes : l'éruption *pustuleuse* et l'éruption *squammeuse*. La première est constituée par de petites croûtes; elle siège de préférence sur le cuir chevelu et s'accompagne de l'engorgement des ganglions situés derrière le cou. La seconde se reconnaît à des taches rouge sombre, d'où l'épiderme se détache; celle-ci occupe la paume des mains et la plante des pieds.

A cette période de la maladie, il est rare que les cheveux et même les cils ne se mettent pas à tomber.

En même temps que se font les éruptions dont nous venons de parler, apparaissent sur les muqueuses principalement, d'où le nom de *plaques muqueuses* qui leur a été donné, de petites ulcérations superficielles, plates ou saillantes, de couleur rouge foncé ou grisâtre. Elles prennent naissance surtout dans la gorge, dans la bouche, sur les lèvres. On en trouve aussi assez souvent à l'anus, aux organes génitaux, dans les plis de l'aine, entre les orteils. Dans ces dernières régions, la matière qu'elles sécrètent répand une odeur insupportable.

Dans les cas graves, les ongles se dessèchent, noircissent et tombent. Il se produit sur divers points du corps des ulcères, qui détruisent la peau à une certaine profondeur et laissent après eux des cicatrices indélébiles.

Plus tard, au bout d'une ou plusieurs années, arrive à son tour la période des *accidents tertiaires*. Dans les muscles se développent de petites tumeurs, appelées gommes, qui bientôt se ramollissent et s'ouvrent au dehors en suppurant. Puis survient l'inflammation et la carie des os. On éprouve dans la tête, dans les membres, des douleurs violentes, surtout la nuit. Les organes internes, les yeux, le cerveau ne sont pas non plus épargnés. Il peut en résulter la perte de la vue, de la mémoire, des paralysies, et, comme dernier terme, la mort.

Telle est la marche ordinaire de la maladie, lorsqu'elle est abandonnée à elle-même.

Traitement. — La syphilis est-elle guérissable ? Il n'y a pas de doute à avoir à ce sujet, malgré l'opinion contraire très répandue dans le public. En se traitant au moyen des **pilules dépuratives** et de la **solution dépurative** du Dr B. AIMÉ, on parvient à éviter non seulement les accidents tertiaires, mais encore la plupart des accidents secondaires. Quelques-uns même de nos malades, ceux qui s'adressent à nous dès le début et suivent assez longtemps nos prescriptions, ne voient rien apparaître après le chancre. Quant à cet accident, il suffit presque toujours, pour obtenir promptement sa cicatrisation, de le panser, matin et soir, avec de la charpie enduite de notre **pommade détersive**.

Les *pilules dépuratives* et la *solution dépurative* B. AIMÉ ne se prennent pas en même temps. On remplace ces deux médicaments l'un par l'autre, de trois semaines en trois semaines.

Ce sont les pilules dont on doit faire usage en premier lieu. La dose est de six par jour, trois le matin et trois le soir, avant de se mettre à table.

La dose de la solution est de deux cuillerées à bouche, une au commencement du déjeuner, l'autre au commencement du dîner, ou bien une en se levant, l'autre avant le coucher ; dans ce second cas, il faut boire aussitôt après une tasse de lait. Mélangée à un peu d'eau sucrée, elle plaît davantage qu'étant pure.

Dans le cas de syphilis ancienne, quand il existe des accidents tertiaires, on a recours exclusivement à la solution dépurative.

Il faut suivre ce traitement quatre ou cinq mois environ.

Nous recommandons, en outre, de ne pas fumer et de s'abstenir de boissons alcooliques, à l'exception du vin rouge aux repas.

Au printemps et à l'automne suivants, une année ou deux, on reprendra les mêmes dépuratifs pendant huit ou dix semaines, et aussi avant de se marier.

Après s'être soigné de la sorte, la guérison est complète. Il n'est pas à craindre de communiquer le moindre mal à sa femme, ni de transmettre un sang vicié à ses enfants.

Maladies particulières à l'homme : pertes séminales. — Elles consistent dans l'écoulement involontaire de la semence, soit la nuit, soit le jour, souvent en allant à la selle.

On les voit survenir à la suite d'excès vénériens, de la masturbation ou de la continence, quand elle est trop prolongée. Elles peuvent aussi succéder à une blennorragie mal soignée, qui a duré plus ou moins de temps.

Les malades atteints de cette affection voient l'appétit et leurs forces diminuer. Ils sont essoufflés à la moindre fatigue. Leur figure est pâle, jaunâtre. Une grande tristesse et quelquefois des idées de suicide s'emparent de leur esprit.

On guérit les pertes séminales, qui se produisent de jour pendant la défécation, en prenant, l'une après l'autre, une cuillerée et demie à bouche de **solution tempérante** dans un quart de verre d'eau, et une cuillerée et demie à bouche de **vin** de **salsepareille ferrugineux** pur, matin et soir, vingt minutes environ avant de manger.

Les pertes séminales nocturnes sont justiciables d'une médication différente. Nous conseillons, dans ce cas, notre **vin tonique à l'ignatia amara et au fer**, à la dose de quatre cuillerées à bouche par jour, deux avant le déjeuner, deux avant le dîner, en se mettant à table.

Il faut, en outre, dans les pertes nocturnes aussi bien que diurnes, s'abstenir de café, thé, mets épicés, et de toute boisson alcoolique, à l'exception du vin rouge aux repas. On usera modérément de relations sexuelles. En abuser et aussi s'en abstenir d'une façon complète est nuisible.

Nous recommandons, enfin, de continuer le traitement une ou deux semaines après la complète disparition des pertes, pour éviter une rechute.

En se soignant ainsi, la guérison s'obtient, en général, très promptement, à moins cependant qu'il n'existe de la constipation. Pour la combattre, on prendra une de nos **pilules purgatives**, tous les jours, le soir en se couchant.

Phimosis. — C'est un vice de conformation, qui contribue à rendre les maladies vénériennes beaucoup plus fréquentes, et aussi plus difficiles à soigner. Nous ne saurions trop engager les jeunes gens qui en sont affligés à se faire opérer le plus tôt possible.

Nous pratiquons souvent dans notre cabinet cette petite opération, appelée *circoncision*. Notre procédé opératoire est peu douloureux, d'une prompte exécution et ne nécessite pas la suspension du travail.

Maladie particulière à la femme : pertes blanches. — Les *pertes blanches*, connues aussi sous le nom de *leucorrhée*, ou plus vulgairement de *flueurs blanches*, méritent particulièrement de fixer l'attention pour deux raisons : 1° parce que ce symptôme local est très négligé par beaucoup de personnes, qui croient que toutes les femmes ont des pertes blanches; 2° parce que, contrairement à cette opinion erronée, les pertes blanches sont toujours le symptôme d'une maladie.

Elles sont une des causes les plus fréquentes de la *stérilité*.

La femme qui en est atteinte peut communiquer à son mari un écoulement, et par cela même faire naître là discorde dans son ménage.

Elles sont accompagnées souvent de maux d'estomac, de tiraillements dans les côtés et au milieu du dos, de digestions difficiles, de manque d'appétit. La peau, les lèvres, les gencives deviennent pâles; le teint se flétrit; il se produit un état de lassitude et de langueur extrême, des palpitations de cœur, des étouffements à la moindre marche, surtout en montant un escalier, des vertiges dès que la tête est baissée, l'absence ou l'irrégularité des règles.

Les pertes blanches ne disparaissent pas d'elles-mêmes; elles vont au contraire s'aggravant. Elles finissent par amener la maigreur et la perte des forces. Il est donc indispensable de les traiter.

On obtiendra facilement leur guérison en prenant, pendant un mois ou deux, une cuillerée à bouche de **vin tonique** à l'ignatia amara et au fer au commencement du déjeuner et du dîner, et en faisant usage pendant le même temps, matin et soir, d'une injection composée d'un litre et demi d'eau bouillie et chaude, additionnée d'une cuillerée à café de notre **poudre antileucorrhéique**.

Ce *vin tonique* nous a donné des résultats remarquables chez les malades au teint jaune, blafard, aux muscles affaiblis. Il excite l'appétit, facilite la digestion. Au lieu de constiper, comme le vin de quinquina et les préparations ferrugineuses, il rend le ventre libre. Il est le plus précieux de tous les médicaments vantés dans la chlorose, l'anémie et toutes les affections ayant pour cause ou pour conséquence l'appauvrissement du sang.

Principaux médicaments du Dr B. Aimé, pour maladies intimes.

Injection B. Aimé, le flacon.....................	3 francs.
Pilules dépuratives............................	5 —
— purgatives, la boîte....................	2 —
Pommade détersive, le pot......................	1 —
Poudre antileucorrhéique, la boîte.............	3 —
Poudre-Tisane B. Aimé, le flacon..............	2 —
Solution dépurative, la bouteille..............	5 —
Solution tempérante...........................	4 —
Vin de Salsepareille ferrugineux,.............	5 —
Vin tonique à l'ignatia amara et au fer........	4 —

Consultations par correspondance pour les maladies intimes.

Les principaux renseignements à donner sont :

1° L'âge; 2° le genre de vie habituelle ; 3° les maladies antérieures dont on a été atteint; 4° la description détaillée et aussi exacte que possible de la maladie actuelle, et les traitements déjà suivis.

CONDITIONS. — Les consultations sont gratuites à notre cabinet quand nous avons à fournir des médicaments pour la somme de **cinq francs** au moins. Elles sont également gratuites par correspondance quand le total des médicaments à expédier atteint **dix francs**. Autrement, le prix est de trois francs à notre cabinet, de cinq francs (payables d'avance en bon de poste) par correspondance.

L'expédition a lieu le jour même de la demande.

Pour éviter toute indiscrétion, nous faisons enregistrer nos envois sous le nom de PARFUMERIE.

Du seul moyen pratique d'arriver à défendre la société contre l'invasion de la syphilis.

L'origine de certaines maladies, comme la syphilis, restera longtemps encore obscure, parce qu'à l'heure actuelle tous les animaux paraissent être réfractaires à la syphilis; aucune recherche expérimentale n'est possible. Une seule combinaison est possible. Il est inutile pour la société de garder des malheureux en prison pendant de longues années ou de tuer un assassin. Ne vaudrait-il pas mieux donner à ces coupables le choix entre l'exécution de leur peine et l'inoculation du croup, de la syphilis, de la fièvre typhoïde, etc., inoculation suivie après, guérison d'une vie tranquille, assurée par de petites rentes, et toutes précautions étant prises pour que l'individu ne se laisse plus aller à de nouvelles tentatives d'assassinat?

Qu'on ne vienne pas protester et faire intervenir des sentiments d'humanité.

Il doit encore être plus agréable d'accepter l'inoculation d'une maladie que tout le monde peut avoir, qui sera bien soignée, bien surveillée, que de rester des mois entiers à attendre le coup de grâce, avec toute une mise en scène destinée à le rendre plus terrible.

D'ailleurs, les connaissances vraiment positives n'existent que depuis l'inoculation directe, expérimentale, de la syphilis à des malades indemnes et innocents. Et personne n'a protesté; chacun est trop heureux d'avoir des renseignements précis.

Avec les connaissances actuelles de la bactériologie, un homme expérimenté dans la matière trouverait rapidement un vaccin.

Faudra-t-il aller dans le pays de Béhanzin pour ces expériences, comme le proposait en riant un de nos amis très versé dans ces questions? Celui qui aurait ce courage peut être assuré d'un grand et retentissant résultat.

On avait autrefois des idées moins étroites. Voici ce que publie le professeur Laborde, en protestant contre la parcimonie et les lenteurs apportées dans la livraison au laboratoire de physiologie des corps de suppliciés :

A propos des condamnés à mort et des expériences sur le corps des suppliciés.

On s'est beaucoup occupé — et la question est toujours d'actualité — de la destination des corps des suppliciés, en vue des expériences et des études auxquelles ils peuvent ou pourraient servir, s'ils étaient livrés assez tôt après le supplice, c'est-à-dire en temps opportun, aux hommes de science.

Or, on sait que, sur ce point, les intérêts de la science ne sont pas encore parvenus à avoir gain de cause et à triompher, même en plein dix-neuvième siècle, et en plein Paris, la ville lumière, des légendaires et stupides préjugés, entretenus par le mysticisme religieux et par ses pratiques, auxquelles se soumettent et obéissent les pouvoirs publics, plutôt que d'écouter la voix du progrès et de la raison, qui est en même temps celle de l'intérêt public.

Il est curieux et en même temps honteux de constater combien nos gouvernants actuels sont, sous ce rapport, en retard sur leurs prédécesseurs, même les *rois très chrétiens*, qui n'hésitaient pas, en l'an 1475 — il y a environ quatre siècles — à consentir aux médecins et chirurgiens la permission de pratiquer sur le condamné à mort, même avant le supplice de la pendaison, par conséquent de son vivant, une véritable vivisection, pour s'assurer, dans un intérêt public, de la véritable nature d'une maladie meurtrière.

C'est ce dont fait foi l'extrait suivant de la *Chronique de Jean de Troyes*, dont nous devons l'intéressante communication à notre ami Edgard Monteil :

« Audit mois de janvier 1474, advint que un franc-archer de Meudon, près Paris... fut condamné a estre pendu et estranglé au gibet de Paris nommé Montfaucon... en ce mesme jour fut remonstré au roy, par les médecins et chirurgiens de la dite ville, que plusieurs et diverses personnes estoient fort travaillés et molestés de la pierre, colique, passion et maladie du costé, dont pareillement avait été fort molesté le dit archer... et qu'il serait fort requis de voir les lieux où les dites maladies sont concréées dedans les corps humains, laquelle chose ne povoit mieux être sceue que par inciser le corps d'un homme vivant : ce que povoit bien être fait en la personne d'icelui franc-archer, qui aussi bien estoit près de souffrir la mort. Laquelle incision et ouverture fut faite au corps du dit franc-archer, et dedans icelui quis et regardé le lieu des dites maladies ; et après qu'il eut été veu, fut recousu, et ses entrailles remises dedans. Et fut par l'ordonnance du roy fait très bien panser, et tellement que dedans quinze jours après, il fut bien guery ; et eut remission de ses cas, sans despens ; et si lui fut donné avec ce argent. »

(Chronique de Jean de Troyes, an 1475.)

Voilà un remarquable exemple qui, nous en sommes convaincu, ne sera pas de longtemps encore suivi. Le voyage sentimental et ridicule aux Champs-des-Navets n'est pas près de finir, sans compter le respect incompréhensible des dernières volontés du criminel et condamné qui seul peut jouir du droit de ne pas être autopsié, alors que ses victimes doivent l'être légalement, même et par surcroît avec le transport à la *Morgue!*

C'est à n'y pas croire !

(Tribune médicale.)   V. L.

Une *ligue contre la syphilis*, dans le genre de celles contre la tuberculose et le cancer, serait tout aussi profitable à la société et conduirait rapidement à un résultat, si on obtenait de chercher un vaccin sur les condamnés à mort,

Calme-Douleurs (Japonais).

Nous sommes heureux d'annoncer à nos lecteurs une invention merveilleuse : *Le Calme-Douleurs Japonais.*

Ce petit appareil donne des résultats surprenants par simple friction dans toutes les maladies ci-dessous.

Nous allons d'ailleurs traduire les paroles de l'inventeur :

« Vous qui souffrez, lisez; ma pensée est honnête et dégagée de tout artifice.

« La science des herbes est et restera la meilleure amie de notre humanité, que tant de douleurs viennent assaillir. — Cette science bienfaisante, au nom de laquelle je vous entretiens, a le droit de vivre partout. La vérité et la lumière doivent être bienreçues partout.

« Il est des maladies insaisissables, dont le mystère et la soudaineté déconcertent l'attention du savant. » — Ces maladies, sur lesquelles le *Calme-Douleur peut exercer sa si merveilleuse action, son secours providentiel,* ce sont : les *Nevralgies cérébrales* ou *Odontalgiques,* la *Migraine,* et les *Piqûres* et *Morsures.* Ce sont aussi le *Rhumatisme* sous cent formes et la *Goutte,* aux accès si capricieux et si douloureux.

« La *Névralgie* et la *Migraine* affolent notre cerveau sans causes appréciables. — Pénètrent-elles en nous par les yeux ou les oreilles? on ne sait. — *La lumière trop vive, le bruit trop grand* peuvent les provoquer.

« *Sont-ce des maladies?* Non. — Et la preuve, c'est que ces douleurs vagabondes vous quittent comme elles vous prennent, d'un instant à l'autre. — *On peut penser, on a le droit de dire* qu'elles sont le résultat *d'une vibration exagérée ou d'une tension trop grande* de quelque fibre nerveuse courant dans la masse des muscles craniens.

« La *Névralgie dentaire,* cette rage lancinante si redoutée, qu'est-elle? Un affolement momentané des fibres nerveuses du système dentaire « sous le choc de l'air aspiré et passant par « quelque trou ou fissure de la dent, soit par les interstices de ses « alvéoles. »

« La *Migraine* est une *Névralgie* n'affectant qu'une partie du crâne.

« Le mot *Migraine* veut dire : *moitié du crâne* (mi-crania).

« Le *Rhumatisme* et la *Goutte,* qui touchent de si près parfois à la paralysie, ont des causes ambiantes aussi à côté de celles internes qu'on peut soupçonner.

« La *Thérapeutique* ne peut rien contre ces maux ou si peu...

L'*Antipyrine*, tant vantée, n'est qu'un leurre d'un instant. Souvent la médecine loyalement se déclare impuissante et ne peut guère vous conseiller que des purgatifs.

« Le *Calme-Douleurs* ou *Calmant universel* n'est point une médecine. Son action est toute d'impressions fortes et soudaines. Il glisse en vous son bienfait par *incorporation* et *vaporisation*. En moins de *30 secondes*, il domine vos sensations; il stupéfie la douleur par des impressions contraires. Votre front était brûlant, il le glace; il raffermit les gencives, et *accomplit ce miracle de faire souvent taire une rage de dents en moins d'une minute.*

« L'action du *Calme-Douleurs* a quelque chose d'électrique, et c'est ce qu'il faut à ces douleurs qui viennent à vous sous le couvert du mystère.

« Le *Calme-Douleurs* est composé de sels chimiques extraits des plantes.

« Ces sels se fondent au frottement sur notre peau, et mi-partie en incorporation, mi-partie par vaporisation, agissent sur vous.

« *Pour le mode d'emploi*, voir l'instruction en langue française qui accompagne chaque *Calme-Douleur.*

« Le *Calme-Douleurs japonais* dure au moins dix ans, même en s'en servant tous les jours.

A titre de prime, nous offrons à tous les lecteurs de cet ouvrage le *Calme-Douleurs japonais*, au prix de 2 francs, rendu *franco* à domicile par la poste. Envoyer pour cela mandat ou timbres à L. PEYRONNET, 2, traverse du Chapitre, à Marseille.

Nous remboursons l'argent à tout acheteur non satisfait.

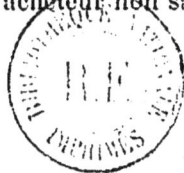

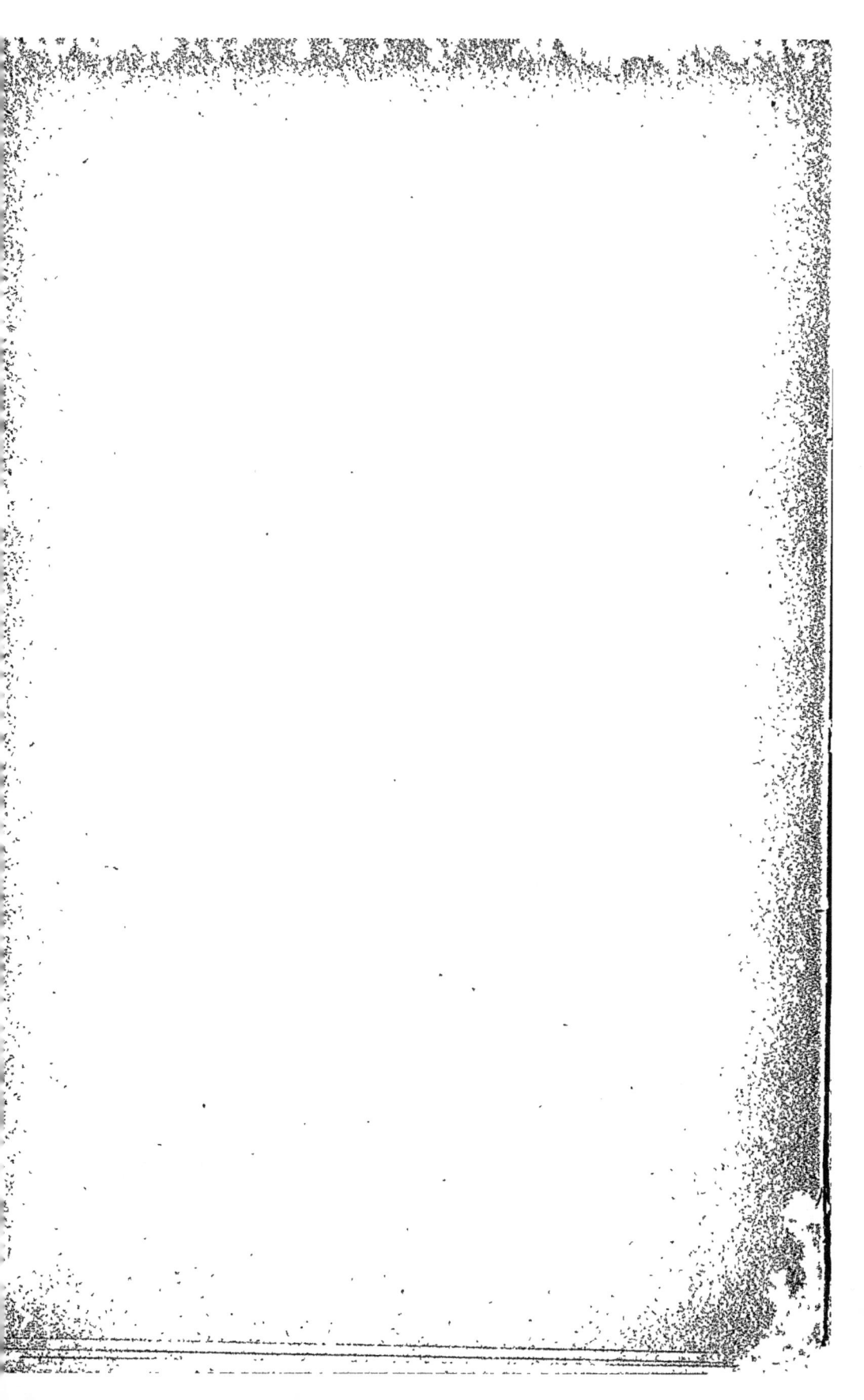

TABLE DES MATIÈRES

MALADIES DE LA GORGE, DU NEZ, DU LARYNX (voix) ET DES OREILLES (surdité).

MALADIES DU NEZ.

MALADIES DE LA GORGE ET DU LARYNX.

MALADIES DES OREILLES. — SURDITÉ.

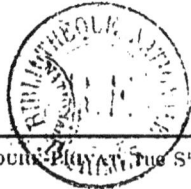

Toulouse, Imp. DOULADOURE-PRIVAT, rue St-Rome, 39. — 1934

25 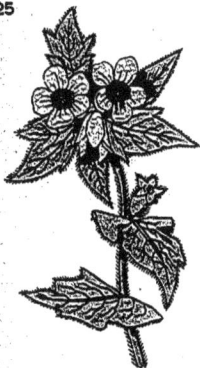 JUSQUIAME	26 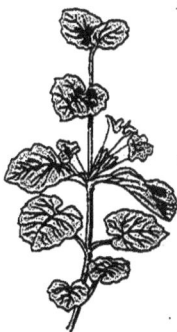 LIERRE TERRESTRE	27 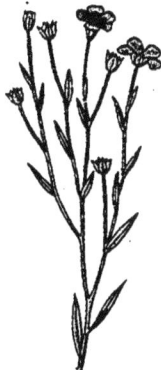 LIN CULTIVE	28 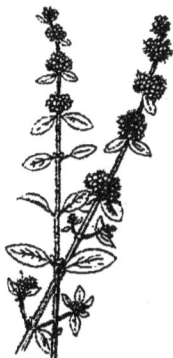 MARRUBE BLANC
33 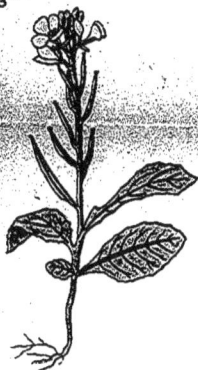 MOUTARDE DES CHAMPS	34 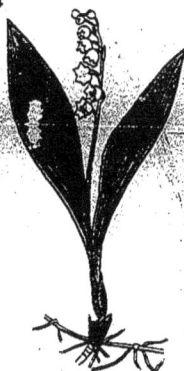 MUGUET	35 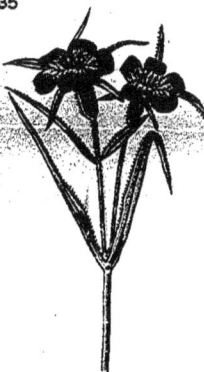 NIELLE	36 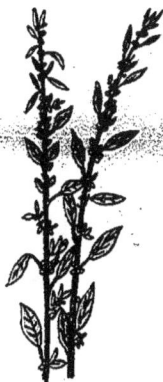 PARIÉTAIRE OFFICINALE
41 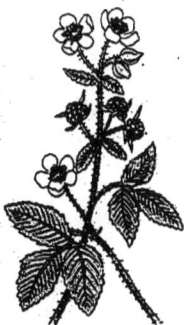 RONCE BLEUE	42 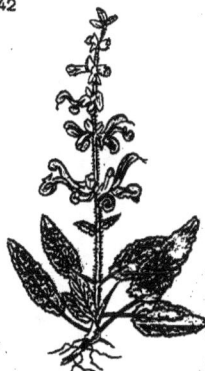 SAUGE DES PRÉS	43 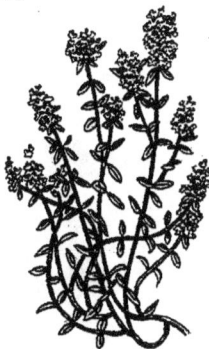 SERPOLET	44 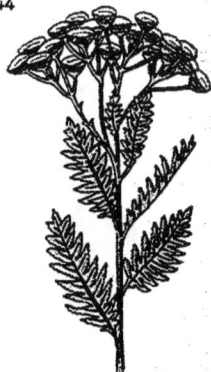 TANAISIE COMMUNE

A. L. PEYRONNET Fils, Editeur — 2, Traverse du

25 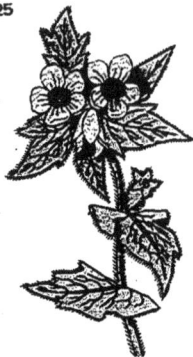	26 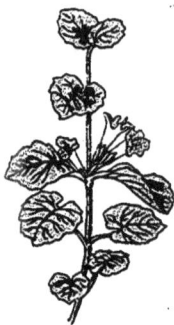	27 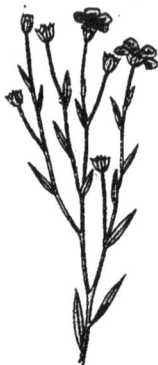	28 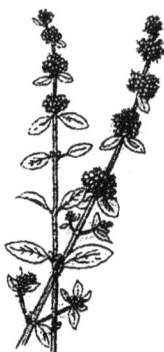
JUSQUIAME	LIERRE TERRESTRE	LIN CULTIVÉ	MARRUBE BLANC
33 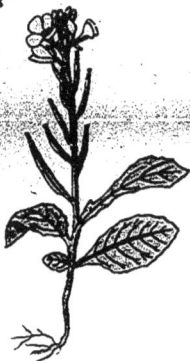	34 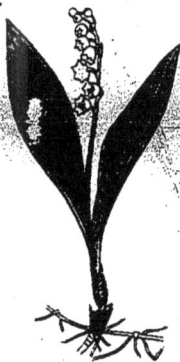	35 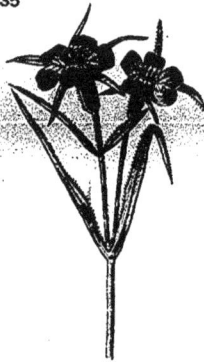	36 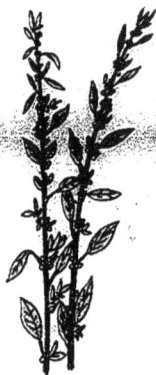
MOUTARDE DES CHAMPS	MUGUET	NIELLE	PARIÉTAIRE OFFICINALE
41 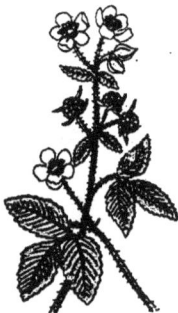	42 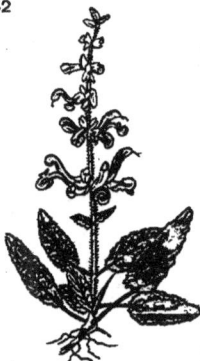	43 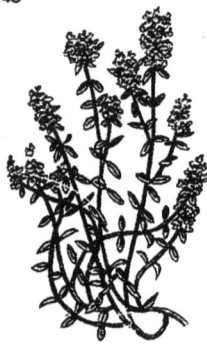	44 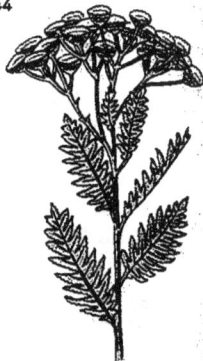
RONCE BLEUE	SAUGE DES PRÉS	SERPOLET	TANAISIE COMMUNE

A. L. PEYRONNET Fils, Editeur — 2, Traverse du ъ

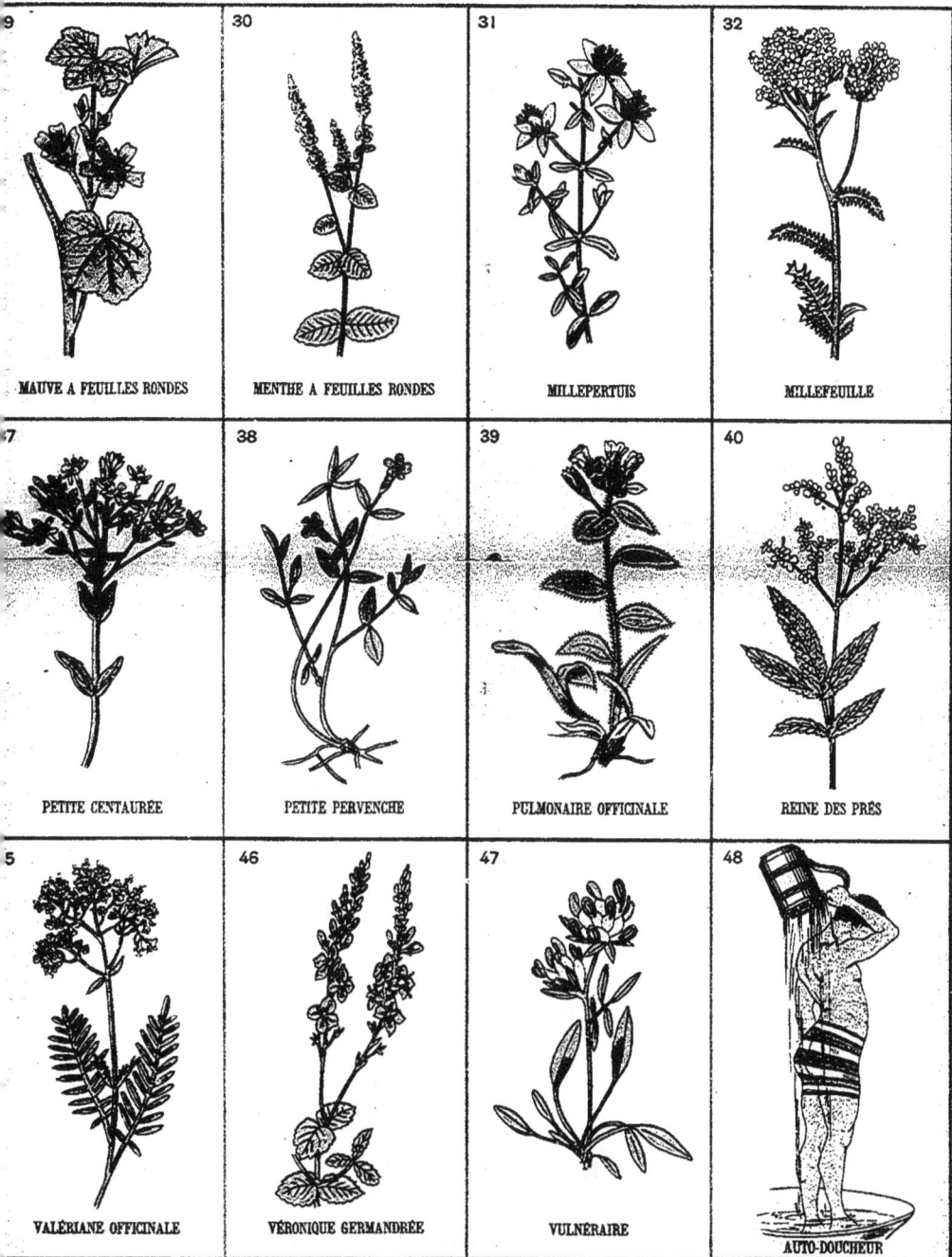

29	30	31	32
MAUVE A FEUILLES RONDES	MENTHE A FEUILLES RONDES	MILLEPERTUIS	MILLEFEUILLE

37	38	39	40
PETITE CENTAURÉE	PETITE PERVENCHE	PULMONAIRE OFFICINALE	REINE DES PRÉS

45	46	47	48
VALÉRIANE OFFICINALE	VÉRONIQUE GERMANDRÉE	VULNÉRAIRE	AUTO-DOUCHEUR

tre à MARSEILLE — Déposé — Tous droits réservés.

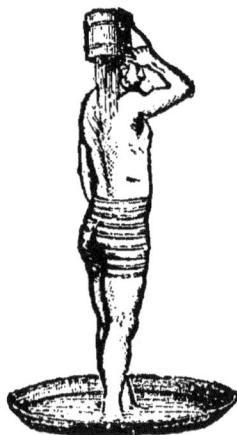

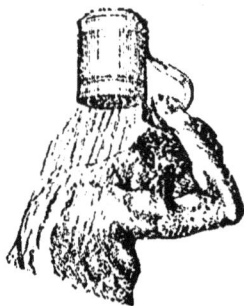

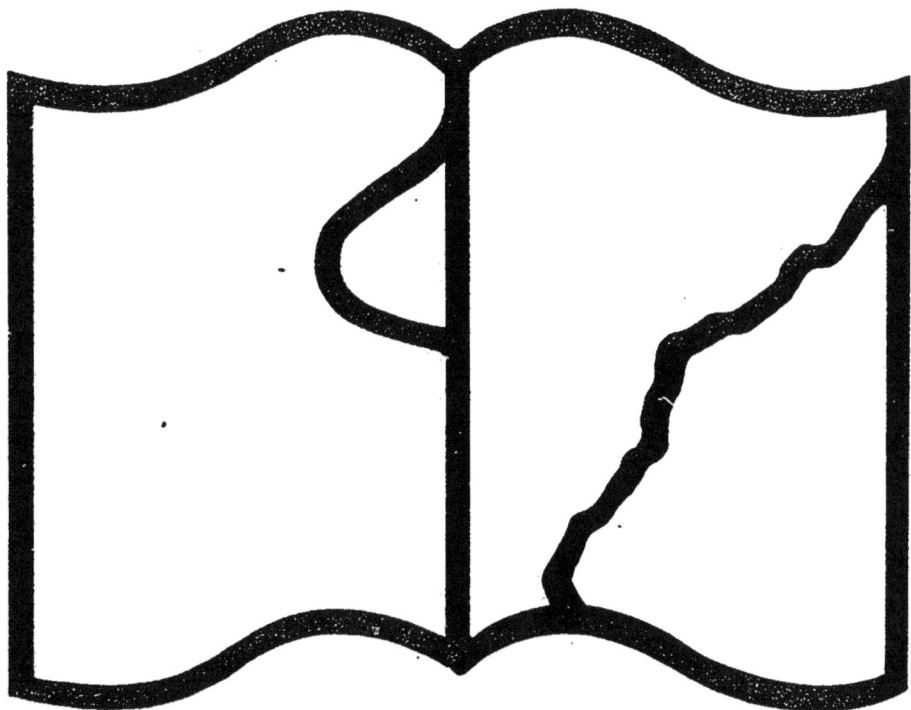

Texte détérioré — reliure défectueuse

NF Z 43-120-11

www.ingramcontent.com/pod-product-compliance
Lightning Source LLC
Chambersburg PA
CBHW070503200326
41519CB00013B/2703